中文翻译版

癌症治疗方法与新进展

Therapeutic Approaches in Cancer Treatment

原　著　〔巴基〕阿斯马·萨利姆·卡奇（Asma Saleem Qazi）
　　　　〔英〕卡瓦尔·塔里克（Kanwal Tariq）
主　译　周　辉　李志铭　张会来

科学出版社
北　京

内 容 简 介

　　本书全面涵盖了现代癌症治疗的多种方法及其最新进展，旨在为读者提供关于癌症治疗领域的深入见解。本书从癌症治疗学的基本概念和概览开始，介绍了癌症的基因组学如何改变诊断和治疗策略；详细探讨了传统的化疗和放射治疗方法，并介绍了免疫疗法、激素疗法等新兴治疗手段在肺癌及间皮瘤中的应用；特别关注了溶瘤病毒疗法、骨肉瘤的研究进展及抗癌药物的药物遗传学，阐明了这些治疗手段的临床疗效与潜在毒性；充分讨论了靶向治疗和个体化治疗的最新进展，以及智能纳米载体在癌症治疗中的应用。为了应对治疗中的挑战，本书还探讨了癌症化疗耐药性问题及未来的治疗策略。同时，书中还涉及了癌症患者的心理支持与营养评估，强调了全方位、多层次的综合治疗对提升患者生活质量的重要性。

　　本书不仅提供了癌症治疗的现状，还展望了未来治疗的趋势，是一部内容丰富、前沿且具有实用价值的医学参考书籍，适合于临床肿瘤内科医师、肿瘤科研人员等阅读参考。

图书在版编目 (CIP) 数据

癌症治疗方法与新进展 / (巴基) 阿斯马·萨利姆·卡奇 (Asma Saleem Qazi) 等著；周辉，李志铭，张会来主译. -- 北京：科学出版社，2025. 7. --
ISBN 978-7-03-082677-0

Ⅰ . R730.5

中国国家版本馆 CIP 数据核字第 2025GG6875 号

责任编辑：王灵芳 / 责任校对：张　娟
责任印制：师艳茹 / 封面设计：涿州锦辉

科 学 出 版 社 出版
北京东黄城根北街 16 号
邮政编码：100717
http://www.sciencep.com

三河市春园印刷有限公司印刷
科学出版社发行　各地新华书店经销

*

2025 年 7 月第　一　版　开本：787×1092　1/16
2025 年 7 月第一次印刷　印张：10 1/2　插页：2
字数：248 000

定价：120.00 元
（如有印装质量问题，我社负责调换）

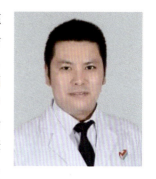

周　辉　教授、主任医师、硕士生导师，湖南省肿瘤医院党委委员、副院长。国家肿瘤质控中心淋巴瘤质控专家委员会委员，中国抗癌协会淋巴瘤整合康复专业委员会副主任委员，中国老年保健协会肿瘤免疫治疗专业委员会候任主任委员，湖南省淋巴瘤诊疗中心主任，淋巴瘤精准诊疗湖南省工程研究中心主任，中华医学会肿瘤学分会淋巴瘤学组委员，中华医学会肿瘤学分会肿瘤转化医学组委员，中国医疗保健国际交流促进会肿瘤内科分会委员，中国抗癌协会淋巴瘤专业委员会常委，湖南省医学会肿瘤内科学专业委员会候任主任委员，中国临床肿瘤学会（CSCO）理事/CSCO淋巴瘤专家委员会常委。国家卫健委能力建设和继续教育中心淋巴瘤专科建设项目专家组专家，血液学基础与应用湖南省重点实验室临床方向带头人，湖南省高层次卫生"225"人才、"515"人才。聚焦淋巴瘤等血液肿瘤基础与临床研究，主持省部级课题10余项，含国家卫健委重大专项子课题1项，湖南省重点研发项目1项。发表SCI收录论文30余篇，最高IF 11.037；参编专业论著3部，执笔行业指南、专家共识等共14项，获国家专利3项，以第一完成人身份获得湖南省抗癌协会科技奖三等奖及医学科技奖二等奖，担任 *Hematological Oncology*、*Frontiers in Oncology* 等期刊审稿人。

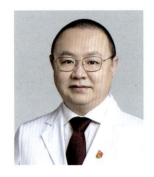

李志铭　教授、主任医师、博士生导师，任职于中山大学肿瘤防治中心内科。中国老年保健协会肿瘤免疫治疗专业委员会主任委员，广东省抗癌协会淋巴瘤专业委员会主任委员，广东省临床医学学会头颈肿瘤综合治疗专业委员会主任委员，广东省抗癌协会血液肿瘤专业委员会候任主任委员，中国临床肿瘤学会（CSCO）抗淋巴瘤联盟副秘书长、常委，中国抗癌协会淋巴瘤专业委员会常委，中国老年保健协会淋巴瘤专业委员会秘书长、常委，中国临床肿瘤学会（CSCO）头颈肿瘤专家委员会常委，中国抗癌协会青年理事会常务理事，中国医药教育协会淋巴瘤分会常委，中国抗癌协会神经肿瘤专业委员会中枢神经系统淋巴瘤学组副组长，广东省中西医结合学会肿瘤免疫专业委员会副主任委员，广东省精准医学应用学会淋巴瘤分会常委，广州抗癌协会淋巴瘤专业委员会副主任委员。主要从事淋巴瘤的基础和临床研究，围绕不同类型淋巴瘤的预后因素研究、淋巴瘤的耐药机制研究、淋巴瘤的靶向治疗和免疫治疗相关研究等科学问题开展系列研究。主持国家级项目5项，省部级项目6项，参与国家级重大项目4项。发表论文30余篇。

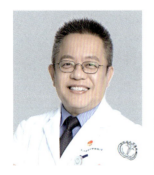

张会来　主任医师、博士生导师，现任天津医科大学肿瘤医院淋巴瘤内科主任。主要研究方向：恶性淋巴瘤的分子诊断和个体化治疗。主要任职：国家癌症中心淋巴瘤质控专家委员会委员，中国抗癌协会第九届理事会理事，中国抗癌协会淋巴瘤专业委员会副主任委员，中国临床肿瘤学会（CSCO）淋巴瘤专家委员会常委，中华医学会肿瘤学分会淋巴瘤学组委员，天津市抗癌协会肿瘤临床化疗专委会主任委员，天津市整合医学会淋巴瘤专业委员会主任委员，天津市血液病质控中心副主任委员，天津市医师协会血液医师分会副会长。入选天津市第二批卫生健康行业高层次人才（津门医学英才）培养计划、天津医科大学"临床人才培养123攀登计划"第一层次人选培养计划，2023年天津医科大学优秀研究生导师团队。获中华医学科技奖三等奖1项、中国抗癌协会科普奖1项、天津市科技进步奖二等奖1项及三等奖3项，主持及参与多项国家自然科学基金课题及省部级科研项目。目前担任《肿瘤药学》副主编，《中华血液学杂志》、《白血病·淋巴瘤》、《中国肿瘤临床》、*Hematological Oncology*、*Blood Research*、*Discover Oncology*等国内外期刊编委，以第一或通信作者在*Blood*、*Cancer Research*、*J Exp Med*等国际专业期刊及国家级核心期刊发表论著90余篇。荣获第四届"国之名医·优秀风范"奖。

主　　译　周　辉（湖南省肿瘤医院）

李志铭（中山大学肿瘤防治中心）

张会来（天津医科大学肿瘤医院）

副 主 译　肖　玲（中南大学湘雅医学院）

邵　亮（武汉大学中南医院）

刘　鹏（中国医学科学院肿瘤医院）

黄嘉佳（中山大学肿瘤防治中心）

方　峻（华中科技大学同济医学院附属协和医院）

张　璐（华中科技大学同济医学院附属协和医院）

译　　者　（按姓氏汉语拼音排序）

蔡　静（中山大学中山医学院）

陈春燕（中山大学肿瘤防治中心）

方　峻（华中科技大学同济医学院附属协和医院）

冯　敏（中山大学药学院）

何安琪（中山大学肿瘤防治中心）

黄嘉佳（中山大学肿瘤防治中心）

李　姗（新疆医科大学附属肿瘤医院）

李弈雪（湖南省肿瘤医院）

李志铭（中山大学肿瘤防治中心）

刘　鹏（中国医学科学院肿瘤医院）

刘新福（邵阳市中心医院）

卢金昌（中山大学肿瘤防治中心）

邵　亮（武汉大学中南医院）

宋　拯（天津医科大学肿瘤医院）

唐伟强（湖南省肿瘤医院）

王　晋（中山大学肿瘤防治中心）

王彩琴（湖南省肿瘤医院）

闻淑娟（新疆医科大学附属肿瘤医院）

武盈盈（华中科技大学同济医学院附属协和医院）

肖　玲（中南大学湘雅医学院）

杨　强（中山大学药学院）

曾若兰（湖南省肿瘤医院）

张　璐（华中科技大学同济医学院附属协和医院）

张洪勇（华中科技大学同济医学院附属协和医院）

张会来（天津医科大学肿瘤医院）

赵　静（天津医科大学肿瘤医院）

周　辉（湖南省肿瘤医院）

周　姝（武汉大学中南医院）

朱文博（中山大学中山医学院）

翻译秘书　贺怡子（湖南省肿瘤医院）

在过去的一个世纪里，癌症治疗取得了长足的进步，手术、化疗和放疗是最常用的治疗方式。虽然这些治疗方法在治疗许多癌症和控制肿瘤生长方面取得了成功，可一旦癌症转移，它们的有效性就会下降。因此，引入了联合治疗的概念，从而显著改善了患者的健康结局。然而，患者的预期生存水平尚未达到。对不同肿瘤特征的持续研究使人们对癌症有了更好的了解，并研发了新的治疗方法。这些疗法包括免疫介导疗法、激素疗法、生物分子疗法、基因疗法、溶瘤病毒疗法和基于纳米粒子的疗法。尽管取得了这些进展，但癌症的死亡率并没有如期大幅下降，且预期的治疗水平尚未显著提高患者生存时间。《癌症治疗方法与新进展》一书由 Asma Saleem Qazi 博士和她的合著者编写，提供了对癌症治疗最新进展的宝贵见解，对于任何对该领域感兴趣的人来说都是宝贵的资源。本书讨论了各种治疗方式及其各自的有效性和潜在副作用，是一本全面的介绍癌症最新治疗方法的指南。治疗方法包括放射治疗、免疫治疗、激素治疗、手术、化疗、个性化医疗方法、营养治疗、基因治疗和病毒治疗。

本书的主编 Asma Saleem Qazi 博士和她的合著者是癌症研究和治疗领域的专家。他们丰富的经验和知识在整本书中都是显而易见的，使其成为任何参与癌症治疗者的重要资源。这些章节由各自领域的优秀专家撰写，提供了对最新研究和进展的宝贵见解。本书最重要的贡献之一是其对个性化癌症治疗的重视，强调了将患者独特的遗传和环境因素考虑在内，为患者量身定制癌症治疗方案的重要性。我们很高兴过去曾与 Asma Saleem Qazi 博士一起工作，他们对癌症研究和治疗的投入令人鼓舞。他们对帮助患者和推进癌症治疗的热情在该书中也是显而易见的，这使得其成为任何参与癌症治疗者的宝贵资源。我们鼓励任何对癌症治疗感兴趣的人阅读这本书，并反思其内容，希望这本书能激发癌症治疗的新想法和新方法，最终为患者带来更好的疗效。最后，要祝贺 Asma Saleem Qazi 博士和她的团队为癌症研究和治疗做出的贡献。该书就是他们对这个领域的专业知识和奉献精神一个最好的证明。

Waseem Safdar 博士

UOL

拉合尔，巴基斯坦

M.Rizwan Tariq 博士

旁遮普大学

拉合尔，巴基斯坦

原书前言

本书是一个独特的合集，广泛涵盖了有关癌症治疗领域的各方面内容。

癌症发病率的增长速度快于现有癌症治疗手段的提高速度。为了解决这个问题，并使包括医师、研究人员和患者在内的所有利益相关者均获益，本书中讨论了所有可能的最佳治疗方式。本书不仅涵盖了传统的治疗方法，还涵盖了癌症的基因组学、蛋白质组学、药物遗传学、癌症治疗中涉及的心理因素及癌症患者的营养评估。因此，从广义上讲，这本书涵盖了与癌症治疗有关的所有可能因素。

本书共分为14章，涵盖了癌症治疗的癌症基因组学、传统模式、化疗、放疗、激素治疗、免疫治疗、溶瘤病毒治疗等。全书还涵盖了个性化医疗中的靶向治疗，这也是癌症治疗中一个新兴且有前景的领域。在癌症治疗中纳米载体的应用是另一个正在蓬勃发展的重要领域。此外，本书对癌症治疗的心理因素和癌症治疗的营养评估提供了专业且独特的建议。全书重点突出了传统和新兴治疗方式相结合的重要性。此外，化学耐药和抗癌药物遗传学的发展对癌症治疗提出了挑战，这对临床医师了解患者的心理变化、治疗相关的毒性及对特定药物的临床反应非常重要。

治疗方法的综合性和全面性使本书更加独特和与众不同。癌症患者在选择治疗方式时面临许多挑战，该领域的快速发展让所有参与癌症治疗研究和治疗的人感到困惑。然而，治疗方法在日益进步，这样的相关书籍与最新信息的提供总是可以解答困惑。

总的来说，本书是众多治疗方式的汇总，适合临床医师、研究人员、政策制定者和学生广泛阅读。希望本书能唤起并激发大家的决心和行动，通过研究人员和临床医师的共同努力，最终使更多患者生存获益。

Asma Saleem Qazi

伊斯兰堡，巴基斯坦

目录

请扫码查看参考文献

第1章 癌症治疗的介绍与概述

Asma Saleem Qazi

1.1 前言

不管在发展中国家还是发达国家，癌症一直都是重要的死亡和患病原因。在肿瘤科医师的临床工作中，如何以可靠的诊断准确性实现癌症的早期识别，至今仍是主要挑战之一。此外，对患者而言，为评估癌症进展而进行的常规实验室检查，同样带来不适体验。癌症是一种多因素相关的疾病，涉及复杂的基因组变化，这些变化受宿主与环境之间相互作用及影响。其主要特征包括细胞分裂模式的改变、增殖失控、凋亡减少、持续的血管生成和转移等。

在过去的一个世纪中，癌症通过手术、化疗和放疗的联合应用或单独使用得到了有效治疗，从而实现了部分治愈，并对肿瘤生长产生了显著影响。但是，一旦癌症发生转移，治疗方式就变得更加复杂。随着时间的推移，大家逐渐认识到单独采用手术、化疗或放疗治疗效果并不理想。联合治疗的理念始于20世纪60年代，患者健康状况和癌症控制得到了显著改善。尽管各类肿瘤的特征持续处于研究进程中，部分信号通路与分子特征的突破性发现已在癌症发生机制解析及肿瘤靶向治疗领域掀起新的革命。如今，涌现了免疫相关疗法、激素疗法、生物分子、基因疗法和溶瘤病毒治疗等新的治疗方式。基于纳米颗粒的疗法也在一定程度上得到了使用。尽管如此，当前的抗癌疗法仍未达到降低死亡率和延长生存时间的预期。

1.2 肿瘤生物学与癌症发生

当机体细胞发生失控性增殖且无法响应正常细胞信号调控时，就会发展一种异常病理状态，即恶性肿瘤。若该恶性增殖持续进展，肿瘤细胞将通过血行/淋巴转移途径侵袭远端器官（即转移阶段），这是一种非常致命的情况，会导致大多数癌症患者的死亡。

在有丝分裂过程中，正常细胞依赖不同的生长因子进行生长，并表现出接触抑制，即在达到特定阈值后细胞停止分裂，但癌细胞独立于任何生长因子或信号而生长，并且缺乏接触抑制能力，导致不可控制的细胞生长。除此之外，正常细胞会凋亡，并被具有有限DNA复制效能的新细胞所替代，而癌细胞则表现出高活性的端粒酶，能不断替换磨损的端粒末端，从而实现不可控制的细胞增殖。

细胞的无控制生长导致癌症形成大量杂乱状态的细胞，称为增生。增生的下一阶段是异型增生，即伴随异常的细胞生长和去分化，并且这些异常细胞会扩散到组织的有限区域。在这一阶段，肿瘤是非侵袭性的，被认为是良性的。随后，在晚期阶段，肿瘤细胞转移并开始侵入邻近的组织和器官。肿瘤细胞像其他正常细胞一样，需要氧气和营养物质来支持其生长和增殖，因此它们通过血管生成的过程形成自己的血管。因此如果能够早期发现，癌症是可以治疗的。

1.3 癌症的类型和分级

通常，癌症以其起源细胞的类型命名。癌起源于上皮细胞，并在所有类型的癌症中占据最高比例。肉瘤是在骨骼、肌肉和结缔组织中形成的。白血病是特指白细胞的癌症。淋巴瘤是淋巴系统或源自骨髓细胞的癌症。骨髓瘤特指浆细胞所形成的癌症。

癌症分级代表细胞的异常程度，随着细胞异常程度的增加，分级从1级到4级递增。高分化细胞属于低级别肿瘤。低分化细胞高度异常，被归类为高级别肿瘤。有关细胞分化差异，以下是分级的标准。

1级：分化良好的细胞，伴有轻微异常。

2级：异常程度略高，细胞分化中等。

3级：分化不良的细胞，伴有高度突变的染色体，影响邻近细胞并产生有害化学物质。

4级：未分化、未成熟和原始细胞。

1.4 涉及的因素和癌症的成因

癌症的发生和进展取决于多种因素，如免疫状况、环境因素、生活方式、基因突变、激素失衡、感染因素、辐射和化学物质的暴露。其中任何一个因素都可能导致异常细胞生长和失控的增殖，最终导致癌症的形成，随后这些细胞扩散到其他组织和器官，导致转移。基因突变可能发生在原癌基因或抑癌基因中，从而导致癌症。异常的染色体复制导致整组或部分染色体的缺失或重复，以及DNA修复缺陷，也被认为是癌症扩散的原因之一。遗传变异导致异常的蛋白质合成或修饰，可能会阻碍正常蛋白质的功能，从而导致癌症。有时这些变化需要数月至数年才能被检测出来，而且癌症的发生涉及多种机制，因此这些因素使得在早期阶段诊断癌症变得困难（图1.1）。然而，在早期阶段发现癌症并非完全不可能。

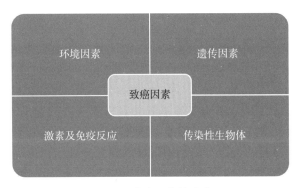

图1.1 致癌因素的分类

1.5 癌症治疗方式

考虑到癌症的严重性，需要大量研究来全面理解疾病的诊断和治疗。所有用于治疗癌症的方法仍然需要持续的研究，以更好地应对疾病的异质性。除了基础或实验室研究外，还需要进行高质量的临床试验。目前，正在进行的临床试验超过 60% 都集中于癌症治疗方面。常用的治疗方法包括手术、化疗和放疗，这些都是根据癌症的类型、分期和发生部位来决定的。一些现代治疗方式包括激素治疗和免疫治疗、抗血管生成治疗、干细胞治疗、基因治疗及肿瘤溶解病毒治疗。此外，基因控制、癌症患者的营养评估及心理治疗都为癌症患者的成功治疗做出了贡献。在本书中，几乎讨论了所有有利于癌症治疗的治疗策略。

1.6 手术

手术是治疗许多良性和恶性肿瘤最常用的治疗方式之一。与化疗和放疗相比，手术对其他相关或邻近组织的副作用较少。手术可以根据肿瘤的位置、切除肿瘤的大小、患者的免疫状况及手术的原因，分为微创手术或开放手术。

在手术过程中，可以完全切除整个肿瘤，也可以切除肿瘤的一部分。肿瘤团块也可以进行减瘤，以缓解某个区域的肿瘤压迫和疼痛。手术还可以提高化疗成功的概率。

在开放手术中，需要切开皮肤以切除肿瘤团块及部分健康组织和淋巴结，以确保完全切除肿瘤团块。而在微创手术中，则是在体内进行小切口，并插入带有摄像头的细管，以便详细观察肿瘤。借助摄像头所提供的图像，外科医师会使用专门的手术工具对肿瘤团块进行切除。

1.7 化疗

化疗作为癌症治疗的手段可以追溯到 20 世纪 30 年代，是德国科学家保罗·埃尔利希在研究烷基化剂时引入的。在第一次和第二次世界大战期间，接触芥子气的士兵表现出白细胞计数降低的情况。1943 年吉尔曼（Gilman）使用氮芥作为首个化疗药物来治疗淋巴瘤。这类药物本质上具有很强的亲电性，能够与细胞内核苷酸反应，将烷基基团添加到 DNA 碱基上，导致癌细胞死亡。与此同时，另一类药物称为抗代谢药（如氨基蝶呤和甲氨蝶呤），它们干扰叶酸的合成或模拟 DNA 前体，阻止 DNA 复制，从而导致癌细胞死亡。1948 年后，这些抗代谢药被用于治疗儿童白血病。随后，环磷酰胺和苯丁酸氮芥被合成用于癌症治疗。1951 年，埃里昂和希钦斯开发了 6-硫鸟嘌呤和 6-巯基嘌呤用于治疗白血病。同样，海德尔伯格开发了一种新药 5-氟尿嘧啶（5-fluorouracil，5-FU），至今仍用于治疗结肠直肠癌、头颈癌等固体肿瘤。在化疗之前，手术切除是治疗肿瘤的唯一选择。

1955 年美国国家癌症化疗服务中心成立，用于测试抗肿瘤药物。当时，单一使用皮质类固醇是治疗癌症的选择，1958 年首个治愈的癌症是绒毛膜癌。到 19 世纪 60 年代，化疗药物的发展出现了新的趋势，其中从长春花（Vinca）中提取的生物碱类药物及异苯甲酰肼（丙卡巴肼，Procarbazine）被应用于白血病和霍奇金淋巴瘤的治疗。

化疗的原理是通过阻止细胞分裂和促进细胞凋亡来控制肿瘤进展，主要是通过基因毒性效应，如产生活性氧来损伤细胞。然而，肿瘤细胞通常具有高增殖率和低凋亡率，这使得肿瘤能够持续生长。化疗药物在攻击癌细胞的同时，也会对正常细胞造成损伤，导致一系列副作用。目前使用的所有化疗药物中，仅有132种获得了美国食品药品监督管理局（FDA）的批准。这些药物也会损害身体的正常细胞。化疗主要是全身性的治疗方式，可以单独使用，也可以与其他联合使用。在选择和后续使用化疗药物时，药物的作用机制、化学结构、同源性和成分是主要因素。在开始治疗时，药物的给药顺序、给药时间和剂量是非常关键的步骤。

1.8 化疗药物

烷基化剂通过阻止细胞分裂直接造成DNA损伤。使用烷基化剂治疗的主要癌症包括白血病、骨髓瘤、淋巴瘤、肉瘤和霍奇金淋巴瘤，以及卵巢癌、乳腺癌和肺癌。副作用包括对骨髓的损伤，且在经过5～10年的治疗后，极少数会发生急性白血病。根据作用机制的相似性，铂类药物也被归入烷基化剂家族，因其在治疗后导致白血病的概率较低。一些代表性药物如下。

－铂类药物（顺铂、卡铂和奥沙利铂）
－烷基化剂中的氮芥（氯乙亚胺、氯胺酮、环磷酰胺、异环磷酰胺和美法仑）
－烷基磺酸盐（白消安）
－叠氮类（达卡巴嗪、替莫唑胺）
－乙烯亚胺：硫噻吩和阿特拉敏
－硝基脲类（链脲霉素、卡莫司汀、洛莫司汀）

另外一类是抗代谢药物，它们是DNA和RNA单元的类似物，特异性抑制细胞周期的S期，阻止其生长。它们用于治疗白血病、卵巢癌、乳腺癌和肠癌。此类药物的代表性药物如下。

－ 5-氟尿嘧啶（5-FU）
－ 6-巯基嘌呤（6-MP）
－卡培他滨
－克拉屈滨
－克拉法滨
－阿糖胞苷
－氟尿苷
－氟达拉滨
－吉西他滨
－羟基脲
－甲氨蝶呤
－培美曲塞
－喷司他丁
－硫唑嘌呤

蒽环类药物是另一类重要的化疗药物，针对DNA复制酶，影响细胞生命周期的所有阶段。不同的肿瘤均可用此类药物治疗，但其存在永久性心脏损伤的限制，通过抑制拓扑异构酶Ⅱ，导致大多数情况下在治疗后2～3年出现急性髓系白血病，特别是在剂量达到上限时。代表性药物如下。

－柔红霉素

－多柔比星

－表柔比星

－伊达比星

除了蒽环类药物，米托蒽醌是一种抗癌抗生素，由于其与多柔比星相似的作用机制和高剂量对心脏的损伤，具有可比性。拓扑异构酶抑制剂是另一类化疗药物，能够解螺旋 DNA 并促进细胞停止复制。拓扑异构酶 I 和 II 分别有各自的抑制剂，如拓扑替康和伊立替康抑制拓扑异构酶 I，依托泊苷、米托蒽醌和替尼泊苷抑制拓扑异构酶 II。

其他天然来源的抑制剂，如植物生物碱，作为有丝分裂抑制剂，通过抑制蛋白质合成来阻止细胞在有丝分裂期的分裂。因此临床可以使用这些药物来治疗肺癌、乳腺癌、卵巢癌、淋巴瘤和白血病。在高剂量下，这类化疗药物可能会损伤周围神经系统。一些药物如 L-天冬酰胺酶、硼替佐米（蛋白酶体抑制剂）具有独特的作用机制，属于未分类的化疗药物。

1.9　血管生成抑制剂

这些抑制剂通过阻止肿瘤组织内血管的生成而发挥不同的作用。肿瘤细胞需要单独的血液供应来满足其营养需求和生长。血管生成抑制剂并不能直接杀死肿瘤，而是使其"饥饿"，并阻止其生长，从而通过防止新血管的形成来促进肿瘤缩小。化疗药物在杀死癌细胞的同时也会杀死正常细胞，而血管生成抑制剂不会杀死正常细胞，但它们需要长期给药。通常，它们通过与血管内皮生长因子（VEGF）受体结合来使其失活，最终阻止受体刺激新的血管在肿瘤组织周围生长。一些代表性药物包括沙利度胺、干扰素、贝伐珠单抗（Avastin）、西仑吉肽（EMD 121 974）和西地尼布（Recentin VB-111）。

1.10　放射治疗

在 19 世纪末，贝克勒尔和伦琴发现了对放射治疗有益的 X 射线。1898 年，首例癌症病例通过放射治疗得以治愈。随后，随着放射治疗的逐步进展，科学家们能够使用称为"Clinac 6"的旋转直线加速器放射治疗，其中这些带电的物理粒子被推动通过一个称为线性加速器或 linac 的真空管道。现代计算机的发展使得三维 X 射线疗法成为可能，如利用计算机断层扫描（CT）信息进行的调强放射治疗（IMRT）。居里夫人对镭的研究在医学上引入了放射治疗。如今，它已经成为癌症治疗中的一个独立专业领域。

放射治疗与使用如电子、质子及不同离子的物理粒子有关，其机制是高能辐射通过破坏遗传物质来改变和阻止细胞分裂和增殖的过程。它还可以在手术前缩小肿瘤。此外，它可以缩小手术后的残余肿瘤细胞，从而减少癌症的复发。

如前所述，物理粒子在生物体内相遇后带电，能量通过这些射线传递到经过的体细胞。这些辐射可以直接杀死癌细胞或通过遗传改变使其顺应细胞凋亡和细胞死亡。放射造成的遗传改变机制在于受损的 DNA 不会复制，进而停止细胞分裂和增殖，导致细胞死亡。

在治疗过程中，放射治疗的主要不良反应是影响身体内正常细胞的生长，特别是那些靠近主要肿瘤团块的细胞。然而，与正常细胞相比，癌细胞缺乏有效的修复系统，这在一定程度上减少了因放射治疗造成的损害。

1.11　基于辐射的手术

伽马刀系统并非真正的手术，它是利用伽马射线束来治疗肿瘤和病灶。伽马射线束汇聚在一起，集中照射肿瘤细胞团，从而在病变部位提供高剂量的辐射，而无须进行任何切口。立体定向手术是将高剂量电离辐射非侵入性地聚焦并集中于体内的受损区域。聚焦辐射非常重要且关键，否则肿瘤周围的正常组织也会受到影响。该技术特别适用于脑肿瘤，尤其是在手术风险较大的情况下。直线加速器系统（LINAC）利用高能 X 射线进行癌症治疗，如赛博刀（Cyber Knife®）、X 刀（X-Knife®）、诺瓦利斯（Novalis®）和孔雀刀（Peacock®）。另一种方法是质子束疗法，它利用辐射束，被认为是分子级放射治疗。它包括 X 射线/γ 射线及质子和中子等粒子。

1.12　放射治疗中应用的技术

放射治疗中的分割技术是基于正常细胞和癌细胞之间的放射生物学差异。正常细胞具有更好的再生和修复能力，能够在亚致死剂量的辐射下修复损伤组织。三维适形放射治疗包括基于 CT 扫描的三维放射治疗，这已成为检测体内癌性肿块的主要方法之一。另一种方法是调强放射治疗，它利用逆向规划软件在治疗过程中调节辐射强度。这种不规则的剂量强度可以有选择性的针对肿瘤组织，并逐渐缩小其体积。图像引导放射治疗是一种帮助正确定位辐射的方法，使其远离关键器官并指向肿瘤组织，从而避免错误瞄准并减少对周围正常细胞的损害。

1.13　激素疗法

最近的研究发现，激素在细胞的生长和增殖中发挥着关键性作用。激素失调导致约25% 的男性和 40% 的女性出现恶性肿瘤。与化疗不同，激素治疗不会产生细胞毒性，因此副作用很少。根据早期乳腺癌试验协作组（EBCTCG）的研究，激素治疗是一种更优的选择，尤其在治疗淋巴瘤、多发性骨髓瘤和白血病时。如果在化疗之前使用激素治疗，可以减轻化疗引起的超敏反应；如果在化疗之后使用，则可以缓解患者的恶心和呕吐症状。

1.14　免疫疗法

免疫治疗包括抗体、树突状细胞、疫苗和细胞因子的治疗，为临床实践增添了新的维度。这种治疗方法具有更高的特异性及效率，毒性较低且副作用较少。免疫疗法通过直接或间接激活人体免疫系统攻击和杀死肿瘤细胞。与手术、化疗和放疗等传统方法相比，抗体治疗更具特异性，且毒性较低。抗体治疗始于 1982 年，当时一位淋巴瘤患者接受了针对 B 淋巴细胞的小鼠单克隆抗体（mAb）治疗。然而，反复使用某些抗体可能会引发过敏反应。此外，抗体的较大分子量和小鼠抗体与人抗体之间糖基化模式的差异可能导致免疫原性，从而限制了其在治疗中的应用。因此，开发全人源化抗体以避免免疫排斥反应是当前研究的重要方向。

1.15　纳米结构的治疗

在过去的 20 年中，基于纳米结构的治疗和诊断剂已被引入癌症治疗领域。

这种疗法的主要目的是将治疗药物精准地递送至肿瘤细胞，根据所需的药代动力学特性，以可控的方式减少副作用和药物耐药性。纳米结构材料也可用于基于癌细胞相关生物标志物的检测。

这些结构的主要优势包括能够进行特定尺寸的合成及穿透肿瘤细胞表面的能力。它们可以克服生理屏障，靶向肿瘤特异性细胞标志物，延长化疗药物的血浆半衰期，保护药物免受生物降解，并合成用于联合治疗应用的多功能平台（治疗诊断性纳米颗粒）。

纳米粒子可以与生物试剂如叶酸结合。在设计纳米结构时，主要问题包括反应物的不均匀分布、混合不充分、物理化学特性变化及合成后纯化步骤。适应性免疫反应是另一个与纳米粒子重复使用相关的主要问题。

1.16　其他治疗方式

热疗或热疗法是一种癌症治疗手段，通过将身体组织加热到接近约45 ℃（113 ℉）的高温，选择性地损伤和杀死癌细胞，同时对正常细胞造成极小损伤或无损伤。

另一种癌症治疗方式是光动力治疗，通过使用光敏剂和激光或LED发出的光激活药物，产生活性氧以杀死癌细胞。光动力治疗适用于胰腺癌、食管癌、肺癌和非黑色素瘤皮肤癌等多种癌症。

基因治疗是将新基因引入癌细胞或其周围组织，诱导细胞死亡或减缓癌细胞生长的治疗方式。基因可以通过载体递送至细胞核，以响应各种化学或物理刺激。

此外，热疗、光动力治疗和基因治疗等多种方法常结合纳米材料使用，既可以单独应用，也可以联合用于癌症治疗。

癌症的发生还与病毒相关，约15%的恶性肿瘤与致癌病毒有关，如人乳头瘤病毒（HPV）、EB病毒、疱疹病毒和乙型、丙型肝炎病毒。这些病毒的研究有助于理解癌症的起始和扩散。

干细胞治疗也是一种癌症治疗的潜在手段。干细胞是骨髓中的未分化细胞，能够分化为体内任何类型的细胞。目前，间充质干细胞正在临床试验中用于癌症治疗。

1.17　结论

癌症仍然是人类生命的重大威胁，其在人群中的发病率仍然很高。癌症涉及身体形态和生理状态的复杂变化。尽管目前尚未找到一种完全治愈癌症的方法，但已有多种治疗方式被用于癌症的治疗。这些治疗方式在某些癌症类型和分期中表现出良好的效果，但部分仍存在一些副作用。

在本书中，详细讨论了多种癌症治疗方式及其效果和副作用，包括放射治疗、免疫治疗、激素治疗、手术、化疗、个性化医疗、基因治疗、溶瘤病毒治疗、营养评估、癌症患者的心理护理、纳米结构技术等。

然而，由于癌症扩散的复杂性，抗癌斗争并非易事。尽管这些新的治疗方式可能为许多癌症患者带来新的希望，但癌症的复杂性仍使其治疗面临巨大挑战。

（王彩琴　刘新福　周　辉　译）

第2章 癌症基因组学转化诊断及治疗

Sabba Mehmood，Shaista Aslam，Erum Dilshad，Hammad Ismail and Amna Naheed Khan

2.1 背景

希腊医师希波克拉底将癌症分为形成溃疡和不形成溃疡两种形式。19世纪末随着显微镜的出现及应用，临床医师报告了多种细胞类型的癌症。而科学技术的进步正在逐步改变医学界对于癌症起源及复杂性的认知，揭示癌症是一类细胞异常生长的功能紊乱性疾病，其进展与多种生物通路/信号通路及遗传因素关系密切。信号通路/生物通路异常激活受多种基因控制并进一步导致独特的癌症类型发生。

基因组学已成为了解个体癌症如何发生发展的重要工具，并可反映特定类型肿瘤治疗后反应性。而对癌症驱动基因的探索可为后续治疗提供必要信息从而挽救人们的生命；尽管基因组学信息不能够直接延长癌症患者生命，但可为最有前景治疗手段研发提供方向指引，如癌症遗传或表观遗传变化可能是新型药物研发的潜在靶标。

2.1.1 经典基因组学

人类基因组中存在超过30亿个碱基对，这一信息是在长达13年的人类基因组计划（human genome project，HGP）完成后获得。而基因组测序技术不断的发展进步使得目前人类基因组图谱能够在数小时内获得，促进了基因组在人体疾病早期诊断中获得广泛应用。最初采用经典Sanger测序方法（毛细管电泳）针对每个基因进行外显子测序，尽管具有自动化及检测速度快等优势，但需要对大量数据进行读取输入及解释，检测数据往往需要2～12周后方可提供。随着新型测序技术上市及普及，全基因组测序（whole genome sequencing，WGS）及靶向测序技术已经彻底改变了癌症基因组诊断格局。

基因组学已被用于科研及临床医学的各个场景，包括诊断、药物研发、药物基因组学、疾病预防、基因治疗、发育生物学、比较和进化基因组学等。WGS数据来源于HGP，该计划始于1990年，于2003年完成。而基因组测序技术发展已改变了DNA测序行业。21世纪初，人类单倍体基因组WGS的成耗时多年，耗资更超过30亿美元。而下一代测序（next generation sequencing，NGS）技术，如纳米孔（nanopore，如MinION），单分子实时测序（single molecule real-time，SMRT）及半导体等应用有效降低了基因组测序成本并缩短检测时间。

2.1.2　基因组学及癌症研究进展

在过去10年中，对于存在癌症罹患高风险患者的遗传易感性探索已阐明了多种癌症综合征的发病基础。这些遗传标志物是疾病遗传诊断及筛选的关键靶标。而基因突变筛查策略能够直接影响癌症患者生存时间、遗传咨询、解释基因携带者及制订最合适个性化治疗方案。

包括第三代测序在内的更为先进的基因组测序方法使得更多新基因及生物标志物被发现，如通过个体全基因组测序来识别新的突变，为进一步了解疾病机制提供更深入的见解，有助于后续精准医疗方案的制订及优化传统癌症治疗手段。此外，以癌症为中心的庞大数据集亦是开发设计基于基因层面的抗肿瘤药物及生物信息学工具应用的关键。

基于肿瘤基因组学、病变位置及组织形态学的分类有助于分类阐明不同类型肿瘤的发病机制。然而，形态学不典型及潜在病因不明等问题导致患者需要接受额外检测，如免疫组织化学、流式细胞术和分子检测/谱分析。不同分子检测方法可提供癌症发生发展相关基因突变详细特征，包括基于测序技术的基因谱分析，基于基因突变检测组合的分子、抗原及DNA甲基化基团检测。癌症抑制基因和（或）DNA损伤修复基因异常与家族性癌症高发生风险有关。

2.2　基于基因组的癌症诊断

基因组数据集优化使得癌症早期准确诊断成为可能。癌症是一类因基因改变而导致的异常细胞克隆性扩增疾病。部分研究证明，特定基因突变可导致癌症发生，如9号和22号染色体间易位（也称费城易位）与慢性髓系白血病有关。另有研究证实，正常NIH3T3细胞系中转染肿瘤细胞总基因组DNA可诱导癌细胞转化为正常细胞。而识别与转化活性相关的特定DNA序列（HRAS基因的单碱基对改变 G > T 导致密码子12中的甘氨酸被缬氨酸取代）可协助标记基因组中首个致癌序列。

部分癌症发生与抑癌基因改变有关，抑癌基因通常具有抗肿瘤作用，可调控细胞生长及死亡进程；如乳腺癌易感基因 BRCA1 和 BRCA2 的突变与乳腺癌、前列腺癌及卵巢癌发生相关。而负责修复DNA损伤的基因改变亦可导致癌症发生，这主要与该类基因改变可刺激正常细胞转化为癌细胞有关。同样 HER-2 亦被认为是致癌基因，这一基因突变可促进相关蛋白合成增加，最终诱发癌症出现。此外 BRCA1 和 BRCA2 突变还具有家族遗传性。确定促癌基因改变是癌症诊断的重要手段，特别在恶性血液肿瘤更为重要。但需要注意癌症基因突变检测在癌症诊断中仍处于辅助地位，因不同癌症亚型在其进展、临床表现及治疗方案均是高度可变的。综上所述，癌症起源及细胞类型的癌症分类在某种程度上依赖于遗传因素。

2.3　癌症诊断及治疗局限性

尽管目前已积累足够的癌症基因组数据，但其实际临床应用价值仍未完全阐明。癌症相关基因突变可能影响癌症患者的治疗选择。尽管小范围数据显示上述基因突变有助于癌症分类，但大样本数据仍较为缺乏。基因等遗传信息应用于癌症治疗仍存在一定局限性，表2.1总结了相关内容。

表2.1 癌症治疗策略及其局限性

序号	癌症治疗方法	局限/挑战	参考文献
1	基于基因组学的NGS检测	肿瘤异质性 基于多种NGS数据癌症内在的遗传复杂性分析 算法分析 广泛的拷贝数改变	[1, 2, 3]
2	样本特异性	肿瘤细胞质量及数量给NGS数据分析带来了技术挑战 低水平肿瘤细胞可造成非恶性细胞浸润	[4-7]
3	非恶性细胞DNA分析	在大序列及大量靶基因综合分析条件下，患者匹配非恶性DNA序列分析可行性非常重要，其有助于区分生殖系变异和体细胞突变；同时假阳性和（或）假阴性突变可能影响该分析	[8-10]
4	数据分析中算法及时间要求	NGS检测及计算数据分析渠道的协调性对于保证结果评估准确性至关重要，常规形成的大型NGS数据产生范围同样导致复杂性增加。而对此类海量数据进行深入分析评估需要考虑算法数量及时间，而这被认为是该技术应用的潜在制约	[1, 11, 12]
5	数据共享/变异解释	所有被计算系统所判定的潜在致病突变可能无真正致病性；故有必要将从大数据中过滤出来特定癌症相关变异与既往研究进行比较；但目前缺乏全部临床数据均可共享的存储数据库	[13-15]

2.4 传统癌症诊断方式升级

传统癌症检测方法是指肿瘤特异性生物标志物/抗体指导下肿瘤活检组织学特征评估。而生物医学技术的进步使得更多现代化癌症检测技术被应用于临床。这些技术在癌症诊断过程中发挥着越来越重要的作用，如早期诊断、癌症发病及复发风险预测。

2.4.1 病变位置

体格检查及触诊可发现轻微表皮或皮下突出的身体部位改变，识别自然腔道及腹部器官肿瘤的特点。临床检查还可确定皮肤或皮下结节、糜烂或溃疡，致密组织形成肿块、出血，单发或多发的淋巴结肿大，以及骨质变形等。持续或间歇性发展的改变及损伤可被认为是肿瘤出现，如合并体重减轻、厌食和持续/反复发热，则可怀疑为癌症。传统癌症诊断大致分为三个阶段，包括肿瘤位置确定、肿瘤进展评估及组织学性质的明确。

2.4.2 组织形态

组织形态学长期以来被用于各种类型良恶性肿瘤的识别及诊断。癌症可根据组织学检查特征，如细胞密度、组织结构、有丝分裂活性、核异质性及细胞学特征进行分类。同时其还能够通过检测坏死、淋巴血管侵袭、有丝分裂率及邻近组织浸润等预后标志来指导患者治疗方案的制订及调整。此外，它还是预测患者病情进展的重要工具。细胞表型数据可反映分子结构变化对癌细胞行为的持续影响，并可作为疾病侵袭性的视觉相关评估指标。然而考虑到人类组织学评估具有较强主观性，针对组织学图像识别进行计算机分析已越来越受到人们的关注。随着计算机评估手段被纳入组织形态学，基于癌症分类及识别多种癌症淋巴结转移已建立诸多图像分析分级算法。

2.4.3　免疫组化

免疫组化（immunohistochemistry，IHC）采用单克隆或多克隆抗体检测组织样本中的靶抗原表达水平，是外科病理学诊断的重要方法。IHC可用于细胞分化水平、转移瘤诊断、预后标志物识别及靶向治疗预测，甚至还可识别目标细胞生物成分及结构等。某些肿瘤抗原在特定癌症呈阳性表达和（或）表达上调，故可用于疾病辅助诊断。IHC已被用于血液病理学、神经病理学、肿瘤病理学亚专业及手术病理诊断。同时IHC还能为尸检病理学提供更多信息。诊断医师采用IHC及预后相关肿瘤标志物进行癌症定性、肿瘤分级/分期、确定细胞类型及原发灶的判断。此外，IHC亦可于药物开发领域，通过检测疾病靶标活性或其变化情况以评估新型药物有效性。

2.4.4　流式细胞术

流式细胞术（flow cytometry，FCM）于20世纪60年代首次应用于科研工作，被用于测量光源激发后混悬液中单细胞特征。而在肿瘤学领域，其被首先用于DNA含量分析以确定细胞倍体及增殖活性。新型荧光染料开发及单克隆抗体（monoclonal antibody，moAbs）的发现使得FCM技术获得广泛应用，尤其是在血液肿瘤领域。FCM亦被用于白血病治疗后骨髓中原始细胞、树突状细胞或与任何转移性事件相关的细胞类型残留检测，如循环肿瘤细胞和内皮祖细胞。

2.4.5　癌症生物标志物

生物标志物在多种类型癌症诊断、治疗效果监测及复发进展风险预测方面具有优势。更重要的是，癌症生物标志物可广泛用于无症状人群筛查，在极早期阶段发现疾病。随着基因组学技术的发展及更为先进生物信息学检测仪器的出现，在癌症管理及治疗过程中寻找可靠精确的预后预测生物标志物具有可行性。疾病生物标志物临床应用受组织样本采集无创性及快速可及性影响，而癌症患者血液、尿液、支气管肺泡灌洗液（bronchoalveolar lavage fluid，BAL）和痰、乳腺抽吸液、唾液和粪便中均可观察到游离DNA含量均显著升高（约200ng/ml）。蛋白质、高突变负担、代谢产物、表观遗传改变、癌症特异性突变、染色体易位及微小RNA均是目前可用于宿主组织/细胞检测的分子学生物标志物，需要注意肿瘤生物标志物通常并非来源于宿主。基本上全部宫颈恶性肿瘤，部分肛门癌、生殖器癌及口咽癌的发生均与高危人乳头瘤病毒（human papilloma virus，HPV）有关。

影像学生物标志物则包括广泛解剖学（位置、大小和钙化）和功能（肿瘤生长、表型和代谢率）特征。如Totalys（Bec-ton Dickinson）和CellCT（Vision Gate）等分子成像分析工具可针对临床样本中不同细胞进行数百次形态学测量，从而形成三维图像；同时Mayer等（2015）从完整细胞及液体基制剂的痰液样本中使用巴氏（Papanicolaou，Pap）检测或人乳头瘤病毒（human papilloma virus，HPV）基因分型中确定高分辨率生物学特征，故低剂量CT可用于肺癌筛查，而巴氏检测或HPV基因分型可用于宫颈癌筛查。

2.4.6　DNA甲基化用于癌症诊断

CpG残基上DNA甲基化是重要表观遗传学改变，可影响后续基因表达。每种癌症均具有特定DNA甲基化标记且较易识别，故其可用于临床诊断及监测不同类型癌症疗效。来自血液和（或）其他体液的循环DNA可用于确定癌症患者各种基因启动子处

DNA甲基化位置。其中GSTP1可用于前列腺癌患者尿液样本中DNA超甲基化检测；p16可用于肺癌患者痰液中的DNA超甲基化检测；p16、DAPK、RARβ及MGMT基因可用于肺泡液及血清启动子检测；RARβ、DAPK、E-cadherin和p16可用于膀胱癌患者尿液中的DNA超甲基化检测，上述甲基化检测均可用于癌症诊断。

2.4.7　基因测序

影响癌症发病的生物学及遗传机制涉及多个层面，包括致癌物质来源、细胞凋亡抑制、转移侵袭等。可通过基因表达谱分析特定遗传学或生物学因素评估在不同类型癌症中过表达情况。NGS技术应用可有效扩展癌症基因组评估广度，并已发现可能癌症驱动基因变化情况。海量数据集管理及探索，基于遗传因素的癌症易感高风险识别，基于NGS的遗传性癌症靶基因检测及具有临床相关癌症易感基因的遗传性癌症高易感风险患者识别等均是未来研究的方向。

NGS技术已被用于重新解释遗传性癌症易感性疾病表型谱，同时遗传家系分析方法、病例对照外显子组或基于基因组测序方法亦被用来筛选中等及高风险的致癌基因。

2.4.8　基因组合检测

基于NGS的基因组合检测筛选癌症相关基因是目前最为实用的基因组谱分析方法。基因组合检测设计可实现全面靶向测序，涵盖单核苷酸变异（single nucleotide variation，SNV）、拷贝数改变（copies nucleotide variation，CNV）、小插入/缺失（insertion deletion，indel）及融合基因。目前基因检测建议已扩展至遗传性癌症多基因组合检测（multigene genetic panel detection，MGPT），如由国家综合癌症网络（National Comprehensive Cancer Network，NCCN）发布的遗传/家族高风险评估肿瘤学临床实践指南（NCCN指南®）。虽然相关基因检测临床应用获得长足进展，但检测标准仍主要局限于已明确的癌症综合征相关基因，如 TP53、BRCA1/2 及错配修复基因等。

2.4.9　微阵列检测

DNA微阵列是人类癌症领域基因表达研究最有力的诊断分类工具之一，可基于基因表达谱为癌症发生发展、治疗反应性及预后评估提供重要依据。微阵列方法改进及差异化基因表达评估能够识别肿瘤抑制基因中小插入或缺失；其中GeneChip®（Affymetrix，USA）是目前应用较为广泛的微阵列技术之一。

光刻法及光定向固相DNA合成相结合后，在玻璃基板上合成数千个短寡核苷酸，形成高密度寡核苷酸基因芯片。基因芯片技术优势在于可监测细胞/组织中基因表达水平，且能够检测到极低丰度mRNA水平。微阵列技术需提前了解待研究基因序列，这导致其临床应用受限。

基因表达系列分析（series analysis gene expression，SAGE）用于非特征基因组基因检测更为全面、灵敏。SAGE与微阵列技术相结合可同时研究数千个基因，提供预后、诊断、治疗靶点及临床预后等信息。雌激素/孕激素受体蛋白表达、17q23基因扩增、HER-2基因/蛋白改变、环氧合酶-2蛋白表达、波形蛋白表达、胰岛素样生长因子（insulin-like growth factor，IGF）结合蛋白2蛋白表达及Myc/A1B1蛋白表达均是微阵列分析所发现的重要生物标志物。

2.4.10　第三代测序

实时单分子测序技术即第三代测序（third generation sequencing，TGS），如单分子DNA测序（single molecule DNA sequencing，SMDS）及直接RNA测序（direct RNA sequencing，DRS）等均可对天然RNA和DNA片段进行分析。表观遗传修饰被认为在恶性肿瘤及其他疾病发生发展过程中发挥着关键作用，而TGS可实时检测表观遗传修饰变化，结合单分子实时亚硫酸盐测序还能够定位CpG长读段。

TGS与其他技术（如单细胞测序、NGS或目标基因组编辑）相结合为基因组分析提供更多手段，并为新治疗药物研发提供依据，如通过锌指核酸酶（zinc finger nucleases，ZFNs）、转录激活因子样效应核酸酶（transcriptional activator like effect nucleases，TALENs）或成簇规律间隔短回文重复序列CRISPR/Cas9或RNA引导的内切酶（RNA-guided endonucleases，RGENs）将大基因插入内源性HBB、CCR5及IL2RG位点后进行SMRT测序，辅助完成基因组编辑结果量化。

2.5　基于癌症表征的基因组学

癌症是一类异质性较强的疾病，其发病与体细胞突变，如拷贝数变化、DNA甲基化和单核苷酸突变等关系密切。癌症在基因组水平、转录组水平及表观组学水平上被认为是一种由多种分子致癌信号通路调控的恶性疾病。

2.5.1　基因组突变：遗传性癌症的罪魁祸首

众所周知，基因及基因改变是癌症发生的基础；其中部分基因突变及异常影响抑癌基因BRCA1/2功能，这与更高的乳腺癌、卵巢癌及前列腺癌发生风险有关。受损DNA修复基因功能相关异常突变亦与癌症发生有关。HER-2阳性乳腺癌则是HER-2致癌基因突变相关典型癌症之一，存在HER-2蛋白过表达。

2.5.2　抑癌基因功能异常

与癌症相关的基因类型包括原癌基因和抑癌基因；其中原癌基因与促进肿瘤细胞生长有关，当这些基因突变或激活时可刺激正常细胞转化为癌细胞。抑癌基因（tumor suppressor gene，TSG）是人体内至关重要的癌症相关基因，在DNA损伤修复、干扰细胞分裂、抑制转移和细胞凋亡启动等方面发挥着重要作用。因此，参与肿瘤抑制功能的基因缺失可导致癌症发生发展。

2.5.3　基因突变及DNA修复系统

有效的DNA修复系统对于预防癌症发生具有重要意义。遗传性癌症综合征主要因基因突变导致，如核苷酸切除修复组DNA修复基因突变（色素性干皮病患者的XP基因），范科尼贫血的DNA交联修复基因突变及错配修复基因突变。遗传结直肠癌（colorectal cancer，CRC）发病则与错配修复基因突变关系密切。除上述易感性外，其他多种突变亦与遗传性癌症综合征发生有关。

2.5.4　癌症基因组分析

遗传易感性与癌症发生关系密切，特定组织基因突变、细胞分裂及长期积累均可导致癌症发生。肿瘤病情进展还受肿瘤不同细胞类型的演变。

癌症基因组分析首先对特定类型癌症患者进行检查，之后识别生物标志物，完成癌症亚型表征分析。上述措施有助于使临床医师更好地了解肿瘤发生发展过程。另一种方法是检测特定癌症患者基因组，确定特定基因改变以进行靶向治疗。以上两种检测方法均采用常见生物信息学实验技术，但检测目标及检查类型不同。

2.5.5　数据初步分析

测序、比对及变异检测都包含在数据初步分析中。首先对组织样本进行测序，再与基因组比对，该基因组作为参考序列，通过变异检测完整记录基因组差异，而相关差异根据染色体位置及变异等位基因等基因组位置进行分类。

2.5.6　数据二次分析

数据二次分析主要目的在于识别可能影响或改变蛋白质产物功能的遗传改变；同时对初步分析所确认基因组或体细胞变异数据进行检查。该过程中突变DNA被转录成RNA，RNA被翻译成氨基酸序列进一步形成蛋白质，而上述改变以不同方式影响蛋白质功能，如蛋白质参与结合或催化区域，或改变蛋白质结构及稳定性。此外，某些被称为蛋白质突变致病性预测因子的专门工具还被用来评估上述改变的严重程度。

2.5.7　肺鳞状细胞癌及其基因组特征

约85%的肺癌为非小细胞肺癌，而肺鳞状细胞癌（squamous cell carcinoma，SCC）是非小细胞肺癌主要亚型之一，约占非小细胞肺癌患者总数的30%。研究人员对178例肺SCC患者数据进行了分析，结果显示肺SCC患者体内平均存在165个基因组重排和360个外显子突变，每个肿瘤有323个拷贝数改变片段。因此随着基因组复杂性的增加，突变率升高至8.1个突变/Mb。几乎所有的肺SCC在TP53体细胞突变率方面均与高级别浆液性卵巢癌相似。

2.5.8　卵巢癌基因组分析

卵巢癌是导致女性癌症死亡的主要原因之一，癌症基因组图谱（the Cancer Genome Atlas，TCGA）项目对489例高级别浆液性卵巢腺癌（high-grade serous ovarian adenocarcinoma，HGS-OvCa）的mRNA表达、miRNA表达、DNA拷贝数、启动子甲基化及316例肿瘤编码基因外显子的DNA序列进行了分析。结果显示HGS-OvCa患者中约96%存在*TP53*基因突变。同时针对489例HGS-OvCa的微阵列分析通过结合杂交亲和捕获大规模平行测序，对mRNA表达、microRNA表达、DNA启动子区域甲基化和DNA拷贝数进行分析。此外，316个样本全外显子组DNA序列信息显示，22%存在因胚系和体细胞突变导致*BRCA1/2*突变。

2.6　癌症治疗学从经典转为升级

2.6.1　癌症治疗演变：传统到升级

古代埃及及希腊文献已有肿瘤学相关报道。化疗药物使用是癌症治疗的一个首次且革命性的手段。尽管化疗药物对癌症组织具有细胞毒性，但仍可损伤正常组织；另一需要克服的主要治疗障碍是这些药物在肿瘤细胞内可产生耐药。近20年来包括单克隆抗体和新的免疫治疗药物在内的新型抗肿瘤药物获得长足发展。化疗药物显著提升了癌症患者存活率，而新型个体化治疗药物亦可显著改善癌症患者预后，且毒性更低。目前肿瘤学研究更加专注于新型药物及治疗方式研发，包括基因治疗和CAR-T细胞治疗。多种基于不同类型的抗肿瘤药物联合治疗方案临床试验正在开展，以寻找更为有效及安全性的新型治疗方案。到目前为止，化疗、放疗及手术仍是全球癌症治疗常用手段。

2.6.2　化疗及其局限性

化疗是恶性肿瘤治疗中最主要治疗手段；近年来癌症患者化疗方案已获得持续优化

改进，但仍存在诸多问题：①缺乏对于转移性肿瘤的有效方案；②现有治疗方案仍然无法杀死已形成耐药性的肿瘤细胞；③缺乏基于肿瘤特征的新治疗方案。

2.6.3　烷化剂

在临床实践中，氮芥是首个应用于癌症治疗的烷化剂；氮芥中氮丙啶基团与鸟嘌呤的氮N7结合，氯置换后形成DNA链间交联（interstrandcrosslinks，ICLs），从而抑制DNA复制，导致细胞死亡，发挥细胞毒效应。

2.6.4　抗代谢物

部分影响生理代谢物结构的分子已被开发用于癌症治疗；抗代谢化疗药物主要通过阻断酶链发挥抗肿瘤效应，而酶链是嘌呤合成所必需的，嘌呤合成异常可导致细胞增殖受到抑制。抗代谢物药物包括嘌呤类似物（巯基嘌呤）、嘧啶类似物（氟尿嘧啶、吉西他滨、卡培他滨）和叶酸类似物（氨基蝶呤和甲氨蝶呤）。

2.6.5　细胞毒性抗生素

标准化疗药物中部分抗生素及其衍生物具有明确细胞毒活性，并在多种治疗方案中显示出更为有效的抗肿瘤作用。多种天然抗生素显示出细胞毒性效应，这主要与其能够结合核酸形成共价键，从而干扰DNA合成有关。

2.6.6　靶向治疗革命

单克隆抗体概念是随着细胞生物学、分子生物学和免疫学等不同生物学领域发现而产生的。通过发现可以被小分子和选择性抑制分子或单克隆抗体阻断的新分子靶点，研究人员更进一步深入探索细胞肿瘤转化的分子机制。这些抑制剂仅针对癌细胞，对于正常细胞没有或仅有少量破坏作用，这一治疗手段与传统化疗方法完全相反。因免疫球蛋白中鼠蛋白部分含量差异不同，可分为包括小鼠、人源化、嵌合及人源性在内共4种单克隆抗体。

2.6.7　免疫检查点抑制剂治疗癌症新策略

近年来癌症免疫治疗已获得长足进展。2010年以后，针对肿瘤抗原或抑制免疫反应的T细胞蛋白受体的新型单克隆抗体正式被研发出来。免疫检查点位于癌细胞膜表面，免疫检查点抑制剂包括抗程序性细胞死亡蛋白1抗体（anti-programmed cell death protein-1 antibody，anti-PD1）、单克隆抗体及抗细胞毒性T淋巴细胞相关抗原4（anticytotoxic T lymphocyte-associated antigen 4，anti-CTLA-4）。

人类IgG1抗体伊匹木单抗（ipilimumab，Yervoy®）于2011年首次获批；其与调节性T细胞中表达膜蛋白CTLA-4结合发挥抗肿瘤作用。CTLA-4过表达是因肿瘤微环境诱导造成，肿瘤微环境结合抗原呈递细胞中存在的刺激蛋白CD86和CD80，阻断其与T细胞表面受体相互作用，从而影响免疫系统对癌细胞的激活。

2.7　基因组研究使癌症治疗方式升级

随着时间的推移，越来越多的新技术出现，有助于我们了解癌症起源及复杂性发病机制。目前可根据肿瘤细胞位置对疾病进行分类，基因组测序能够使我们更为详细地了解导致癌症发病的基因突变情况。

人类基因组图谱可通过基因组学与药理学结合，通过识别可从特定治疗药物中获益患者，从而改善癌症患者的预后。药物基因组学研究领域，作为癌症标志物之一，单核苷酸多态性（single nucleotide polymorphism，SNP）亦是癌症治疗中一种有用工具。此外，DNA及组织微阵列分析亦在癌症治疗中发挥着重要作用。例如，肿瘤分类系统可通过DNA微阵列进行优化，同时辅助评估癌症发生发展过程中分子水平基因表达变化情况。组织微阵列还有助于验证自DNA微阵列中识别获得候选基因，与已知临床结局的癌症进行比对。此外，微阵列还可用于基因靶标快速验证。

2.7.1 多组学与癌症

在组学时代，高通量测序（NGS）、基因组学、转录组学、蛋白质组学及代谢组学已成为癌症研究的有力工具。基因组学是通过测序和多态性分析来研究DNA基础结构及功能的综合学科。转录组学研究在给定条件下总RNA水平以预测生物标志物。蛋白质组学则主要研究总蛋白生物学表达变化及癌症患者中广泛存在的蛋白质翻译后修饰（post-translational modification，PTM）。代谢组学则研究可预测小分子及代谢产物等癌症生物标志物。在癌症多组学中，涉及多种因素，如恶性程度、表观遗传学改变、遗传异常、代谢变化及信号通路。因此，为全面理解多组学，临床需要单独研究其中各个环节。

为提高对癌症诊断、预后及分层等领域的认识水平，研究人员对癌症生物标志物进行了深入研究，如RAS突变可用于BRAF抑制剂治疗患者皮肤癌发病风险预测。同样前列腺癌抗原（prostate cancer antigen，PSA）亦被用于前列腺癌筛查。科学家已开发OPKO 4K评分，这是一种采用PCA3生物标志物预测前列腺癌发病风险的前列腺健康指数。对于肺癌患者，部分生物标志物如actin-4蛋白已被报道可用于肺癌辅助化疗。据报道，血液、尿液及组织中存在多种癌症预测生物标志物。血液是癌症生物标志物的主要来源，包括代谢物、蛋白质、DNA、循环肿瘤DNA、血小板RNA、RNA及循环肿瘤细胞。此外，血清中还存在子宫内膜癌及乳腺癌生物标志物。大多数癌症诊断中组织活检仍是"金标准"，其他体液包括尿液、汗液、痰液、粪便、精液、眼泪、唾液和脑脊液则是无创癌症生物标志物的主要来源。

2.7.2 基因组学

一般来说，癌症是导致组织细胞损伤的主要原因，与重要基因突变或缺失关系密切。癌症调控中存在3种类型基因（癌基因、看门基因和管家基因）参与其中；包括HER-2和RAS在内的癌基因突变或缺失可促进细胞增殖活跃。看门基因属于抑癌基因，包括TP53、p53、BRCA1和BRCA2。管家基因包括所有DNA修复基因、p53、BRCA1/2。经NGS技术检测大量癌症相关基因组数据被获得，并为后续全外显子组及全基因组序列在癌症领域应用奠定良好基础。最初癌症研究评估遗传突变，确定了多种与癌症高风险相关的突变。例如，结直肠癌一般由PMS1、PMS2、MLH1、MSH2及MSH6基因突变引起。同时抑癌基因TP53的突变与肉瘤、白血病及脑肿瘤发生有关。遗传性卵巢癌及乳腺癌与BRCA1和BRCA2基因突变有关。基因组测序可区分TP53、PIK3CA及GATA3基因修饰，结果表明上述基因在超过10%的乳腺癌患者中被修饰。BRCA1和BRCA2检测为筛选遗传性乳腺癌的不同突变位点开辟了新的途径。目前推荐对癌症家族史的女性进行乳腺癌筛查。目前，BRACAnalysis®是检测BRCA1和BRCA2突变的唯一获批试剂盒。

2005年美国国立卫生院通过对10种癌症和33种肿瘤表征进行分析，构建TCGA。TCGA对组织样本的7500个基因组进行测序，同时预测DNA修饰、序列变异、拷贝数及结构变异。多项研究报道NGS对癌症治疗的影响，包括胆道癌、结直肠癌及晚期黑色素瘤。据报道，氟尿嘧啶、伊立替康、奥沙利铂、西妥昔单抗、贝伐珠单抗或帕尼单抗治疗难治复发性癌症患者存在*TP53*、*KRAS*、*APC*、*PIK3CA*、*SMAD4*、*BRAF*、*SPTA1*、*PDGFRA*、*FAT1*、*ATM*、*ALK*、*ROS1*、*CDKN2A*、*TGFBR2*、*FBXW7*、*HER3*和*NOTCH1*等在内多个靶向基因突变。

　　黑色素瘤发生发展亦与AKT及MAPK通路的体细胞突变有关；MAPK相关体细胞突变存在于全部癌症患者的50%～60%，这主要因苏氨酸/丝氨酸激酶BRAF的体细胞突变导致。MAPK通路亦可由错义突变NRAS触发，其中神经母细胞瘤的癌基因同源性RAS占黑色素瘤患者总数的15%～20%。Stark等报道了MAP3K体细胞突变可导致耐药相关激酶活性下降。同样MAP3K5体细胞突变也可影响细胞凋亡活性。另一方面AKT通路还与癌症细胞增殖活性相关。PTEN属于抑癌基因，在黑色素瘤中*PTEN*突变可导致BRAF突变相关功能丧失，占比约44%。在不同癌症类型中AKT亚型（AKT1，AKT2和AKT3）突变在疾病信号传导及磷酸化特性中发挥着下游调节作用。同样*KIT*基因体细胞突变发生在2%～8%的黑色素瘤患者中。NF1可影响GTP水解，GTP则能够抑制RAS活性及功能，而RAS则是一种抑癌蛋白，其突变发生在15%的黑色素瘤患者。近年来一种由免疫治疗评分（ITS）所组建的基因突变模型还被用于预测免疫治疗反应，结果显示该ITS模型在预测治疗效果及生存率方面更具优势。Carol Amato等报道了*NFKBIE*基因功能丧失导致NF-κB通路激活，故可将其作为治疗反应预测性生物标志物。乳腺癌患者主要分子特征包括孕激素受体（progesterone receptor，PR）、雌激素受体（estrogen receptor、ER）和人表皮生长因子受体2（human epidermal growth factor receptor 2，HER-2）。对于PR（＋）或ER（＋）乳腺癌患者应接受内分泌治疗，而HER-2（＋）患者应接受曲妥珠单抗治疗。三阴性乳腺癌（triple-negative breast cancer，TNBC）是指PR、ER及HER-2均为阴性的乳腺癌。TNBC生物学行为更具侵袭性，且与化疗预后不良有关。然而目前尚无针对TNBC靶向治疗药物。Ki-67是另一种被用于预测肿瘤生长速率的生物标志物。这4种生物标志物（ER、Ki6-7、PR和HER-2）组合被称为基于蛋白质的生物学信号。即便如此，这些数据仍然不足以预测癌症进展风险及治疗反应性。

2.7.3　转录组学

　　转录组学主要研究特定条件下完整RNA表达水平，包括发现非编码RNA、新基因及剪接变异体。NGS可通过研究单细胞RNA序列来分析癌症患者不同转录物。转录组学能够揭示肿瘤内异质性在癌症及微环境中的重要性。此外转录组学研究还发现，黑色素瘤患者的微小RNA和长链非编码RNA可用于基因组相关表型诊断。

　　目前微阵列和RNA测序是用于转录组学分子层面分析的新型检测方法。通过上述方法已建立免疫预测评分模型，在患者免疫检查点抑制剂治疗反应性预测中显示出良好价值，这一模型包括与28个免疫检查点基因相关的15对转录组学指标，上述指标能够准确区分应答和非应答癌症患者免疫治疗反应性。但考虑到黑色素瘤异质性更强，导致生物标志物疗效预测方面价值下降，故最近研究更多关注黑色素瘤肿瘤微环境。一项研究分析了94个黑色素瘤患者样本，上述患者基线时接受了抗PD-1治疗，RNA序列分析结果显示MHC-I下调与PD-1抑制剂耐药发生有关，而耐药问题可通过转化TGF-β来控制。故 PD-1 抑制剂联合 TGF-β 抑制剂治疗此类患者具有潜在治疗价值。另一项研究中，采用全外显子组测序对 23 例宫颈癌患者转录组样本进行分析，检出神经母细胞瘤相关基因突变。基于转录组数据还可获得表达–数量–性状–位点（expression-quantity-trait-locus，EQTL）分析数据，其用于遗传变异序列研究，可明确导致疾病 DNA 序列变异的基因表达变化功能机制。TCGA 联盟还对 11 000 多例患者个体样本肿瘤生长及形成方面基因表达特征进行分析。

全转录组关联研究（transcriptome-wide association study，TWAS）可将全基因组测序、微阵列或 RNA 测序数据相结合，从而更为深入了解癌症发展机制。Mancuso 等采用 TWAS 方法鉴定出 1196 个基因与 30 种复杂癌症生物学途径相关。Gao 等报道了肿瘤蛋白 p53 诱导核蛋白 2（tumor protein p53 inducible nuclear protein 2，TP53INP2）与非洲、欧洲及亚洲人群中 ER 阴性乳腺癌治疗反应性的关系。同样，Hoffmann 等发现癌症发生风险与 RCCD1 和 DHODH 表达水平间存在显著联系，基于 U4C 和 UK Biobank 数据的跨种族荟萃分析中也证实 ANKLE1 与癌症发生风险间的关系。Wu 等基于基因型组织表达项目获得数据鉴定出 48 个基因，其中 14 个属于新基因；另一组采用 eQTL 技术发现了 26 个乳腺癌新靶标基因，包括 17 个 ER 阴性乳腺癌靶基因。上述研究证实 59 个基因表达水平可用于预测癌症发生风险。Mosig 等采用转录组分析，证实 22 例卵巢癌存在 *IGFBP-4* 基因过表达。Xing 等评估了 CHI3L1、MMP13 和 SPP1 三种血清生物标志物，90% 的食管鳞状细胞癌患者 CHI3L1、MMP13 及 SPP1 阳性，而健康人群中这些标志物阳性检出率仅为 10% ～ 15%。此外，部分 RNA 分子如小核仁 RNA 和微小 RNA 亦可作为癌症生物标志物。miR-221、miR-20a 控 miR-106b 亦被报道可用于胃癌早期辅助诊断。同样，与 Piwi 蛋白相作用的 RNA 连同转录及转录后沉默效应也可作为肾癌、肝细胞癌、胶质母细胞瘤及胃癌等恶性肿瘤诊断及预后预测生物标志物。XIST 亦可作为胃癌早期诊断活性生物标志物。

目前基于转录组学特征构建乳腺癌指数、Endopdict、MammaPrint、OncotypeDX、Prosigna、Genomic Grade Index 6 种检测方法用于癌症早期诊断。乳腺癌指数是根据 60 例 ER（＋）肿瘤样本设计，相关样本均来自接受过他莫昔芬治疗的患者；该指数评估 *HOXB13* 和 *IL17BR* 基因比例，*BUB1B*、*NEK2*、*CENPA*、*RRM2* 和 *RACGAP1* 等基因组等级指标基因的表达，确定雌激素受体阳性及淋巴结阴性乳腺癌患者临床预后。End-predict 是基于 964 例接受他莫昔芬治疗的 ER（＋）/LN（±）乳腺癌患者肿瘤样本设计，该检测包括 8 个肿瘤相关基因 *BIRC5*、*UBE2C*、*RBBP8*、*AZGP1*、*IL6ST*、*MGP*、*DHCR7*、*STC2* 及 3 个对照基因（*OAZ1*、*CALM2* 及 *RPL37A*），可用于评估 ER（＋）/LN（±）乳腺癌患者的预后。Mamma Print 则是包含 70 个基因的检测方法，采用微阵列技术定量分析细胞周期失调（15 个基因）、血管生成（12 个基因）、增殖和致癌转化（11 个基因）、侵袭和转移（8 个基因）、生长因子信号转导（6 个基因）、细胞凋亡抗性（2 个基因）和非细胞/未知功能（16 个基因）的基因表达水平，可用于评估 1 ～ 2 期 ER（±）/LN（–）乳腺癌患者的临床预后。Oncotype DX 基于 3 个不同临床试验中 447 例 ER（±）/LN（±）乳腺癌患者瘤样本进行评估，其中 NSABP B-20 试验仅使用他莫昔芬组样本，该检测包含增殖基因（5）、侵袭基因（2）、雌激素基因（4）、*HER-2* 基因（2）、*GSTM1* 基因、*BAG1* 基因、*CD68* 基因及 5 个可供参考的基因，可被用于 ER（＋）/LN（–）乳腺癌患者10年复发风险预测。Prosigna则采用ER（±）/LN（±）乳腺癌患者189例肿瘤样本和29例非恶性乳腺肿瘤活检样本进行评估，评估包含50个基因和5个内参基因，并根据相关基因表达水平将乳腺癌分为4种内在亚型。此外，Prosigna还被用于评估绝经后1～2期ER（＋）/LN（±）乳腺癌患者的临床预后。尽管在癌症诊断、进展及治疗终点评估生物标志物方面已进行深入研究，但仍需进一步探索其他癌症类型相关的生物标志物。Afirma®基因分类工具是一种基于微阵列的甲状腺癌诊断基因组合。Aziz等报道了19个基因生物标志物可作为微阵列分析预测结直肠癌的分类工具。其他诊断分类工具还包括Thyroid Print®（10个基因）、Thyro Seq v3（112个基因）、RosettaGX Reveal和Thyra MIR/Thy Gen X™表达检测。

2.7.3.1 蛋白质组学

蛋白质组学研究蛋白质表达水平，作为功能代表分子，蛋白质可提供包括遗传相互作用及环境因素在内的肿瘤发生发展相关生物学机制的详细信息。蛋白质组学分析还包括蛋白表达表征及量化，定位，翻译修饰及与其他蛋白质的相互作用。而这些参数研究为治疗靶点及创新生物标志物发现奠定良好基础。TCGA在肿瘤蛋白质组学领域首次发表了蛋白质组学综合图谱。TCGA采用反相蛋白阵列进行分析，可针对数百种蛋白进行靶标限制。TCPA针对来自TCGA肿瘤样本中约200种蛋白及磷酸化蛋白进行定性定量。部分学者还采用高科技质谱分析对多种类型癌症生物标志物进行评估。其他研究还采用蛋白质组学数据鉴定药物耐药性及敏感性。这些蛋白组学研究还探索癌症相关免疫组织化学分类，如乳腺癌中雌激素受体表达特征。最近，随着高通量"Orbitrap"质谱仪器应用于临床，其与MaxQuant相结合能够有效简化人体组织全部蛋白质（约18 000个）相关全基因组表达的定性定量工作，为人类首个蛋白质组草图构建奠定基础。基于质谱的蛋白质组分析也已扩展到识别某些癌症类型中的蛋白质修饰，质谱分析在鉴别新型癌症诊断性生物标志物方面亦显示出巨大潜力。

质谱分析还鉴定出多种多肽生物标志物，包括C3、C3adesArg、ⅩⅢa因子、ITIH4、FPA、apoA-Ⅳ、纤维蛋白原、缓激肽及甲状腺素转运蛋白。Palacioset等报道了37种蛋白质生物标志物的蛋白组学分类，其中，BRCA2介导的癌症被发现与cyclin D1和cyclin D3及CDK4有关。迄今为止，病理及蛋白质组学研究共报道了97种乳腺癌相关生物标志物，包括ER、p53、CK8/18、Ki-67、PR、cyclin D1、HER-2、CK5/6、cyclin E、BCL2、cyclin E和E-cadherin。另一项蛋白质组学研究中还报道了视黄酸受体α在ER阳性乳腺癌患者中可作为潜在生物标志物。Brozkova等通过蛋白质组学研究确定了HSP27和ANXV可作为癌症相关生物标志物。其还利用质谱法及ELISA法报道血清CD14在癌症发生风险预测中的价值。Kabbage等报道显示，Hsp27和Hsp5在乳腺癌组织中过表达。Moyano等报道α-B-crystallin可诱导EGF过表达和肿瘤细胞异常增殖，α-B-crystallin可通过激活MAPK/ERK通路增强细胞侵袭迁移活性。

Hudelist等对5例肿瘤患者正常及肿瘤组织的光捕获显微切割技术对比分析MALDI-TOF和2-DE，其中32种蛋白表达存在差异，被确定为抑癌基因、细胞因子、信号转导结构蛋白及细胞周期调节因子。部分蛋白，包括Maspin、DCC和DSG3，在抑制肿瘤侵袭过程中发挥积极作用。另一方面，CATH、HER-3及HSP-27在肿瘤侵袭过程中呈过表达。部分过表达蛋白如CGG3亦参与到癌症进展过程中。一项研究比较了167个正常组织和122个肿瘤组织中泛素和钙粒蛋白A的水平，发现肿瘤组织中泛素表达降低，而钙粒蛋白A表达增强。Schulz等报道了使用MALDI-TOF/MS和2D-DIGE比较TNBC与HER-2阳性乳腺癌肿瘤组织中蛋白质组学表达，该研究采用免疫组化（IHC）和免疫印迹法（Western blotting）对纤维蛋白、L-丝束蛋白、糖酵解酶、连接蛋白、细胞角蛋白、膜联蛋白-1、膜联蛋白-2和过氧还蛋白进行鉴定和验证。

　　癌症基因表达研究中可观察到多种蛋白质修饰所致免疫疗法的改变。最近一项研究报道了乳腺癌功能蛋白的生存模式，提示与预后标志物相比，约10种不同蛋白质生物标志物可能更准确地区分癌症类型。Umar等采用激光捕获显微解剖技术对细胞基质及肿瘤组织进行分析，发现了色氨酸表达差异。随后，Sanders等报道了S100-A8和泛素在癌组织中表达水平较正常组织更低。一项研究中116例Ⅳ期癌症患者接受抗PD-1或TILs治疗并采用质谱分析蛋白质组学，结果表明有效和耐药患者蛋白质组中氧化代谢和脂质代谢存在差异。另一项研究纳入46例接受靶向免疫治疗的Ⅳ期癌症，采用LC-MS/MS和抗体靶向蛋白质组分析识别生物标志物，结果显示仅接受抗PD-1治疗患者出现PD-1表达水平提高；血浆PD-1的存在可在影响疗效的同时增强内源性PD-L1的抑制作用。此外，还能够通过蛋白质组学分析鉴定具有代表性的生物标志物，探索癌症患者治疗不良反应及药物对于正常细胞的毒性。例如，IL-1a、IL-2及IFN-α等细胞因子可能有助于识别及管理转移性癌患者免疫相关毒性。与对照组相比，接受免疫检查点抑制剂治疗的癌症患者免疫相关毒性与11种细胞因子上调有关。

2.7.4　代谢组学

　　代谢组学主要研究细胞代谢终产物，包括小分子量分子及代谢产物；这些代谢产物在癌症微环境及细胞整体健康状态中发挥着关键作用。靶向代谢组学是一种定量代谢组学方法，通过单一分析识别及定位特定代谢产物，以预测代谢物在特定信号通路或疾病中的作用。非靶向代谢组学仅对特定样品中代谢产物进行评估。上述两种方法各有优缺点，均可用于发现新的生物标志物，如靶向代谢组学可用于结直肠癌生物分子鉴定，而非靶向代谢组学可用于前列腺癌及肝细胞癌代谢产物评估。两种方法结合可用于评估肿瘤高代谢物/生物分子特征。

　　目前癌症患者血清及血浆分析是代谢组学研究的主要来源，可用于鉴定及定量代谢产物，并可作为侵袭性癌症诊断及治疗的关键生物标志物。这些生物标志物可作为肿瘤进展、转移活性及药物治疗反应性的预测指标。在血清生物标志物中，乳酸脱氢酶被认为是一种具有高度特异性的预测预后的生物标志物，并可被用于预测药物治疗效果。已有研究表明，当乳酸脱氢酶基线水平较高时，晚期黑色素瘤患者总生存率及免疫检查点抑制剂疗效下降。后续研究表明，在肿瘤缺氧期间，糖酵解活性增加导致患者乳酸脱氢酶水平升高，故对于此类患者VEGF生长因子联合糖酵解抑制剂及免疫检查点抑制剂可能是一种新的潜在联合治疗方案。KEYNOTE-001试验结果表明，靶向治疗后血清乳酸脱氢酶水平可作为确定免疫治疗反应性的有效生物标志物。而病理学上另一种蛋白生物标志物S100水平升高亦被认为是肿瘤转移、疾病复发、治疗反应性和生存预后预测的重要指标。此外，基线S100B蛋白亚型水平被认为是接受免疫治疗的转移性黑色素瘤患者治疗方案选择重要预测因素。有报道称，与S100B水平正常者相比，接受帕博利珠单抗或帕博利珠单抗＋伊匹木单抗联合治疗的癌症患者乳酸脱氢酶和S100B基线水平越高则总生存率越低。

　　癌症相关生物学研究已发现某些潜在生物标志物，如白血病中的修饰碳水化合物基团和结直肠癌中的游离不饱和脂肪酸。在前列腺癌患者中，柠檬酸盐及氨基酸水平发生变化。此外，其他疾病亦报道了上述变化。因此研究表明，由于共同的疾病病理反应，某些生物标志物可能在癌症诊断中缺乏特异性。此外，血清或血浆代谢水平的变化是否可作为癌症特征性变化仍有待探索。通过 LC 和 MS 分析进行代谢组分析还可获得正常及疾病状态下代谢产物变化的定性定量数据。但未知代谢物的定性、多样性预测及目标代谢物可重复性检测仍是临床代谢水平分析必须面对的关键挑战。尽管如此，代谢组学仍具有巨大的潜力，并可有效用于癌症诊断及进展风险预测的新型生物标志物探索。

2.8　多组学个案研究

　　多种转录组学及蛋白质组学分析已被用于解释不同类型癌症的异常分子机制，包括卵巢癌、结直肠癌、乳腺癌及肺癌。TCGA 采用蛋白质组学分析，在乳腺癌、结直肠癌、卵巢癌等多种癌症中证实基因组学与转录组学、蛋白质组学等表达谱间的关系。在一项蛋白质组学研究中，在 HER-2（＋）乳腺癌、ER（＋）乳腺癌及 TNBC 患者中发现了19 种蛋白质生物标志物；其中 9 个基因与 ENO1、MAPK3、STMN1 和 MCM5 在 mRNA及蛋白表达水平上变化一致，提示其均有可能成为乳腺癌治疗的新靶点。在另一项研究中，20q 染色体区域的 HNF4A、TOMM34 及 SRC 蛋白编码基因受到 20q 扩增的显著影响，提示这些指标均可用于肿瘤增殖诊断鉴别。肿瘤组织的蛋白基因组学分析研究还证实 PAK1、RIPK2、TLK2 和 CDK12 等候选蛋白存在基因扩增驱动的蛋白质基因组学模式。同样，针对卵巢癌及黑色素瘤的分析研究中，CNAs 对蛋白表达变化的反式影响独立于mRNA 表达水平。据报道，CAN 可对 2 号染色体上超过 200 种蛋白质发挥强烈的反式效应，而对 mRNA 的反式效应则可忽略不计。上述高度受影响的蛋白主要参与细胞侵袭迁移，提示其在 CNA 诱导的蛋白质基因组改变中发挥着重要作用。

　　在基于 RNA 的癌症治疗中，由于其致癌基因及抑癌特性，miRNA 一直受到医学界的广泛关注。OncomiRs（miR155/miR21）可通过抑制参与致癌途径的 mRNA 翻译，促进肿瘤发生、细胞转化及转移，从而阻断抑癌基因的表达。多项研究报道，抑癌因子微小 RNA 在不同类型的癌症中呈下调趋势。另一种方法是采用具有互补序列的锁定核酸（LNA）抗微小 RNA 寡核苷酸靶向微小 RNA。目前 SOLAR 和 PRISM 两项临床试验正在开展，目前在于评估 Cobomarsen（MRG-106）治疗皮肤 T 细胞淋巴瘤、慢性淋巴细胞白血病、成人 T 细胞淋巴瘤及弥漫性大 B 细胞淋巴瘤的安全性和有效性。Cobomarsen 则是 miR-155 的锁定核酸抗 miR® 抑制剂。另一种被称为微小 RNA 替代疗法的方案则是利用病毒或非病毒载体促抑癌微小 RNA 水平恢复。靶向组学在癌症治疗中具有巨大的临床应用潜力。故在未来几年中相关组学治疗研究进展备受期待。

2.9　结论

　　近年来，对癌症起源的认知发生了巨大的变化。目前研究人员对于癌症诊治研究已从广泛表征分析转变为基于基因组的癌症表征探索。尽管化疗等常规抗肿瘤方案在癌症治疗领域发挥了非常重要的作用，但这些药物治疗仍然存在药物短缺、药物对正常细胞损伤和耐药性等诸多不足。正在设计实施的新型方案整合多种组学方法来构建强有力的预测指导模型，以引领癌症生物学研究重大突破。尽管这一学科仍处于早期阶段，但随着更为先进技术及手段出现，更多突破值得期待。

（黄嘉佳　李志铭　译）

参考文献

1. Berger MF, Mardis ER (2018) The emerging clinical relevance of genomics in cancer medicine. Nat Rev Clin Oncol 15(6):353-365

2. Garraway LA, Lander ES (2013) Lessons from the cancer genome. Cell 153(1):17-37

3. Hyman DM, Taylor BS, Baselga J (2017) Implementing genome-driven oncology. Cell 168(4):584-599

4. Do H, Dobrovic A (2015) Sequence artifacts in DNA from formalin-fixed tissues: causes and strategies for minimization. Clin Chem 61(1):64-71

5. Network CGAR (2011) Integrated genomic analyses of ovarian carcinoma. Nature 474(7353):609

6. Goswami RS et al (2016) Identification of factors affecting the success of next-generation sequencing testing in solid tumors. Am J Clin Pathol 145(2):222-237

7. Lih C-J et al (2017) Analytical validation of the next-generation sequencing assay for a nationwide signal-finding clinical trial: molecular analysis for therapy choice clinical trial. J Mol Diagn 19(2):313-327

8. Schrader KA et al (2016) Germline variants in targeted tumor sequencing using matched normal DNA. JAMA Oncol 2(1):104-111

9. Susswein LR et al (2016) Pathogenic and likely pathogenic variant prevalence among the first 10,000 patients referred for next-generation cancer panel testing. Genet Med 18(8):823-832

10. Johns AL et al (2017) Lost in translation: returning germline genetic results in genome-scale cancer research. Genome Med 9(1):1-9

11. Gray SW et al (2016) Oncologists' and cancer patients' views on whole-exome sequencing and incidental findings: results from the CanSeq study. Genet Med 18(10):1011-1019

12. Coombs CC et al (2017) Therapy-related clonal hematopoiesis in patients with non-hematologic cancers is common and associated with adverse clinical outcomes. Cell Stem Cell 21(3):374-382. e4

13. Consortium APG (2017) AACR project GENIE: powering precision medicine through an international consortium. Cancer Discov 7(8):818-831

14. Cerami E et al (2012) The cBio cancer genomics portal: an open platform for exploring multidimensional cancer genomics data. AACR

15. Chakravarty D et al (2017) OncoKB: a precision oncology knowledge base. JCO Precis Oncol 1:1-16

<table>
<tr><td>第 3 章</td><td>化　疗</td></tr>
</table>

Mahabuba Binta Hossain and Aahil Hossain Haldar Neer

3.1

3.1.1　化疗的目标和原则

癌症治疗中化疗占据着重要地位。全身性抗癌药物以化疗的形式成为治疗癌症的主要手段之一。化疗药物具有细胞毒性，可用于大多数癌症的治疗。其目的旨在杀死癌细胞，阻止癌细胞进一步生长，进而提高患者的生存率或生活质量。

由于化疗药物具有细胞毒性，所以其使用在很大程度上取决于对患者潜在获益的考量，即要确保在这种情况下益处超过毒性作用。化疗药物的种类繁多，其治疗方案是在仔细考虑个别患者的需求后决定的。

化疗药物通常有以下三个用途。

3.1.1.1　治疗性化疗　治疗性化疗的主要目标是清除癌细胞，以提高预期寿命并实现完全缓解。适用于癌症早期且无远处转移，适用于以下两种方式。

·新辅助化疗：在确定性治疗（如手术）之前进行化疗，以减少肿瘤的大小和范围，从而获得更好的治疗效果。

·辅助化疗：在主要治疗（如手术）之后进行化疗，以清除残留的微观癌细胞，最大限度地提高无病生存率。

3.1.1.2　姑息性化疗　姑息性化疗的目的是减轻令人痛苦的癌症相关症状。通常用于全身转移性癌症患者，在没有其他治愈性治疗选择的情况下使用。

3.1.1.3　联合治疗　化疗常与放疗联合使用，以改善治疗效果并获得更好的结果。同步放化疗现在被认为是某些癌症的标准治疗方法。

3.1.2　化疗管理

化疗药物大多通过中心静脉或外周静脉进行静脉注射或口服给药。有时化疗药物可以通过皮下、肌内、肝内、腹腔、鞘内途径给药，具体取决于疾病状态和治疗目标。

化疗药物的剂量通常根据患者的体表面积计算，婴儿根据体重计算。

3.2　化疗药物

3.2.1　作用方式

化疗药物作用于细胞周期的不同阶段。简而言之，细胞周期是正常细胞和癌细胞进行复制的过程。这个周期由连续的阶段组成。

G0：静止期。

G1：有丝分裂后间隙期。

S：DNA 合成期。

G2：有丝分裂前间隙期。

M：有丝分裂期。

部分化疗药物作用于静止期，但大多数化疗药物作用于细胞周期的其他阶段。这些药物在细胞周期的一个或多个阶段破坏正常的细胞活动，作用于分裂细胞，抑制其进一步复制（图3.1）。

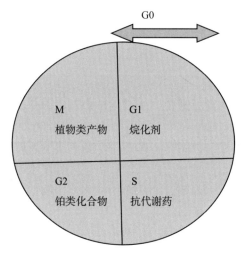

图3.1　化疗药物作用于细胞周期的各个阶段，烷化剂作用于G1期，抗代谢药作用于S期，铂类化合物作用于G2期，植物类产物作用于M期（资料来源：Picture adapted from Brown et al.）

3.2.2　常见化疗药物的分类

化疗药物种类繁多，常见分类见表3.1。

3.2.3　化疗药物的常见用法

化疗药物可以作为单一药物使用，也可以多种药物联合使用以提高治疗效果。例如，在乳腺癌中，表柔比星和环磷酰胺（EC）的组合，或者 5-氟尿嘧啶、表柔比星、环磷酰胺（FEC）后使用多西他赛，或者紫杉醇与卡铂的组合（PC）通常在辅助治疗中使用。根据特定癌症类型的化疗常见用途在表3.2中进行描述。

3.3　其他

3.3.1　化疗的副作用

3.3.1.1　急性和常见毒性

3.3.1.1.1　骨髓抑制

①贫血：部分抗癌药物通常会导致血红蛋白减少，需要对患者的症状和体征进行监测。是否治疗取决于贫血的严重程度，通常需要输注红细胞。

②白细胞计数减少：化疗后白细胞计数减少，其中以中性粒细胞减少较为常见。

表3.1　常见的化疗药物及其作用机制

化疗药物的种类	作用机制	常用药物
蒽环类抗生素	天然化合物，源自微生物，通过抑制DNA和RNA合成发挥作用	多柔比星 放线菌素-D 博来霉素 柔红霉素 表柔比星 丝裂霉素 米托蒽醌 普林卡霉素
抗代谢物 （1）叶酸拮抗剂 （2）嘌呤拮抗剂 （3）嘧啶拮抗剂 （4）核糖核苷酸还原抑制剂	天然代谢物的结构类似物，通过替代或与负责细胞功能的关键代谢物竞争，阻止DNA或RNA合成	（1）甲氨蝶呤 曲美沙特 （2）6-巯基嘌呤 氟达拉滨 （3）5-氟尿嘧啶 6-硫鸟嘌呤 阿糖胞苷 卡培他滨 （4）羟基脲 吉西他滨
烷化剂 （1）氮芥类 （2）亚硝基脲类 （3）四嗪类 （4）氮丙啶类	与细胞内的DNA相互作用，导致链断裂，随后使DNA发生交联以阻止复制	（1）白消安 苯丁酸氮芥 环磷酰胺 异环磷酰胺 氮芥 美法仑 （2）洛莫司汀 卡莫司汀 （3）达卡巴嗪 丙卡巴肼 替莫唑胺 （4）丝裂霉素C
植物产品 （1）紫杉烷类 （2）长春花生物碱类	源自植物或植物提取物，与微管结合并阻止纺锤体形成，从而抑制有丝分裂	（1）多西他赛 紫杉醇 （2）依托泊苷 伊立替康 长春新碱 长春碱
铂类化合物	通过与DNA配位并形成DNA加合物来抑制复制和转录，从而产生抗肿瘤活性	顺铂 卡铂 奥沙利铂
杂类 （1）拓扑异构酶2抑制剂 （2）喜树碱类似物		（1）依托泊苷 （2）伊立替康 拓扑替康

表3.2 化疗药物在特定癌症类型中的常见用途

癌症种类	细胞毒性药物
头颈部癌	5-氟尿嘧啶（5-FU） 博来霉素 顺铂 卡铂 卡培他滨 多西他赛 吉西他滨
乳腺癌	多柔比星 表柔比星 环磷酰胺 多西他赛 紫杉醇 卡铂
肺癌	非小细胞肺癌 紫杉醇 多西他赛 长春瑞滨 培美曲塞 吉西他滨 依托泊苷 小细胞肺癌 顺铂 卡铂 吉西他滨 依托泊苷
食管癌	顺铂 5-FU
肝、胆、胰腺癌	吉西他滨 卡培他滨 伊立替康 5-FU和亚叶酸 白蛋白结合型紫杉醇
结直肠癌	奥沙利铂 卡铂 卡培他滨 5-FU和亚叶酸 紫杉醇 白蛋白结合型紫杉醇
妇科癌症	顺铂 卡铂 环磷酰胺 吉西他滨 紫杉醇 聚乙二醇化脂质体 多柔比星

续表

癌症种类	细胞毒性药物
神经内分泌癌	卡铂
	依托泊苷
	伊立替康
肉瘤	长春新碱
	长春瑞滨
	多柔比星
	环磷酰胺
	异环磷酰胺
	依托泊苷
	伊立替康
	替莫唑胺
	拓扑替康

中性粒细胞减少可增加感染的风险，严重时可能危及生命。根据严重程度，发热管理需要保护性隔离，立即静脉注射抗生素和粒细胞集落刺激因子（granulocyte colony-stimulating factor，G-CSF）支持。

③血小板计数减少：化疗可以降低血小板数量，增加瘀伤和出血的风险。症状可能表现为瘀点或紫癜性皮疹，以及鼻出血、牙龈出血、泌尿系统或胃肠道出血（如黑便）。

3.3.1.1.2 胃肠道影响 ①厌食；②味觉改变；③恶心和呕吐；④黏膜炎：舌头敏感、口腔溃疡、牙龈疼痛、口腔念珠菌病；⑤肠道改变：腹泻、便秘。

3.3.1.1.3 毛发和指甲改变 ①头发稀疏和脱发；②指甲变脆和颜色改变。

3.3.1.1.4 皮肤反应 ①皮肤干燥；②皮疹；③手足综合征。

3.3.1.1.5 神经功能障碍和中枢神经系统毒性 ①疲劳、疲倦；②头痛；③周围神经病变，通常表现为手足刺痛感、麻木感。

3.3.1.1.6 超敏反应和过敏反应 常见的超敏反应有恶心、面部潮红、胸闷、背痛和心动过速。这些反应通常用抗组胺药和皮质类固醇进行治疗。

3.3.1.1.7 肝毒性和肾毒性 通常在每个化疗周期前通过常规血液检查进行监测。

3.3.1.1.8 凝血异常 凝血参数的紊乱通常会导致深静脉血栓形成和肺栓塞。

3.3.1.2 长期副作用

3.3.1.2.1 对生殖系统的影响 化疗后，男性和女性均可能出现性功能障碍，以及对生育能力的影响。①女性表现为闭经、卵巢功能衰竭、提前绝经、性欲减退、不孕；②男性表现为无精子症、阳痿、男性乳房发育。

3.3.1.2.2 对认知功能的影响

部分患者可能出现认知功能受损，伴有精神模糊、注意力不集中及记忆和智力受损等问题，在儿童中尤为明显。

3.3.1.2.3 对心脏的影响

治疗后期可能观察到蒽环类药物导致的心肌病、心功能不良、冠状动脉疾病、充血性心力衰竭和心律失常。

3.3.1.2.4　对肺的影响

后期可能对肺产生影响，如肺活量减少、呼吸困难和肺纤维化。

3.3.1.2.5　对神经系统的影响

化疗后周围神经病变往往会持续较长时间。

3.3.1.2.6　眼睛影响

部分化疗药物及其相关的支持性药物（包括类固醇）可能导致干眼症，并增加患白内障的概率。

3.3.1.2.7　听力问题

使用顺铂等药物后可能会出现听力困难或听力损失。

3.3.1.2.8　患第二恶性肿瘤的风险

某些化疗药物，如烷化剂和拓扑异构酶Ⅱ抑制剂，会增加患第二种癌症的风险。

（赵　静　宋　拯　张会来　译）

癌症的放射治疗

第4章

Muhammad Rizwan Tariq, Shinawar Waseem Ali, Noor Fatima, Aqsa Jabeen, Asma Saleem Qazi, Amna Hameed, and Waseem Safdar

4.1 引言

放射肿瘤学是一种基于在分子水平上了解癌症病因，通过预防、药物治疗和应用离子辐射来治疗癌症的综合学科。生物医学科学正在通过生物技术了解癌症蛋白质组和基因组、其致病因素、基因表达和生物合成。目前，通过使用不同的技术，如现代放射生物学、分子病理学、分子病理生理学、分子影像和分子靶向等技术在分子水平上研究癌细胞。放射治疗比其他技术更有前途，因为它只作用于癌症干细胞（cancer stem cells，CSCs）。

肿瘤细胞是刺激肿瘤生长的异常细胞。十大"癌症特征"包括增殖信号传导、逃避生长抑制因子、激活侵袭和转移、实现复制永生、诱导血管生成、抵抗细胞死亡、细胞能量和代谢失调、逃避免疫破坏、促进肿瘤炎症和基因组不稳定和突变。当致癌基因或抑癌基因发生遗传改变或修饰时，这些特征就会出现。

癌细胞是由于细胞在遗传或表观遗传水平上的变化而产生的。某些化学制剂和暴露于某些辐射也导致肿瘤细胞的产生，如感染人类乳头状瘤病毒（human papilloma virus，HPV）等。在遗传水平上，癌基因被分为两类，第一类是癌基因，当发生显性突变时，它会导致功能的获得。其功能是通过激活ras信号来刺激细胞增殖。第二类是抑癌基因，当发生隐性突变时导致功能丧失。癌症遗传给下一代称为遗传性癌症易感性，有罕见组癌症综合征和家族性癌症，其他是常见群体称为弱易感性癌症。研究表明，4～7个体细胞基因的改变会导致致癌作用。分子辐射生物学研究表明，许多功能和结构的残缺可能导致DNA修复、细胞周期延迟、肿瘤干细胞发育、诱发抗肿瘤免疫、基因组不稳定、突变和基因表达改变。在功能缺失方面，细胞死亡是放射肿瘤学中最常见和最重要的。这些影响现在可以用放疗和化疗来应对。生物标志物也被用于治疗癌症。近距离放射治疗也是放射治疗的另一种重要技术。

4.2 放射治疗基础

在癌症治疗中，电离辐射（ionizing radiation，IR）被用于在分子水平上破坏目标细胞。放射治疗（radiotherapy，RT）损伤取决于"线性能量传递（linear energy transfer，

LET）"，其可以受到许多活性物质和自由基（如氧、超氧化物和过氧化氢）的影响。机制是由氧化应激启动的，如ROS/RNS，这是炎症导致靶部位生理功能障碍和细胞死亡的主要原因。RT靶向所有细胞器，但主要靶点是由ATM/ATR等传感器识别的DNA。在癌症RT反应中，DNA有两条主要的修复途径，即非同源末端连接（nonhomologous end joining，NHEJ）和同源重组（homologous recombination，HR）。前者更有效，因为它容易出错，且不是细胞周期特异性的。此外，由于损伤的多样性，难以修复，且复杂的DNA损伤修复缓慢且困难。除了DNA外，其他细胞也会激活"即时早期反应"信号，导致氧化还原活性。在照射后，细胞内的无线电传感器决定其命运。它可能是细胞死亡，可以多种方式发生，如M期有丝分裂死亡、间期凋亡、IR引起的致病组织坏死、自噬和衰老导致受损的细胞从再生池中去除，并降低放射致癌的风险。组织损伤反应有多种多样，但在此之前组织是按照细胞丢失和再生的比率（被称为"周转率"）来分类的。组织损伤反应主要有3种类型：急性、亚急性和晚期效应，其改变可导致狭窄、纤维化或坏死、急性溃疡等。急性反应持续6～8周，快速更新。亚急性反应显示在放疗后约几个月出现，导致细胞丢失和炎症。最后，晚期反应是严重的，恢复有限，因为其影响可以是急性和慢性的。研究还表明，晚期反应是由于体内稳态失调造成的。

在RT中，耐受剂量因组织而异，由内在放射选择性、细胞再增殖和其他因素决定。甚至在实施剂量给药时，所谓的"体积效应"也很重要，因为较大的组织需要较少的剂量。目前，肿瘤学家使用剂量-体积直方图（dose and volume histogram，DVH）来制订治疗计划。再增殖或再群体化效应可通过分次剂量测量，两个剂量在不同的时间给予，且第二次的剂量对等效作用很重要。生长因子也能促进再生，如造血细胞中G-CSF和IL-11。肿瘤放射生物学研究表明，细胞死亡对放射治疗的治愈至关重要。同时，细胞凋亡分子标记和人类可治愈肿瘤的结果表明，CSCs不表达促凋亡表型，但细胞发生衰老或自噬时有很高的存活和重编程机会。肿瘤更新率高，在正常组织中表现为急性反应，而在前列腺癌或乳腺癌中更新率慢，表现为晚反应。细胞损失率被称为肿瘤消退，用细胞损失率（φ）表示，当φ小于1时肿瘤会生长。随着所有组织中φ值的减少，再增殖过程也会减慢。科学家们正在开发治疗临床和亚临床疾病剂量分割模式的标准方案。这些模式包括加速治疗、超分割和连续照射的空间/低剂量率。通过线性能量传递（LET）和相对生物效应（relative biological efficiency，RBE）来衡量辐射质量。

4.3　癌症的病理生理学

肿瘤是由与正常细胞相似的肿瘤细胞产生的。在21世纪初，人们认为预防癌症的途径是在肾细胞癌、胃癌等中的抗血管生成策略。肿瘤的血管生成途径包括共选择、套叠式生成、出芽、血管发生、血管生成拟态和转分化等途径。血管分化的分子机制依赖于生长因子，如血管内皮生长因子（vascular endothelial growth factor，VEGF）、碱性成纤维母细胞生长因子（basic fibroblast growth factor，BFGF）等。它们有助于血管成熟和增殖。这一切都可以被各种抑制剂和促血管生成受体所阻止。促血管生成和抗血管生成分子的产物可由多种反应触发，这些反应可以是机械、代谢、炎症或基因突变。肿瘤血管具有特定连接模式，包括扩张、囊状、迂曲和混乱。血管的分支直径不均匀，有许多分叉。由于血液黏度异常和脉管系统增加了流动阻力，肿瘤中的血流量较低。对微环境和血管通透性的理解，有助于我们改善分子药物递送肿瘤部位的效果。

当肿瘤细胞位于血管外区域时，间质液中既有肿瘤细胞，也有宿主细胞。它们可以像免疫细胞一样穿过血管壁。在肿瘤中，基底膜是有缺陷的，转运可能是通过扩散和对流完成的。肿瘤边缘膜也有淋巴管。肿瘤细胞的代谢环境是乏氧（细胞内低氧水平）、细胞外低 pH（取决于 H^+）和会产生相应治疗后果的状态。我们面临着两个主要的临床方面的影响因素，即生理障碍和癌细胞固有或获得耐药性。我们已经开发了预测性生物标志物应用和治疗应用，以通过靶向 EC 预测和破坏癌症形成部位。进一步的研究应该显示更多的补充策略，以便更好地理解肿瘤的病理生理学。

4.4　放射治疗与免疫系统

癌症治疗的一个关键要素是放射治疗，通过辐射破坏肿瘤和癌细胞。另一个重要的组成部分是帮助免疫系统对抗癌症的免疫疗法。放射治疗和免疫治疗的结合最近被聚焦于许多肿瘤的治疗。两者协同能增强免疫应答，改变肿瘤细胞的表型。它们还激活了持续的抗肿瘤免疫应答。放射治疗和免疫治疗的结合可直接导致细胞死亡，并启动肿瘤细胞的炎症反应。放射治疗分为两种类型，即光子放疗和粒子放射治疗。光子放射治疗是使用高穿透性的辐射，如光子或 X 射线，这些辐射对破坏局部肿瘤非常有效。另一种类型是粒子放射治疗，当它进入组织时，沉积较低的能量，而当其停止在肿瘤处时，则释放出峰值剂量能量，被称为布拉格峰。这两种放射治疗均可用于各种免疫疗法，以产生抗肿瘤免疫记忆和增强效应免疫反应。放射治疗方法的设计必须能够增强抗癌免疫反应。目前，这一概念在放射治疗学中很普遍，即基于 Puck 诱导的体外克隆细胞存活曲线，辐射剂量越高，细胞破坏越高。增加照射野大小是消除大体肿瘤和亚临床肿瘤的另一个概念。最近的临床研究与这些观念不同。虽然有必要应用小剂量放疗，但进一步增加剂量的尝试在许多类型的癌症护理或治疗中都未能起到帮助作用。此外，大野照射的耐受性较低，当合并化疗时尤其明显。西奥多·帕克创造的细胞存活曲线表明，辐射剂量与通过消除全身效应和微环境作用而杀死的细胞之间存在指数关系。经过多年的基础研究，免疫反应在癌症治疗中的重要性越来越明显。

4.5　化疗与放疗相互作用

化疗包括使用一些化学制剂来控制癌症的生长，而放疗则包括使用高能辐射来杀死癌症细胞。两者的结合成为癌症治疗技术中最有力的实践。放（化）疗不仅利用传统药物取得了临床成功，而且由于药物与辐射的相互作用，导致了化疗药物的新发现。为了开发新的和更好的治疗策略，有必要研究使用化疗、分子靶向药物和免疫治疗与放疗联合使用的基本原理，以及药物与放疗的相互作用机制。

放疗和化疗药物都有一个局限性，即它们不能防止正常组织细胞损伤。当它们的剂量增加时，对正常细胞的损伤就会变得更严重。这种剂量和影响之间的关系有助于找到治疗指标。它是对一种药物可取性的定量测量方法，被定义为产生预期效果的剂量和产生损害的剂量之比。其比值应该大于 1 或为正才能获得治疗效益。为了获得积极的治疗效果，有很多方法可以采用。Steel 和 Peckham 将其分为四组：空间合作、独立毒性、增强肿瘤反应和保护正常组织。空间合作是放化疗联合治疗的基础，首先用放疗控制原发肿瘤，然后用化疗对抗微转移。独立毒性是另一种策略，即使化疗毒性不与放疗毒性重叠，以增加放化疗的治疗比。增强肿瘤反应是指利用化疗药物的能力，通过药物与放射在分子、细胞或病理生理水平上的相互作用，增强肿瘤的放射反应，从而产生抗肿瘤效应。保护正常组织可以通过以改进的方法实施放疗，或通过选择保护正常组织细胞的化学或生物制剂来实现。

药物-放射相互作用通过临床试验进行评估，在将其被用于癌症联合治疗之前开展。这种评估可以在体外和体内进行，以观察其抗肿瘤活性和正常组织毒性。在设计药物应用于放疗的最佳时机时，人们正在考虑采取临床放化疗。根据不同治疗目的，药物可用于放疗前、中、后。放化疗序贯有不同的策略：诱导或新辅助化疗（前）、同步或同期化疗（中）和辅助化疗（后）。在诱导或新辅助化疗中，化疗药物在放疗前给予。以治疗原发肿瘤为目的，通过放疗使肿瘤更易控制。它还通过使用更小的照射野，从而减少暴露和正常组织损伤。另一种策略是同步或同期化疗，即在放疗过程中给予化疗药物。其用于治疗散在肿瘤灶和原发肿瘤。与其他形式的放化疗联合模式相比，它在控制局部肿瘤方面也提供了更好的效果。在辅助化疗中，化疗药物在放疗疗程后给予，其主要目标是播散性肿瘤灶。

在对其疗效进行适当的临床前评估后，将特定的化疗与放疗联合治疗癌症。某些类别的化合物包括铂类药物、抗微管药物（紫杉烷）、抗代谢药物（5-氟尿嘧啶、卡培他滨、吉西他滨、培美曲塞）、拓扑异构酶I抑制剂、烷化剂（替莫唑胺）和其他药物（丝裂霉素C、乏氧增敏剂、尼莫拉唑）。

为了提高放化疗的效果，正在生产更有针对性和有效的化疗药物。此外，通过改进放疗技术，尽量减少对正常组织的损伤，最大限度发挥抗肿瘤作用。保护正常组织免受药物损伤也是类似的努力方向。此外，近年来，放化疗联合放疗的临床经验也大大增加。许多分子通路也被发现可作为增强放疗和化疗反应的靶点。由于存在一些与免疫药物联合放疗有关的重要放射问题，因此需要对临床试验的设计更为严谨且合理。未来几年的新技术和试验必须有足够的潜力来提高化疗和放疗联合治疗癌症的疗效。

4.6 临床放射肿瘤学

每个肾脏都被纤维囊包裹，周围环绕着肾周脂肪。肾门处有肾盂、输尿管、肾动脉和静脉。肾脏和肾盂的淋巴管沿肾血管引流。本部分讨论的仅限于肾盂和输尿管的成熟肾细胞癌和尿路上皮癌。获得性囊性肾病（acquired cystic kidney disease，ACKD）使患肾细胞癌的风险增加50倍。希佩尔-林道病（von Hippel-Lindau disease，VHL）导致乏氧，尽管存在正常的氧水平，HIF-1-α 显著升高。约88%的实性肾脏肿瘤是恶性的，恶性的可能性与病损的范围相当。在西方国家，吸烟是导致尿路上皮癌普遍流行的最主要因素。林奇综合征患者发生尿路癌的风险更大。自2002年以来，肾癌发病率每年下降约1%。被砷污染的水与上尿路癌发病率爆发式增长有关。约45%的耐药肾细胞癌患者在确诊时有局限性病变，25%的患者有局部病变，约30%的患者在初诊时被证实有远处转移。

淋巴结转移的发生率为9%～27%，最常见的是累及肾静脉淋巴结。肥胖、糖尿病、丙型肝炎和高血压者患大块肿瘤的风险较高、较复杂。肾细胞癌（renal cell carcinoma，

RCC）在诊断性影像学检查中表现为偶发肿块。RCC患者可能同时伴有隐匿性原发肿瘤，或通过标志物和体征证实为局部肿块或固有副肿瘤综合征。常染色体3的移位伴随着大量的双侧活细胞型RCC。RCC的分析在临床上和影像学上已有共识。如果中央肾肿块提示尿路上皮癌，应仔细考虑进行尿细胞学、输尿管镜检查和活检。有骨转移症状的患者应接受骨扫描。膀胱镜检查是非常必要的，因为多原发癌的发生率非常高。治疗前后的腹部和骨盆CT或MRI检查提供了宝贵的信息。RCC占肾脏所有恶性肿瘤的90%。有40%～50%的泌尿系肿瘤患者会发生同时或异时性膀胱癌。

透明细胞RCC是最常见的，其次是乳头状RCC和嫌色细胞RCC。肾髓样癌是一种恶性肿瘤，通常与镰状细胞特征有关。在过去的50年里，肾癌患者的5年生存率下降。RCC的相关预测因素与肿瘤、患者和检查部位相关。肿瘤相关特征包括分期、肿瘤大小、肿瘤分级、组织学类型、坏死和肉瘤样转化。肉瘤样肾细胞癌（RCC）患者的中位缓解期仅为6.6个月，相比之下，其他组织学类型患者的生存期为19个月。为了延长RCC患者无癌生存期，必须明确列线图和算法。一小部分肾细胞癌患者最终发展为转移性感染。输尿管发生的尿路上皮癌和肾盂发生的尿路上皮癌在预后方面没有显著差异。最大的肿瘤具有复杂的转移率和耐受率。接受保留肾实质治疗的成年患者复发率复杂。输尿管肿瘤比肾盂肿瘤更有可能继续存在。根治性肾切除术包括肾筋膜周围、肾周围、区域淋巴结和同侧肾上腺的切除。一个经验丰富的团队对血栓的看法会很复杂，因为治疗相关的并发症可能影响10%的患者。当损伤复合结构时，肾细胞癌最常见的指标是血尿，无论是肉眼还是显微镜下。

与接受根治性肾切除术的患者相比，接受保留肾单位手术患者的无病生存率更差。因为保留肾实质可能导致遗漏显微镜下残留肿瘤，或遗漏多灶性癌症。直到2005年，对肾细胞癌的广泛研究还不足以进行细胞因子治疗。冷冻消融和射频消融已经成为潜在的治疗选择。美国国立综合癌症网络（National Comprehensive Cancer Network，NCCN）指南列出了以下用于透明细胞癌的一线系统治疗方法：帕唑帕尼、贝伐珠单抗＋干扰素、替西莫司、索拉非尼、用于特定患者的高剂量IL-2。肾癌是化疗耐药性最高的实体瘤之一，因此化疗在肾细胞癌中的应用尚不充分。在肾切除术或复发时同时切除一个或有限数量的转移瘤，其5年生存率可达13%～50%。新辅助放疗确实提高了局部晚期肿瘤患者的完全切除率。用于检查肾脏共性的算法一直备受期待。在接受30Gy，每次2Gy辅助放疗（RT）的患者中，在总生存率或无转移生存率方面没有优势。RT在原发灶治疗后给予，可降低肿瘤复发或转移的风险。几项小型Ⅰ期和Ⅱ期研究正在探索立体定向放射治疗（stereotactic radiotherapy，SRT）在肾肿瘤中的作用。

一些研究表明，将全脑放疗（whole brain radiotherapy，WBRT）剂量额外增加3Gy可以改善RCC脑转移患者的疗效。6个月总体有效率在3Gy×10次者为29%，而复合剂量者为52%（$P = 0.003$）。淋巴结转移的总体风险为20%。作者提出了一种肾癌转移监测智能算法。一项研究表明，立体定向放射外科（stereotactic radiosurgery，SRS）治疗后反应良好的患者比反应不良的患者控制时间更长。接受颅内肿瘤放疗患者，中位生存期为16.6个月，而未接受放疗患者的中位生存期仅为7.2个月。生物等效剂量（BED）＞ 50 Gy与疗效增加相关：59% vs 39%。RCC患者接受单剂量调强放疗（intensity-modulated radiother-apy，IMRT），处方剂量为18 ～ 24 Gy。患膀胱癌后的一段时间，继发上尿路上皮癌患者的预后变差。两组的毒性发生率均较低且相当，未出现4级或5级毒性。根治性肾输尿管切除术理论上是治疗晚期恢复期肾盂或输尿管上皮癌的简便方法。在特定患者中可以考虑新辅助化疗。淋巴结转移风险最高的患者发生全身性疾病的风险较高。辅助放疗（RT）可能会降低局部肿瘤复发的可能性，但似乎对生存率或减少未来的远处转移没有影响。目前还没有关于术后放疗在恢复期大尿路癌患者中作用的随机试验。根治性肾切除术引起的持续性肾功能不全还伴随着心血管死亡和任何原因死亡的风险增加。

由于肾盂和输尿管尿路上皮癌与膀胱癌的病理相似性，临床肿瘤学家采用相似的治疗方案。标准的MVAC方案已经不再使用，因为有效性较低，毒性更大。胃和小肠的剂量应保持在45Gy以下，小肠V45 < 195cm^3（当其轮廓为肠袋时）。另一个避免并发症的潜在策略是至少700cm^{3}的肝脏不受照射。

皮肤癌是所有恶性肿瘤中最常见的一种。大多数皮肤癌都是通过手术治疗。由于头颈部皮肤癌手术后可能会出现功能和（或）外观缺陷，本章将重点讨论该区域的病变。最常见的皮肤癌是基底细胞癌（basal cell carcinoma，BCC）（65%）、鳞状细胞癌（squamous-cell carcinoma，SCC）（30%）、BCC或SCC的变体及附件癌。默克尔细胞癌（Merkel cell carcinoma，MCC）是一种罕见的皮肤神经内分泌恶性肿瘤，概念首次提出于1972年。目前没有可靠的组织学标准来将其与汗腺癌来源区分。MCC是一种皮肤上行性小细胞神经内分泌癌。某些撕裂伤可能一直局限于表皮，也可能会覆盖大片皮肤。梭形细胞肿瘤的分类有文献记载。鳞状细胞癌多发于耳、耳前和颞区、头皮、颈部皮肤。腺癌是一种散发性肿瘤。眼睑是约50%病例的原发部位。切除后局部复发很常见。MCC被误诊为基底细胞癌、淋巴瘤、附件癌或其他部位原发肿瘤转移至前述皮肤。

角化棘皮瘤良性病变开始时为坚硬的圆形皮肤结节，可增长到1～2cm。默克尔细胞癌主要发生在60～80岁的男性白种人中。黑色素瘤更具侵袭性，黑色素瘤容易转移到区域淋巴结。MCC细胞中的人多瘤病毒DNA可能与病情恶化相关。皮肤鳞状细胞癌淋巴转移风险为10%～15%。这种危险随着皮损大小、扩散深度、组织学分级和病变情况而上升。对于早期的BCC和SCC，手术或RT后的治愈前景相似。然而，淋巴结转移在零星情况下可见。淋巴细胞白血病和皮肤癌患者常伴有两侧淋巴结肿大。发生在游离皮肤区域（即不涉及眼睑或眶周区域）的大病变通常可以进行活检，并通过手术切除治疗。早期基底细胞癌和鳞状细胞癌手术后或放疗后治愈的可能性相似。皮肤癌相关部位经过放射治疗后，出现并发症的风险相对较低。如果病理检查提示局部复发风险高，则在手术后增加术后RT。1980—2000年，167例长期患有皮肤SCC转移到腮腺和（或）颈淋巴结的患者在Westmead医院（澳大利亚悉尼）被治愈。

可能考虑到近切缘或切缘阳性和（或）神经、软骨或骨受侵。如果原发部位位于游离皮肤上，术后RT可能会被免除。大多数早期皮肤癌都是通过束流能量为100～250kVp的正电压RT进行治疗的。最高剂量在膜外，补偿膜不是强制性的；同时，在表面和深部的射束相互衰减较少，因此可以使用缩小的照射野。研究报道，1267例皮肤癌患者使用正电压RT获得了治愈，并随访82个月。调强放疗（IMRT）可用于特定患者，以给予适形补充剂量。还可以使用质子放疗。腮腺和上颈部采用6MV X线和高能电子束的面部可变束治疗。不同形状、大小的皮肤癌在放疗后局部控制的可能性正在被研究。正电压照射治疗产生的局部控制率等于或优于其他疗法。辅助放射治疗（RT）是皮肤癌的一种主要治疗方式，也可作为辅助治疗。当手术切除会导致不可接受的功能和（或）外观结果时，RT 被作为原发性皮肤病变的主要治疗方式。

4.7　放射肿瘤学教育

放射肿瘤学是一个独特的专业，在这个专业中，放射肿瘤学家必须有广博的知识，因为它涉及几乎所有年龄组和性别的患者，并涉及广泛的医学专业。放射肿瘤学家必须有丰富的临床经验和能力，以检查新患者，有效地发现肿瘤、分析并提供治疗方案，以处理处于特定器官中的肿瘤靶体积，并可以在放疗期间和放疗后评估患者，以检查毒性和肿瘤发生的机会。本章的主要目的是为放射肿瘤学专业的医学生，以及希望为患者提供服务的人提供教育。放射肿瘤学培训项目的细节可以很容易地在 20 世纪 50 年代的文献中搜索到，如今，此类放射肿瘤学培训在全球范围内普遍存在。为了更好地理解医学相关教育及其课程设置，必须超越肿瘤学文献，有时甚至需要更进一步地从医学文献中寻找。许多学习和教学理论都有其与转化和行为相关的概念和经验。任何与教育有关的干预措施的目的都是利用某种经验对学习者的行为变化产生影响。成功的课程设置需要一种以社会科学和商业相关理论为基础的方法。放射肿瘤学是一门独特的领域，是在医学教育的本科阶段开始的。医学院校的学生能力各异，经历各异，对未来选择什么专业有着诸多的设想。据报道，在 UGME 基础教育的背景下，有些实践与放射肿瘤学经验的发展有关。对于从事实践的放射肿瘤学家来说，确保自己了解最新的创新至关重要。也许，放射肿瘤学比医学科学的其他领域进步得更快，并且也在不断发展，可以说这是由于不断开发新的创新技术和癌症患者的新治疗方法。在放射肿瘤学领域新技术的持续发展是一个复杂的过程，并且在保持竞争力水平的同时，实际应用这些新技术可能是一项相当具有挑战性的工作。

继续医学教育（continuing medical education，CME）对于维持和管理能力水平的有效性的证据存在不一致性。以前的研究表明，CME 对从业者的表现和患者反馈有非常强的正面影响。但目前许多研究结果都未能发现当从业人员参与当前与能力相关活动管理时，患者反馈有重要改善。

放射肿瘤学教育工作者必须认真评估所有国内和国际层面的培训，并评估创新，以确保课程的持续积极修订。颠覆性创新是一种用于确保产生变化的方法。在商业背景下，我们可以说颠覆性创新是指"在许多市场中，突出的参与者专注于持续创新。这使得市场为新公司推出颠覆性创新、更方便的产品或服务做好了准备"。这个概念叙述了什么是颠覆性创新，可以很容易地应用于放射肿瘤学领域，以改善教育。最近在世界各地教授的肿瘤学课程符合所有认可机构设定的要求，但仍然不能被认为是在特定放射肿瘤学领域或课题上进行讲课的最佳或有效方法。与教育相关的新的创新被认为是有效的，贯穿于困难的课程调查、项目评估和学习评估，具有在放射肿瘤学课程中引发革命的巨大能力，其最终目标是大规模地提高为患者服务的质量。

4.8　放射治疗中的法律考虑

许多医学院现在要求学生学习伦理学的入门课程，而且大多数课程现在都包括伦理学相关的课程。"生命伦理学"一词指的是与科学和医学的人文应用有关的学术研究和公共政策运动。其中比较有影响力的理论方法有功利主义、义务论、案例论、美德论和女权主义。功利主义被定义为一种行动理论，它可以应用于卫生政策，以确保决策符合大多数公众的最大利益。义务论是一种道德理论，它关注的是行为道德，而不是行为的结果。案例论是广泛应用于法规和医学领域的一种伦理方法，强调基于先例的归纳分析。美德理论抓住了正确的道德行为发生的方式，并解释了为什么有必要以一种富有同情心的方式告知患者有关他们诊断的真相。女权主义不仅关注女性问题，而且关注那些传统上受到歧视的人。

表面义务是一种可强制执行的义务，除非它被其他道德责任所取代或超越。自主权、善行、不伤害和公正是生命伦理学的四个基本概念。大多数医患关系都是从尊重患者的自主权开始的，这种自主权建立在患者是否决定接受医疗护理或同意转诊给专科医师的基础上。不伤害原则指出，医师的行为应该符合患者的最大利益，而不是伤害他们。按照分配公正的计算方式，每个人都应该能够根据自己的医疗需求和医疗系统的能力获得医疗服务。许多医师撰写的医学伦理宣言已经出版。每一份宣言的口吻和用语都反映了当时的社会标准和历史事件。希波克拉底誓言是古希腊医学论著集《希波克拉底文集》的组成部分。《医学伦理学》是 Thomas Percival 写的，当时他所在社区的专业人士之间存在很多摩擦。《医学伦理学》是 19 世纪美国医学会和其他机构的道德规范的典范。根据美国医学会的规定，医师必须尊重执业规范，在所有专业交往中诚实，并且要举报参与欺诈或不诚实的医师。

与医院和咨询医师的经济关系可能会产生利益冲突。医师对个人利益的渴望可能会无意中影响治疗选择。放疗可能会与一些较轻松的治疗方式相关联，这些治疗方式医师可以在他/她的诊所内提供，例如简单的血液检查或抗生素注射。非放射肿瘤学家可能拥有直线加速器，并从对转诊给他们的患者使用这项技术中获利。创新的治疗方法在直观上具有吸引力，但除非与现有标准治疗进行比较测试，否则不能假定其具有实际的临床获益。不恰当的临床研究明目张胆地玷污了医学史册。究竟应该向潜在的临床试验参与者传达多少信息，还有待商榷。美国国家遗传咨询师协会发布了一份关于遗传癌症风险评估、咨询和检测的指南。医师应该意识到，由于暗示性地遵从这类营销活动，可能会对患者与医师之间的关系产生实际或被感知的影响。在放疗诊所，常见的实物广告项目包括患者教育小册子和印有赞助商名称的解剖模型。

姑息医学强调症状管理和护理目标。姑息治疗对仍在接受抗癌治疗的高症状负担患者也有益。涉及放射治疗临床使用的第一起医疗事故案件最早在美国法院系统中审理。根据最近的一项研究，医疗差错可能是美国第三大死因。医师往往不愿意讨论医疗差错，因为他们害怕被起诉，也不确定差错的准确性。

假设发病率、生存率和成本保持不变，美国癌症控制的成本从 1987 年的 247 亿美元急剧上升至 2010 年的 1577.7 亿美元（以 2010 年美元计）。预计未来 5 年，美国国民医疗支出的年增长速度将比 GDP 快 1.2%。到 2030 年，超过 70% 的癌症诊断将在符合医疗保险资格的人群中进行。随着医疗费用的不断增加，人们对卫生政策和卫生经济学的关注日益高涨。卫生政策作为一门学科，涵盖了卫生保健的可及性、成本和质量等问题。医疗保健领域的竞争应该集中在护理的质量上，比如是否以患者为中心，以及工作人员和临床医师如何与患者互动。放射治疗被标记为对医疗支出的异常贡献者。2000—2009 年，外照射的医疗保险总支付额从 2.56 亿美元增长到 10.8 亿美元。放射肿瘤学在癌症的根治性和姑息性治疗中发挥关键作用。它在癌症治疗中的持续价值将取决于证据和研究的进展。不断增长的医疗支出促使政策制定者、医疗服务提供者、支付者和患者在医疗改革的背景下更加关注"高价值医疗"。"物有所值"的产品或服务是人们所期望的，并且可以以合理的成本获得的产品或服务。Michael Porter 和 Elizabeth Olmsted Teisberg 提出了医疗保健中价值的工作精度。基于价格的护理转移了对服务量的关注，这是传统收费服务系统的典型特点。成本被定义为包括整个护理周期的总成本，而不是单项服务的总成本。由美国放射肿瘤学会制定的卓越认证计划，根据一套绩效标准对人员、设备、治疗计划、医疗文件、患者安全计划和质量评估活动的实践进行评估。重点在以患者为中心，无障碍和协调的护理，这种提供护理的方式被称为流程。医疗数据审查、患者访谈和医疗保健访视的直接检查均可用于评估该过程。健康治疗对患者或人群的影响被称为结果。医学界擅长评估客观结果。

在肿瘤学领域及许多其他医学领域，准确的风险评估和风险分层方法的进步是一个重要的步骤。近几十年来，以患者为中心的癌症护理得到了很多关注。通过共同关注高质量治疗，以患者为中心的护理和以价值为基础的护理有机地结合在一起。然而，它具有独特的属性，通常不包括价值的讨论，如患者的经验和偏好的措施。患者在信息相对不足的情况下做出重要的医疗保健决定，无法评估不同提供者提供的原始成本或护理质量。成本-效益分析评估了特定医疗干预措施的成本与健康结果之间的关系。决策分析可以帮助在临床没有足够证据时，不同治疗方法之间的权衡。当没有足够的证据来决定时，决策分析可以帮助确定竞争疗法之间的权衡。在决策分析中使用一组数学方法来确定给定终点的最有利结果。敏感性分析在整个可能值范围内改变一个参数（如前列腺癌复发的概率）。

4.9 智慧放射治疗

本研究的主要目的是从更广泛的角度看待正在应用于肿瘤领域的新概念，这些概念与放射肿瘤学的从业者和教育者有关。放射治疗学可能被视为所有癌症护理科学领域的基础或中心。在本章的前一版中引入了一个概念，即将放射视为一种药物及免疫系统的调节因子。Luo 改变了 Weinberg 和 Hanahan 提出的"癌症标志"模型，将非癌基因作为其特异性靶点，并将与癌基因成瘾相关的基因作为其特异性靶点。细胞中发生的代谢和生化反应执行几乎所有基因的功能，因此癌症治疗的主要功能是关闭或打开基因，并负责破坏由其激活的代谢和生化反应的途径。

肿瘤微环境变量，包括肿瘤氧含量、肿瘤 pH 及肿瘤细胞与宿主基质和炎症细胞的相互作用，都影响放疗疗效。肿瘤血流灌注不足、pH 低，氧含量低。这可能会形成一些区域，在这些区域中，细胞毒性药物的递送及活性都有可能受到影响，而癌症干细胞样细胞（CSC）就存在于这些区域，相应的治疗效果也会降低。此外，特定的肿瘤环境可能有利于更具侵袭性或耐药性的肿瘤癌基因。一个很少得到临床关注，但可能是很重要的方面，机械力对环境的影响为未来的进步提供了途径，关乎癌细胞变化、进展和治疗反应。类似地，基质成分与整合素的相互作用导致癌细胞上的信号传导，有可能改变肿瘤存活，并提供治疗靶点。

与血管生成不同，血管发生涉及从远处（如骨髓）招募细胞，以帮助构建新血管。尽管不同募集细胞类型的确切贡献存在争议，但该过程被认为是肿瘤血管系统的重要贡献者。表达CD11b和基质金属蛋白酶9（MMP-9）的髓样细胞似乎是这一过程的中心。一种CD11b中和抗体减少了骨髓细胞向恶性肿瘤的迁移，并延缓了辐射诱导的再生延迟。此外，有较低CD11b表达的小鼠具有更好的异种移植瘤放射敏感性。已知肿瘤间质区中的细胞外基质、宿主成纤维细胞和免疫细胞在肿瘤发展和存活中发挥作用。静止基质细胞（称为星状细胞）活化为参与细胞外间质合成的肌成纤维细胞样细胞，对某些肿瘤（如胰腺癌）的肿瘤生长有很大贡献。胶原蛋白由活化的成纤维细胞沉积，导致基质硬度改变。转化和发育都可能受到基质硬化的阻碍。通过整合素与促存活通路（包括PI3激酶）的细胞间通信是基质诱导的肿瘤促进的一种方法。

多功能纳米颗粒能够使诊断和治疗药物能够同时定向传递到肿瘤组织，催生了一个融合了诊断和治疗方式的新领域。尽管此类smRDE可以提高放射治疗疗效，同时减少不良反应，但临床应用的主要障碍之一是smRDE向靶组织的安全有效递送。由于DNA的快速脱卤机制，以及癌细胞上靶受体的异质性和有限表达，利用碘附着的肿瘤靶向抗体来增加其生物分布，但其靶向和治疗效果未达到预期。此外，由于对宿主器官的有害副作用，应避免使用大剂量碘化合物的延长治疗。使用物理和工程技术来增加对癌症的辐射剂量以延长生存期，迄今为止还没有特别成功的例子（如胶质母细胞瘤、肺癌、前列腺癌），并且在某些情况下甚至是有害的。肿瘤治疗场是一个例外，通过在放射性化疗的同时向大脑施加低能电场，改善了脑胶质母细胞瘤患者的生存率。然而，其作用机制尚不清楚。镭-223是另一个有效的例子，因为它有助于转移性前列腺癌（castration-resistant prostate cancer，CRPC）患者生存得更长。要成为一个有智慧的放射肿瘤从业者，不仅要在自己的领域保持更新，还要关注癌症生物学这个快速变化的领域。影像学、机器学习及计算机辅助治疗规划和交付可能让我们有更多时间与患者交流，从事创新性工作。了解自己工具的局限性会激发人们探索其他领域并进行新的挑战。放射肿瘤学在多学科领域开展合作，其核心纬度涵盖：癌症生物学和尖端放射技术研发，影像引导精准治疗，卫生经济学评估，长期生存结局研究，患者放射治疗心理焦虑疏导以及服务未获得充分医疗资源的数百万患者群体。

4.10 结论

使用不同的技术在分子水平上研究癌细胞，如现代放射生物学、分子病理学、分子病理生理学、分子影像和分子靶向。放射治疗实际上比任何其他技术都更有前途，因为它只作用于癌症干细胞。分子研究生物学研究表明，许多功能和结构的缺陷可能导致DNA修复障碍、细胞周期延迟、肿瘤干细胞发育，触发抗肿瘤免疫，基因组不稳定，突变和基因表达改变等一系列后果。

（何安琪　陈春燕　译）

第5章
传统疗法和免疫治疗在肺恶性疾病和胸膜间皮瘤中的价值

Mirza Tasnia Tamanna and Christopher Egbune

5.1 肺癌的种类和胸膜间皮瘤的发病部位

根据肿瘤细胞的组织病理学改变，肺癌可分为小细胞肺癌（small cell lung cancer，SCLC）和非小细胞肺癌（non-small cell lung cancer，NSCLC）。根据美国癌症协会在2021年8月25日由Maurie Markman回顾的报告显示，非小细胞肺癌约占所有肺癌病例的80%～85%。肺癌可进一步细分如下（图5.1）。

其他胸部恶性肿瘤包括间皮瘤和转移性肺癌（metastatic lung cancer，MLC）。转移性肺癌在临床诊疗中十分常见。尽管间皮瘤相对罕见，但由于其发病率急剧上升，人们对其关注度日益增加。间皮瘤是全球非自然死亡的原因之一，但通常在早期阶段容易被误诊。间皮是分隔肺和胸壁的薄层组织，胸膜间皮瘤就发生在间皮中。间皮瘤也可发生在腹部间皮中，但这种情况更为罕见，也不像胸膜间皮瘤那样具有潜在的生命威胁。

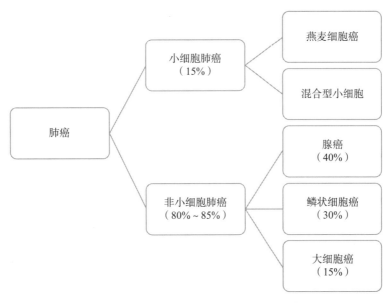

图5.1 肺癌种类及其发生率

5.2　诊断和分期

肺癌和间皮瘤可通过一系列的化验检查进行诊断，并最终由组织病理学确诊。通常在开始治疗前，两者都需要进行TNM分期。然而时至今日，恶性胸膜间皮瘤（malignant pleural mesothelioma，MPM）的诊断仍面临巨大挑战，几乎在初诊时都已是致命性的。要了解胸部恶性肿瘤的分期，必须对胸部淋巴引流有清晰的了解。治疗和全程管理方案因分期和组织病理学类型而异。

（1）小细胞肺癌：常见于长期吸烟的人群，之所以称之为小细胞，是因为肿瘤细胞中胞质较少，看起来比正常细胞小，这也是它的诊断特征。出于同样的原因，肿瘤细胞看起来也更暗。在小细胞肺癌中，嗜铬粒蛋白、突触素、CD56和TTF通常呈阳性，且Ki-67指数高，这表明细胞分裂速率较高。根据美国癌症协会的分期，小细胞肺癌的分期可大致分为两类，即局限期和广泛期，然后通常会再进一步完善TNM分期。局限期表示肿瘤仅影响一侧肺，伴有或不伴有同侧淋巴结转移。在这一阶段，如果患者能够耐受，积极的抗肿瘤治疗更有效且能使患者获益更多。一旦癌症扩散到另一侧肺，即当两侧肺部都受到小细胞肺癌的影响时，则被视为广泛期，治疗方案将更类似姑息治疗。值得注意的是，与其他胸部恶性肿瘤相比，小细胞肺癌更有可能发生脑转移。

（2）非小细胞肺癌：腺癌的发病率高于其他病理类型。它们也被称为非吸烟者和年轻人的癌症。它占所有非小细胞肺癌40%～50%。腺癌中常见的突变有 *EGFR*、*ROS1*、*ALK*、*BRAF*、*MET*、*RET* 和 *HER-2*，根据突变类型，腺癌患者的治疗方案不尽相同。由于腺癌生长速度慢，通常在扩散之前就能被发现。根据Ananya Mandal博士在2019年5月的统计报告，肺腺癌主要发生在亚裔人群中。在显微镜下，腺癌看起来像腺状结构，通常会有黏液染色且容易渗出。低级别肿瘤提示癌变组织看起来与周围正常组织几乎完全相似。肿瘤的边缘越不规则、分化越差，则意味着这个肿瘤的组织病理学级别越高、肿瘤越晚期且预后越差。

在所有其他类型的肺癌中，鳞状细胞癌（squamous cell carcinoma，SCC）占主导地位。鳞癌通常发生在肺的中央部位，可能累及主支气管。有时这种非小细胞肺癌亚型也会被称为支气管肺癌。吸烟与肺鳞癌的发病密切相关。为明确肺鳞癌的诊断，组织标本需要具备角化或细胞间桥等转化特征。如果肿瘤的鳞状分化成分少于10%，则诊断为低分化鳞癌，这通常与不良预后有关，因为这意味着大量肿瘤细胞与正常细胞相同。鳞癌的免疫组化（immunohistochemistry，IHC）标志物中，p63和p40蛋白通常强表达。根据2015年WHO的修订分类，鳞癌可进一步细分为角化型、非角化型和基底样型。

5.2.1　TNM分期

要理解TNM分期，就必须了解胸腔淋巴引流，其根据淋巴结（lymph node，LN）的大小、位置和受累程度来描述原发性肿瘤的严重程度。第7版胸部恶性肿瘤的美国联合委员会癌症分期系统（American Joint Committee on Cancer，AJCC）采用了国际肺癌研究协会（International Association for the Study of Lung Cancer，IASLC）制定的非小细胞肺癌及小细胞肺癌分期，现简要归纳如下（表5.1和图5.2）。

表5.1 TNM 分期

胸部恶性肿瘤的TNM分期总结	
T1 ～ 4	原发肿瘤局部侵袭
N1	同侧肺门淋巴结受累
N2	纵隔淋巴结受累
N3	对侧肺门或纵隔淋巴结受累，锁骨上淋巴结受累
M1a	胸腔内转移
M1b	远处转移

（资料来源：经MypathologyReport.ca同意）

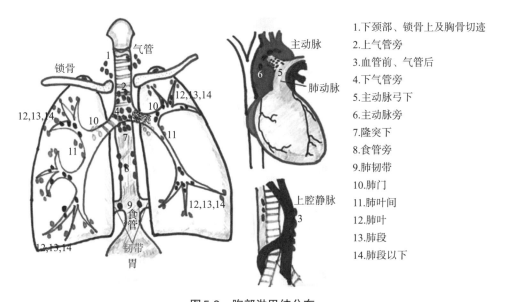

图5.2 胸部淋巴结分布
（资料来源：经MypathologyReport.ca同意）

近10年来，放射影像在癌症分期中发挥了重要作用，增强计算机断层扫描（computed tomography，CT）、磁共振成像（magnetic resonance imaging，MRI）、全身18-氟脱氧葡萄糖（fluorodeoxyglucose，FDG）正电子发射断层扫描（positron emission tomography，PET）和综合PET/CT在肿瘤全面分期中起到了极大的推动作用。尽管PET/CT扫描在高端医疗中常见，但由于其成本高昂且可及性差，因此在经济较差的社区中应用有限。

当详细检查后诊断和分期仍不能明确时，有时也会使用一些侵入性检查，如超声支气管镜（endobronchial ultrasound，EBUS）、经支气管针吸活检（trans-bronchial needle aspiration，TBNA）等。EBUS-TBNA在规范化的纵隔淋巴结分期及间皮瘤诊断分期中具有重要地位。

5.2.2 胸膜间皮瘤的分期

胸膜间皮瘤的分期主要取决于肿瘤的大小及其累及范围。间皮瘤从初次暴露到发病需要几十年，但一旦发生组织突变，它们大多具有侵袭性，且直到晚期才出现临床症状。通常，肿瘤的大小和位置会直接影响疾病的症状。反复出现胸腔积液是提示可疑存在间皮瘤的临床症状之一。因此，胸膜活检筛查可以帮助及时诊断胸膜间皮瘤。间皮的早期变化及钙网膜蛋白和WT-1的表达均有诊断提示作用，值得定期随访。Nowak等关于间皮瘤分期和预后的文献总结见表5.2。

表5.2　胸膜间皮瘤病理分期

分期		特点	预后/中位生存期
1期	1A	局限于单侧壁层胸膜	成功手术切除后22.2个月
	1B	1A期扩展到肺内或者胸肋腔中其他组织	
2期		肿瘤单侧扩散，超过了间皮层并累及附近淋巴结	切除术后20个月
3期	3A	肿瘤已扩散至邻近的器官和组织，并伴有淋巴结转移	如果可以手术切除，接受（姑息性）切除术后17.9个月
	3B	3A期并有更广泛的淋巴结受累	
4期		肿瘤超出原发部位，出现远处转移	切除术后14.6个月，但此期患者转移的严重程度存在差异性

5.3　传统治疗方案

5.3.1　化疗

不同分期的肺癌在治疗上有很大差异。通常在肿瘤可完整切除的情况下，手术切除后进行全身系统性抗肿瘤治疗是主流且最理想的治疗方法。然而，在无法手术切除的情况下，可以根据风险-获益比，使用化疗和（或）放疗±免疫治疗来实现肿瘤的根治性治疗和（或）姑息性治疗。免疫治疗在胸部恶性肿瘤中显示出了有前景的疗效，可以显著提高总生存率（overall survival，OS）和无病生存期（disease-free interval，DFI，译者注：原文也用DFI表示"无病生存率"）。

根据病理类型对治疗的敏感性，局限期肺癌通常采用化疗联合放疗或化疗联合免疫治疗或单纯化疗来治疗。当某些生物标志物（如EGFR、ROS、TTF1）呈阳性时，可使用特定的靶向疗法来减缓晚期非小细胞肺癌的扩散。只有当肿瘤完全切除且纵隔淋巴结阴性时，单一疗法才能有同等获益。根据Macmillan癌症研究建议，肺腺癌的经典一线化疗方案为一种铂类（顺铂或卡铂）药物联合以下任一种化疗药物：紫杉醇、吉西他滨、依托泊苷或培美曲塞，并根据PD1/PD-L1表达状态联合免疫治疗，一线维持治疗可以维持至多2年或至疾病进展。小细胞肺癌的治疗方案与肺腺癌不同，因为放疗在其他肺癌亚型中起着至关重要的作用。

5.3.2　放疗

放疗在癌症治疗领域取得了比其他任何治疗方法更多的进展和技术革新。立体定向放射治疗（stereotactic body radiation therapy，SBRT）可用于高度精准的早期和晚期肺癌治疗。转移性肺癌（包括脑转移）可以通过放射治疗得到很好的控制。对于已切除/未切除的淋巴结阳性的局限期小细胞肺癌，纵隔放疗联合同步化疗在临床诊疗中十分常见。

最新研究表明，无法手术的Ⅰ～Ⅱ期非小细胞肺癌患者同样是SBRT（60Gy/3F）

的目标人群，4年DFI率为26%，OS为40%。术前新辅助放疗对于缩小实体瘤体积从而最大限度地减少需要切除的肺组织体积十分重要。SBRT在骨转移的姑息治疗中也发挥着重要作用，有助于控制疼痛及预防脆性骨折。预防性脑照射（prophylactic cranial irradiation，PCI）放疗在预防小细胞肺癌脑转移方面也显示出了积极的效果。

5.3.3　姑息治疗

在过去的10年中，姑息治疗在危重症疾病的治疗中越来越受到重视。在肿瘤多学科（multidisciplinary team，MDT）治疗中，姑息治疗从一开始就占据了重要地位。姑息治疗涉及非常广阔的领域，对于不同医学领域的患者均适用。然而，在肿瘤和血液病中，姑息治疗的重点是通过保障患者的生活质量来缓解患者的痛苦。积极的姑息治疗包括对局部转移性骨痛的姑息放疗、止血、减少/预防实体肿瘤原发灶/转移灶压迫神经/脊髓等。

综合姑息治疗可能受多种因素影响，需要针对个体患者进行综合评估。这些因素相互关联，因此，若要实现成功的综合照护需要跨学科管理计划。

在临终之际，维护个人尊严并优先考虑患者个人意愿可能是一项挑战，此时姑息治疗团队发挥着管理中的软技能作用。

在肺癌晚期，患者会遭受巨大的痛苦，包括呼吸困难、感染及癌症原发灶和转移灶带来的疼痛。在涉及脑和骨转移时，管理意识障碍和控制疼痛成为临床团队的重大挑战。因此，一支可以给予充分支持的优良的姑息治疗团队对于多学科合作诊疗中的癌症患者管理非常有用，可以减轻医疗团队的负担。

广泛期疾病的治疗始于化疗，然后是姑息放疗。在癌症治疗的后期，对症治疗比积极的抗肿瘤治疗发挥着更重要的作用。与辅助化疗不同，关于肺癌新辅助化疗的数据非常少。它们偶尔被用于缩小大肿瘤，从而使患者能从手术中获益，避免早期微转移，有可能使肿瘤降期并更好地耐受治疗。自20世纪90年代以来，很少有研究表明新辅助化疗可提高OS。值得注意的是，许多新辅助化疗临床试验的荟萃分析显示，新辅助化疗可提高生存率，其与辅助化疗的结果基本相似。因此，除非有充分的理由，否则不鼓励在手术切除肿瘤之前进行化疗。

5.4　免疫治疗的作用

大多数免疫检查点抑制剂和单克隆抗体对肺癌有显著疗效，并已获批。以下是美国食品药品监督管理局（Food and Drug Administration，FDA）批准的用于治疗肺癌的单克隆抗体免疫检查点抑制剂（表5.3）。

表5.3　FDA批准的作为免疫检查点抑制剂治疗肺癌的单克隆抗体

检查点抑制剂	靶向单克隆抗体	肺癌种类	获批年份
帕博利珠单抗	人源化PD-1 IgG4单克隆抗体	非小细胞肺癌	2014
纳武利尤单抗	人源化PD-1 IgG4单克隆抗体	非小非小细胞肺癌，小细胞肺癌	2014
阿替利珠单抗	人源化PD-L1 IgG1单克隆抗体	非小非小细胞肺癌，小细胞肺癌	2016
度伐利尤单抗	人源化PD-L1 IgG1单克隆抗体	非小非小细胞肺癌	2017

值得注意的是，小细胞肺癌病例仅占所有肺癌的10%～15%。然而，据报道它是最致命的亚型。几十年来，小细胞肺癌的传统治疗方法一直保持不变。但单靠化疗无法改善长期总生存期。幸运的是，随着免疫治疗的发展，初步改善了小细胞肺癌患者的总生存期和无进展生存期（progression free survival，PFS）。免疫检查点抑制剂（immune checkpoint inhibitors，ICIs）的使用，包括细胞毒性T淋巴细胞蛋白4（cytotoxic T-lymphocyte protein-4，CTLA-4）、PD-1和PD-L1的单克隆抗体，引发了肺癌治疗的巨大变革。PD-1抑制剂纳武利尤单抗和帕博利珠单抗及PD-L1抑制剂阿替利珠单抗作为联合治疗药物在多个临床试验中展现出了很好的疗效，并被批准可以单药用于小细胞肺癌的三线治疗。此外，Zhang等深入研究后发现，一线化疗联合免疫治疗方案可以显著延长广泛期小细胞肺癌患者的PFS和OS。

对于非小细胞肺癌，治疗方法因病理类型和分期而异。通常，Ⅰ期和Ⅱ期非小细胞肺癌的治疗方法是手术切除肿瘤和淋巴结清扫，而含铂方案的辅助化疗通常用于Ⅱ期和Ⅲ期非小细胞肺癌，5年生存率为5%。显然，研究者们已经建议对这些患者行联合治疗，可以取得显著的疗效。然而，这些联合疗法并非没有不良反应。部分数据表明，辅助化疗后使用EGFR-TKI靶向治疗可以改善PFS，但OS并没有明显改善。辅助免疫治疗：帕博利珠单抗、纳武利尤单抗和阿替利珠单抗，在转移性非小细胞肺癌的治疗中展现出了巨大的作用。

一项正在进行的重要辅助治疗的临床试验是辅助肺癌富集标志物鉴定和测序试验（ALCHEMIST），旨在比较中期（IB-ⅢA）非小细胞肺癌辅助靶向治疗、辅助化疗与辅助免疫单药治疗的疗效。ALCHEMIST试验中的患者将接受纳武利尤单抗辅助治疗1年后随访，或者接受厄洛替尼/克唑替尼辅助治疗2年后随访。另一项Ⅲ期随机开放标签试验旨在比较阿替利珠单抗与最佳支持治疗在接受过含铂术后辅助化疗的ⅠB～ⅢA期非小细胞肺癌患者的疗效和安全性。

5.4.1 胸膜间皮瘤和抗肿瘤治疗

恶性胸膜间皮瘤（malignant pleural mesothelioma，MPM）是一种罕见但非常严重的恶性疾病，大多数患者手术治疗都会面临失败的处境。目前，唯一获批并在临床上使用的联合疗法是顺铂＋培美曲塞±贝伐珠单抗。根据最近的PROMISE-MESO试验，免疫单药治疗与化疗对患者生存结局的影响几乎没有差异。

类似地，CTLA-4和PD-L1抑制剂联合治疗非小细胞肺癌在Ⅱ～Ⅲ期临床研究中取得了可喜的结果。然而，与化疗联合治疗后进行免疫维持治疗已经取代了之前的双免联合治疗。根据2018年的NCCN指南，纳武利尤单抗±伊匹木单抗或帕博利珠单抗已被推荐作为恶性胸膜间皮瘤的新型系统疗法。因此，一系列试验的专家意见表明，地区或国家指南对于更新阿替利珠单抗联合治疗的标准一线治疗的地位非常重要，这可能为评估符合条件的患者的长期生存提供机会。

最近，随着免疫治疗药被引入用于恶性胸膜间皮瘤的治疗，一些以独特方式起效的抗肿瘤药物同样被发现适用于恶性胸膜间皮瘤。Anagnostou等的研究提示以特殊的方式靶向CTLA-4和PD-1的免疫检查点抑制剂（immune checkpoint blockade，ICD）在联合化疗用于治疗间皮瘤和肺癌的过程中可以获益。他们的研究并没有贬低其他强调阻断攻击体内正常细胞再生的抗肿瘤药物。此外，早期的嵌合抗原受体T细胞（chimeric antigen receptor T cell，CAR-T）疗法被认为可以延长患者的生存期。这种治疗方法被称为在治疗周期之间阻断肿瘤生长的疗法。实验表明，肿瘤细胞增殖可以通过免疫组化检测 Ki-67 及通过流式细胞术评估溴脱氧尿嘧啶核苷来测定。

　　确定细胞因子相关逆转录基因表达的分子变异，已在分期治疗中报道过。最近，PD-L1 已被证实为非小细胞肺癌中毒性较小的生物标志物，但尚未揭示其作为恶性胸膜间皮瘤生物标志物的价值。PD-L1 阻断 T 细胞并降低下游免疫效应的激活，从而为肿瘤免疫逃避开路。值得注意的是，阻断 PD-L1 通路为恢复免疫效应提供了机会。阿替利珠单抗可以作为二线治疗药物，纳武利尤单抗联合伊匹木单抗二线治疗不可切除的恶性胸膜间皮瘤的生存期为 2 年。虽然免疫治疗被认为毒性较小，但它需要一个漫长而昂贵的治疗过程。许多其他研究表明，恶性胸膜间皮瘤也可以从高剂量胸部调强放射治疗（intensity-modulated radio therapy，IMRT）中获益。

5.5　挑战和未来展望

　　一系列临床试验已证实联合化疗方案比单一药物化疗效果更好。但另一方面，维持化疗对 PFS 和 OS 并没有显著影响。免疫治疗具有潜在持久、有意义的应答，且毒性非常小。许多研究者也关注到了一些其他类型的治疗方式，包括癌症治疗中的营养/MLT、癌症和纳米疗法、靶向治疗和个体化诊疗。希望在不久的将来，这些研究可以为癌症患者带来更加高效低毒的治疗方法。在新的抗肿瘤治疗中，树突状细胞（dendritic cell，DC）免疫疗法已经在不同癌种中进行了试验。在肺癌和间皮瘤中，临床研究表明树突状细胞免疫疗法也具有显著的抗肿瘤活性。

　　通过监测胸膜组织中钙网蛋白的表达来筛查间皮瘤高危人群可以有助于及时诊断间皮瘤。同样，检测 WT-1 并及时进行免疫治疗可以潜在改善总生存获益。若要确立免疫治疗及其他新的抗肿瘤方法在日常诊疗中的地位，还需要进行更多的研究和临床试验来验证。

（刘　鹏　译）

癌症中的激素疗法

第6章

Muhammad Rizwan Tariq，Shinawar Waseem Ali，Sehar Anam Khan，Roshan Yamen，Sara Iqbal，Waseem Safdar，and Muhammad Naveed Sheas

6.1 引言

近年来，在癌症的治疗中，激素的使用逐渐受到重视，相较于手术和临床治疗方法，激素治疗的受欢迎程度不断上升。各类产品的优缺点对比常出现在报纸、期刊和文章中。激素已成为一种家喻户晓的治疗癌症的方法，一系列的试验发现了激素在乳腺癌治疗中的应用。其中有些激素会导致人体毒性反应或其他并发症，而有些激素又被证明是有效的抗癌药物。在本章的开头，将讨论促黄体素释放激素（luteinizing hormone releasing hormone，LH-RH）、抗雄激素、抗雌激素和芳香化酶抑制剂在癌症治疗中的应用，因为它们已被证明具有治疗癌症的能力。在回顾了他莫昔芬治疗晚期乳腺癌的临床试验后，还讨论了使用雌激素治疗时存在的毒性问题，并强调了过量使用推荐剂量所引起的毒性和并发症。本章还讨论了通过抗雌激素逃避癌症的生物学基本原理，包括乳腺癌的危险因素及他们间的相关性，以及还讨论了使用雌激素替代疗法（estrogen replacement therapy，ERT）来控制乳腺癌的绝经指征，因为ERT越来越受到乳腺癌幸存者的青睐。本章还将讨论在预防乳腺癌方面享有盛誉的系统疗法。

本章还介绍了促黄体生成素释放激素激动剂治疗乳腺癌的药理作用机制，其中涉及戈舍瑞林对宫颈组织学的影响，长期注射3.6mg戈舍瑞林引起促黄体生成素分泌过少，以及促黄体生成素分泌过多导致3.6mg戈舍瑞林分布异常。此外，癌症患者接受当代绝经激素疗法（menopausal hormone therapy，MHT）的风险评估也是此项研究的重要部分。本章还讨论了卵巢癌患者接受绝经后激素疗法时的风险问题，以及对接受不同激素疗法和绝经后治疗的女性进行评估的结果。

6.2 用于癌症治疗的性类固醇

目前治疗前列腺癌和乳腺癌的方法会阻碍类固醇的作用，并将其在癌症组织中的循环降至最低。在过去20年里，抗雌激素、芳香化酶抑制剂、抗雄激素等激素及使用强效的LH-RH激动剂来进行"医疗性腺切除术"已经证明了它们在癌症治疗中的价值。然而，前列腺增生和乳房肿瘤与性类固醇之间的重要联系却花了100年的时间才得到统一认识。George Beatson在1896年发现对无法手术的晚期乳腺癌患者可以切除卵巢获益，还证明了切除卵巢对兔子或其他农场动物乳腺组织学的影响。1923年，Allen 和 Doisy 在猪的卵巢中发现了雌激素，这一发现为今后的研究提供了重要线索。1929年，Doisy 首次提取出甾体激素雌酮结晶，在卵巢切除的小鼠体内鉴定出雌激素化合物，并指出其导致阴道角化的形成。

LH-RH 是以脉冲方式释放的一种小肽，它对卵泡活力激素的调节和分泌与黄体生成素相关，最初被认为是一种治疗性引入雄激素、刺激不育男性精子生成和诱导不育女性排卵的药物。然而，LH-RH 的长时间刺激导致垂体迅速脱敏，促进了避孕药物的发展。医疗性卵巢切除术及男性睾丸雄激素和女性卵巢雌激素合成受阻，导致了强效 LH-RH 的持续合成。目前，通过应用可持续释放激素设计理念治疗前列腺癌和绝经前乳腺癌，可以避免各种外科手术和内分泌消融治疗。当前列腺癌和乳腺癌的致病因素是雄激素和雌激素时，使用拮抗剂来阻断激素的作用，可展示良好的疗效。非固醇类雌激素的鉴定是发现抗雌激素治疗的基础。据 Lerner 及其同事报道，MER25 是第一种被发现的非固醇类雌激素。然而，由于 MER25 的毒性太大，无法用于临床，后来又研究了类似于雌激素的三苯乙烯。随后，Harper 和 Walpole 在大鼠身上发现了一种强效抗雌激素他莫昔芬（ICI 46474）用于治疗晚期乳腺癌。表皮生长因子（epidermal growth factor，EGF）似乎能促进细胞增殖，而在前列腺癌中也发现了表皮生长因子受体。因此，在早期临床试验中，通过有效抑制 EGF 受体-酪氨酸激酶可以控制前列腺癌。由于前列腺癌研究步伐不断加快，我们期待来年会有大量的新研究，包括对癌前疾病和早期疾病的疗法。

6.3　治疗乳腺癌的他莫昔芬

20世纪60年代，许多制药公司对雌激素的结构与活性之间的联系开展了研究。实验鼠被用作有效的生育载体，但从临床角度来看，这些特性并没有像在动物身上观察到的那样得到转化。某些乳腺癌的生长与雌激素之间的关系促使人们使用几种新的抗雌激素对乳腺癌进行初步试验。20世纪70年代，通过放射性雌二醇可以在靶组织中发现抗雌激素，临床研究的理由更加充分。20世纪70年代，位于卡拉马祖的MI、UpJohn公司对新的抗雌激素药物——萘夫西汀进行了广泛的试验，但由于不可避免的毒性反应，而"未继续研究"。ER 阳性的患者对他莫昔芬疗效明显（$2P < 0.00001$），并表现出明显的偏离趋势（$x^2 = 45.5$，$2P < 0.00001$）。然而，他莫昔芬对 ER 阴性患者的作用非常微弱。同时，关于他莫昔芬在 ER 阳性患者中稍微更好的反应是否与雌激素受体有关也是一个值得探讨的问题。他莫昔芬对孕激素受体（progesterone receptor，PgR）的改善效果也值得商榷。在过去5年的试验中，他莫昔芬表现出递增的比例减少，可以得出结论，有可能通过 ER 来预测他莫昔芬的反应，这说明他莫昔芬是治疗乳腺癌的潜在拮抗剂。已故的 Arthur Walpole 博士将他莫昔芬视为绝经后乳腺癌晚期患者的一种强有力的姑息治疗手段。在过去20年中，他莫昔芬一直被指定为治疗各期乳腺癌的内分泌药物。然而，由于对辅助临床试验结果的评估非常严格，对他莫昔芬的作用尚未得出结论。

氟维司群等新型内分泌疗法增加了绝经后妇女乳腺癌患者的治疗选择，并为联合治疗提供了新的方案。临床试验证实，对他莫昔芬耐药的肿瘤可被氟维司群所抑制，这种方法提供了有效的治疗，提高了患者的生存率。

6.4　治疗乳腺癌的激素方案

约一个世纪前，Beatsor描述了第一个被成功证明的癌症系统疗法。他将人类上皮细胞增殖的观察结果与哺乳期绵羊乳腺上皮细胞增殖的卵巢检查结果相结合，提出了卵巢切除术可抑制乳腺癌生长。1895年6月15日，一名患者尝试用卵巢切除术抑制乳腺癌，结果显示疗效非常好。乳腺癌的生物复制是非常关键的，而早期乳腺癌的预防策略以激素策略为基础。癌变是一个包含多个步骤的过程。第一步是不可逆的，涉及DNA的损伤，称为启动步骤。第二步是有丝分裂或激素刺激细胞分裂，称为促进阶段。最后，经过改造的细胞的微小复制进展，形成真正的肿瘤病变。人类中因肿瘤病毒而诱发乳腺癌的情况尚未发现。然而，众所周知，辐射是导致人类患癌的主要原因之一，因为辐射会诱发突变，导致人类患上肿瘤。

在怀孕或哺乳期的大鼠中，DMBA的致癌作用是中等程度的。这表明怀孕期间乳腺的发育受到胎盘激素的影响。外源性胎盘激素会影响乳腺上皮的发育。与使用DMBA之前动物的反应相比，使用人绒毛膜促性腺激素后，乳腺癌的发病率呈剂量依赖性下降。由此可见，在DMBA治疗后，胎盘泌乳素的施用明显增加了癌症负荷。乳腺癌的发病年龄见图6.1。

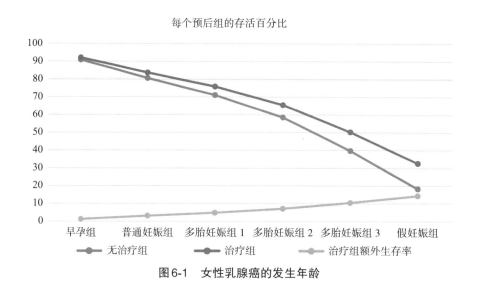

图6-1　女性乳腺癌的发生年龄

6.5　LH-RH激动剂治疗乳腺癌

Paterson于1948年、Nissen-Meyer于1957年开始对卵巢消融作为辅助性综合疗法的效果进行了临床研究，研究结果表明，卵巢切除、消融或抑制的辅助治疗可提高50岁以下女性的长期生存率。手术和放疗不被认为是大的侵入性治疗，但两者都有风险。此外，卵巢放射治疗需要长达6周的时间来减少雌激素的分泌，而且抑制效果可能不均衡。无论患者对治疗是否有反应，卵巢切除术和卵巢移位都是不可逆的，会造成持续的绝经情况。ICI开始寻找用药物抑制卵巢功能的途径，并生产了几种促黄体生成素和释放激素（LH-RH）替代品。随后，醋酸戈舍瑞林缓释植入剂（Zoladex.ICI 118630）被认为是最有前途的，以动物实验为基础的药物。研究发现，醋酸戈舍瑞林能引起两种促性腺激素（LH和FSH）的血浆液质量上升，但持续治疗会导致LH、雌二醇、FSH和孕酮迅速下降。血液中的雌二醇水平降至卵巢切除或绝经女性的水平。醋酸戈舍瑞林对腺嗜铬细胞的作用被称为"受体下调"。下丘脑GnRH的脉冲式喷射是垂体分泌促性腺激素（LH和FSH）的自然信号。在更年期女性中，由促性腺激素分泌的最重要的雌激素是雌二醇。戈舍瑞林与垂体细胞表面的所有LH-RH受体结合，工作的LH-RH受体形成团块并逐渐内化到细胞内，导致血清LH暂时升高。戈舍瑞林持续地从Zoladex（3.6mg剂型）中释放，会产生新的受体，但这些受体很快就会被占据并内化。因此，持续注射LH-RH匹配物会抑制细胞表面的LH-RH传感器，从而阻止LH的产生和排泄，进而导致雌激素的产生和分泌减少，引起绝经。对于绝经前的女性，抑制卵巢功能是广泛治疗的首选，而对于绝经后的女性，雌激素拮抗剂和他莫昔芬（Nolvadex）则是标准治疗方法。戈舍瑞林疗法能有效地使女性绝经，因此，测试两种药物联合使用与单独使用戈舍瑞林的疗效似乎是合乎逻辑的。

从内分泌学角度看，联合用药是安全的，其降低血清促性腺激素、雌二醇和孕酮浓度的效果与单独使用醋酸戈舍瑞林治疗一样好。在晚期乳腺癌治疗中，绝经前女性被随机分为两种情况，一种是单纯使用醋酸戈舍瑞林，另一种是以他莫昔芬联合醋酸戈舍瑞林作为主要治疗手段。研究开始时，绝经情况、体重、生命周期、给药间隔、激素受体位置、细胞学、分期均相同，反应率没有明显区别（戈舍瑞林为31%，联合疗法为35%），但联合疗法在疾病进展时间上有相当大的优势；两个试验组的副作用非常相似，而且没有与该化合物相关的其他免疫问题。EBCTCG综述荟萃分析强烈支持输卵管切除术的疗效，这是在多项实验中研究过的最古老的辅助治疗方法。其影响程度似乎可与他莫昔芬对更年期女性的影响或细胞毒性药物治疗对女性的影响相媲美。在使用环磷酰胺、多柔比星和5-氟尿嘧啶进行细胞毒性治疗的女性中，醋酸戈舍瑞林加他莫昔芬能显著提高无复发生存率，而单用醋酸戈舍瑞林则不能。这再次证明了两种激素药物联合使用的疗效。将含醋酸戈舍瑞林的激素方案作为CMF的辅助疗法进行的试验显示，ER阳性肿瘤的反应明显一致，副作用大大降低。CMF的卵巢抑制副作用占其对ER阳性癌症作用的很大一部分，这种激素效应比肿瘤的纯细胞毒性效应要强得多。对于患有ER阳性恶性肿瘤的女性来说，采用醋酸戈舍瑞林方案的激素治疗现在应该取代细胞毒治疗，成为可选的辅助治疗方法。

阿巴瑞克是一种改良的促性腺激素释放激素拮抗剂。治疗15天后，阿巴瑞克组的PSA下降率更高。

6.6　利用抗雌激素防御乳腺癌

1936年，Lacassagne提出，如果乳腺癌是由于乳房对雌激素的独特遗传易感性造成的，那么就有可能发现一种治疗性拮抗剂来预防这种疾病。近10年来，对他莫昔芬毒性和药理学的研究使抗雌激素治疗乳腺癌的概念进入了药物试验阶段。并非所有患有乳腺癌的女性都有已知的乳腺癌风险因素。统计分析显示，约有1/2确诊乳腺癌的女性患者没有被预先为监测对象。基于这一发现，人们开发了新的抗雌激素预防策略，以扩大抗雌激素的适用范围。尽管乳腺癌的病因不明，但某些因素与患病概率增加有关。遗传和祖先、激素变量、良性乳腺疾病和环境因素都可归类为此类因素。此外，年龄也是乳腺癌的重要风险因素之一，女性一生中有1/2的患乳腺癌的风险发生在65岁之后。

乳腺肿瘤的高危因素很可能是家族史，其中有两种类型是公认的。由于一些有乳腺肿瘤家族史的女性并没有患上这种遗传性疾病，她们患上这种疾病的风险大大低于那些遗传了先天基因的女性。一名30岁的女性，如果其母亲或姐妹患有乳腺肿瘤，那么到70岁时，她患乳腺癌的风险为7%～18%。内源性激素与乳腺癌的危险性有明显的联系，一些研究将乳腺癌的危险性与月经初潮年龄、更年期和第一次妊娠联系起来。一些研究称，无论是意外流产还是计划流产，都与乳腺癌的风险增高有关，而其他研究则认为流产与乳腺癌的可能性之间没有联系。

乳腺癌女性似乎是化学预防计划的最佳人选，而文化因素对风险的影响却很神秘，可能性因素之间的联系及其波动也很少被讨论。除了乳腺癌易感基因发生突变的女性外，许多具有高危因素的女性不会罹患乳腺癌。根据 Seidman 等的研究，在30～54岁女性中，只有21%的乳腺癌病例表现出有乳腺肿瘤发生的10%以上的概率；而在55～84岁女性中这一比例为29%。他莫昔芬和雷洛昔芬研究（STAR）试验随机分配绝经后女性，分别接受常规他莫昔芬或5年雷洛昔芬化疗，STAR研究的主要目标是研究长期服用雷洛昔芬药物是否有助于预防绝经后女性患乳腺癌的风险。使用已知的药物他莫昔芬被作为对照，用于确定雷洛昔芬疗法的净价值。虽然很明显他莫昔芬和雷洛昔芬作用于女性相同靶区，但药物比较提供了必要的临床数据。雷洛昔芬是一种抗雌激素药物，其类似雌激素的作用比他莫昔芬少。美国国家癌症研究所在高风险绝经前女性中开展了雷洛昔芬的临床试验，因为它已被证明会对绝经前女性的骨密度造成少量损失。短期服用雷洛昔芬（5天或28天）会产生全身性的雌二醇浓度，但不会100%抑制排卵，这与他莫昔芬在绝经前乳腺癌患者中释放的类固醇激素升高的记录相似。

6.7　更年期症状的激素替代疗法（hormonal replacement therapy，HRT）

乳腺癌幸存者，包括所有绝经后女性，都遭受着令人恼火、有时甚至是毁灭性的更年期症状的折磨，如突然出汗、排尿困难、阴道萎缩并伴有尿路症状、睡眠障碍和情绪波动。乳腺癌患者经常寻求雌激素替代疗法（ERT）来帮助解决这些问题。他莫昔芬有可能加重或诱发血管运动和阴道症状，因为这些影响很严重，一些女性因此停止了他莫昔芬辅助治疗。冠状动脉疾病是绝经期雌激素减少的一个不太明显但可能致命的副作用。ERT中记录的冠心病减少率通常在30%～70%。骨质疏松症是造成准绝经女性身体虚弱和暂时性症状的另一个原因。据估计，接受ERT的女性未来骨折率可降低30%～60%。

非肿瘤健康问题正日益引起关注。1982—1987年，由于筛查工作的加强，美国乳腺癌的发病率急剧上升。对于女性而言，因乳腺肿瘤而过早绝经已成为一个主要问题。辅助化疗由于对轻微突出但结节阴性的女性有积极的疗效，因此越来越普遍。化疗是1989年报道的大型前瞻性随机临床试验的中间结果之一，并被推荐用于更常见的有利变异型乳腺癌患者。大多数研究旨在探讨过早进入更年期的女性患心血管疾病的风险较高，而与年龄相关的严重心脏病的比较风险为0.40。结节阴性乳腺癌幸存者的主要死因是非肿瘤性疾病和心脏病。这些数据是基于那些没有服用药物、因此没有提前绝经的患者得出的。根据最近的一项全球综述，许多浸润性癌症患者可以从他莫昔芬治疗中康复，长期治疗可能比短疗程治疗更好。他莫昔芬未来可能会广泛应用于易患乳腺癌的女性及其幸存者。目前正在进行3项乳腺癌预防试验，每项试验都在对有乳腺癌风险的健康女性进行他莫昔芬预防性治疗。如果这些试验的结果同图6.2所示类似良好，可能会建议将他莫昔芬作为抗癌药物用于大量绝经前和绝经后女性。

联合使用ERT/HRT和他莫昔芬，可能会使他莫昔芬对乳腺或肿瘤细胞的影响被雌激素抵消。虽然绝经前女性体内有较高水平的雌二醇与性激素结合球蛋白结合、但她们对他莫昔芬仍有反应。绝经后女性血清中雌二醇水平的升高是在整个月经周期或卵泡期，以及月经周期的其余时间观察到的，绝经前患者的雌二醇水平要高得多。

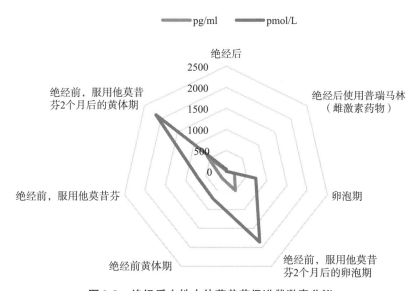

图6-2　绝经后女性中他莫昔芬促进雌激素分泌

6.8　绝经后的激素替代疗法与结直肠癌风险

内源性和外源性性激素可能影响结直肠癌风险的概念最早在20世纪80年代初被提出，而有关HRT3影响的流行病学数据大多是最近才收集到的。多项研究表明，结肠癌与激素治疗之间没有明显联系。5项调查显示直肠癌与肥胖之间没有联系。只有Furner等发现HRT3导致结肠癌风险显著降低，Calle等发现与统计趋势和使用时间长短有关系。这项研究是基于迄今为止发表的最大规模的女性结肠直肠癌病例系列，它为HRT持续降低结肠癌和直肠癌风险提供了更多定量证据。即使考虑到其他已知或可疑的风险变量，研究也发现使用时间的长短与患结肠癌和直肠癌的风险成反比。在研究中，曾经使用过HRT的女性患结肠癌的概率较小，而近期使用的女性则有更高的保护水平。

在分析这些观察性研究时，必须牢记使用激素替代疗法的女性与不使用激素替代疗法的女性在降低结肠癌风险方面可能存在差异。在观察性研究中，不规范的混杂因素总是存在的，而在本案例中，由于在获得医疗保健服务和接受结直肠癌筛查方面可能存在差异，这种混杂因素就显得更加重要了。结直肠癌影响了470例女性，远端结直肠腺瘤影响了838例女性，绝经后激素的使用与结直肠癌发病率降低有关。这种联系在以前的使用者身上较弱（RR＝0.84），并在停止使用激素5年后消失（RR＝0.92）。绝经后接受激素治疗的女性患结直肠肿瘤的概率降低，但停止治疗后效果很快就会改变。研究发现，使用激素与大的结直肠腺瘤成反比，但与小的结直肠腺瘤无关。

6.9　绝经激素疗法

数百万女性仍在使用激素治疗更年期症状。全世界都在使用雌激素加孕激素疗法（estrogen plus progestin therapy，EPT）或雌激素疗法（estrogen therapy，ET）治疗更年期。激素疗法试验表明，雌激素和孕激素会增加乳腺癌和肺癌的死亡率，减少子宫内膜癌死亡率，但对大肠癌没有临床影响。另外，单独使用雌激素患者患乳腺癌、肺癌和结直肠癌的风险较低。

一项以瑞典全国人口为基础的队列研究在研究期间对290 186例年龄≥40岁的女性使用了对照绝经激素疗法（MHT）。ET和EPT的剂量由全国处方药登记处开具。对16个不同解剖位置的癌症诊断进行了分组，从而对标准化发病率比（standardized incidence ratio，SIR）和95%置信区间（confidence interval，CI）进行了讨论：结果显示，使用过MHT的癌症发病率比为1.09（95%CI 1.07～1.11），使用E-MHT的癌症发病率比为1.04（95%CI 1.01～1.06），使用EP-MHT的癌症发病率比为1.14（95%CI 1.12～1.17）。年龄≥70岁的EP-MHT使用者的SIR值最高。乳腺、子宫内膜和卵巢肿瘤对任何一种MHT的易感性都很高，但浸润型乳腺癌（对EP-MRT使用者而言）的风险随着年龄的增长而增加。因此，EP-MRT与癌症风险的增加有关。ET中的少量孕激素起到保护子宫内膜的作用。无节制的雌激素疗法会增加子宫内膜增生和腺体恶性肿瘤的风险。ET中孕激素的正确剂量和持续时间可降低这种风险。美国食品药品监督管理局（FDA）批准；适当剂量和持续时间的孕激素可保护子宫内膜。ET对心血管风险因素的有利影响可能会因添加孕激素而降低。孕激素虽然能增加乳腺密度，但会降低ET保护骨质的作用为预防雌激素引起的子宫内膜增生，应添加孕激素。其副作用可能是轻微的，但对某些女性来说可能是严重的，可以通过改变孕激素的类型、其剂量和使用方式来最大限度地减少副作用。

6.10　卵巢癌与激素疗法

研究表明，绝经前和绝经后接受不同激素疗法（hormonal therapy，HT）的女性患卵巢癌的风险较高。由于无法获得8例女性的卵巢癌病史，因此这些女性未被纳入激素疗法与上皮癌相关性分析，但对其卵巢癌总体情况进行了分析。肿瘤分为上皮性肿瘤和非上皮性肿瘤。该研究进行了两类分析：一类分析对象是首次接受激素治疗到剩余暴露时间的女性；另一类分析对象是在随访期间改用另一种激素治疗的女性。结果显示，在909 946名女性中，有3068人在研究期间罹患恶性卵巢癌。其中，2681例为上皮性肿瘤，115例为不明上皮性肿瘤，401例为腺癌，55例为非上皮性肿瘤，324例为不明肿瘤。与以前使用过和从未使用过激素疗法的人相比，现在使用激素疗法的人患卵巢癌的风险更高。患卵巢癌的风险并不随着激素治疗时间的延长而增加。以前使用过激素疗法的人在停止激素疗法后 2 年内，患上皮性卵巢癌的风险不断增加。

由于目前使用 EPT 的人比从未使用过的人患癌症的风险更高，目前使用 EPT 的人比从未使用过 EPT 的人患卵巢癌的风险也更高。然而，服用 EPT 的时间长短与卵巢癌风险增加密切相关。服用周期性 EPT 或长周期 EPT 的女性患上皮性卵巢癌的风险高于从未服用过激素疗法的女性或连续服用 EPT 的女性。炔诺酮联合疗法也增加了上皮性卵巢癌的风险。与口服 ET 的女性相比，接受经皮给药 ET 治疗的女性患卵巢癌的风险更高，但差异并没有统计学意义。与口服雌激素相比，经阴道使用 ET 的女性患卵巢癌的风险较高。不过，口服 EPT 的人患上皮癌的风险高于从未服用过激素的人。使用激素时间短（0～4 年）的人患卵巢癌的风险增加，但使用 HT 少于 5 年的人患卵巢癌的风险没有增加。研究表明，使用 ET 的时间越长，患癌症的风险也越大。一项丹麦研究发现，增加剂量比使用 ET 的时间更重要，但最近的研究表明，增加剂量对卵巢癌的风险没有影响。最近的研究表明，使用联合疗法 5 年或更长时间会增加罹患卵巢癌的风险。该研究表明，HT 和雌激素联合疗法会增加卵巢癌的风险，而孕激素的种类、疗程长短、给药途径和剂量对卵巢癌的风险影响较小。使用激素时必须考虑卵巢癌的风险。

6.11 结论

激素疗法有多种选择，患者可以在不同阶段考虑采用不同的疗法。患者需要根据现有数据选择合适的疗法。LH-RH 激动剂仍是一种标准疗法。有些患者可能会选择营养疗法或草药补充剂等替代策略。为避免前列腺癌的发生，亟须在 EGF 方面开展新的研究，包括对癌前疾病的有效治疗、早期疾病的治疗及新的治疗方案。他莫昔芬已被指定为乳腺癌的内分泌治疗药物。然而，由于对辅助临床试验结果的评估非常严谨，对他莫昔芬的作用尚未得出结论。雷洛昔芬是一种抗雌激素药物，与他莫昔芬相比，其类似雌激素的作用较少。同时使用 ERT/HRT 和他莫昔芬可能会使雌激素抵消他莫昔芬对乳腺或肿瘤细胞的作用。接受绝经后激素治疗的女性患结直肠癌的风险降低。研究发现，绝经后使用激素与大肠腺瘤成反比。研究表明，联合使用激素和雌激素疗法会增加罹患卵巢癌的风险，而孕激素的种类、使用时间长短、给药途径和剂量对罹患卵巢癌的风险影响较小。使用激素时必须考虑卵巢癌的风险。

（周　姝　邵　亮　译）

第7章 溶瘤病毒疗法

Munazza Fatima，Deeba Amraiz，and Muhammad Tariq Navid

7.1 引言

溶瘤病毒疗法革新了当代包括手术、化疗、放疗和免疫疗法等的标准肿瘤治疗方法，有望成为一种肿瘤治疗的主要方法。溶瘤病毒疗法采用天然存在或经过基因改造的病毒，这些病毒可以在肿瘤细胞中复制并杀死肿瘤细胞，而不会损伤正常细胞。溶瘤病毒（oncolytic viruse，OV）通过直接裂解或调节抗肿瘤免疫来杀死肿瘤微环境中的细胞。这些机制所带来的不同结局取决于肿瘤细胞的类型、溶瘤病毒的特性、病毒与肿瘤微环境之间的相互作用以及宿主的免疫反应。病毒分子生物学、基因工程和肿瘤免疫学的发展与深入理解使大众对溶瘤病毒疗法的兴趣激增。多种OV正在临床进行临床研究的评估，包括腺病毒、痘苗病毒、呼肠孤病毒、单纯疱疹病毒1（herpes simplex virus 1，HSV-1）、新城疫病毒（newcastle disease virus，NDV）和脊髓灰质炎病毒等。OV在肿瘤治疗中的临床应用始于20世纪50年代，当时啮齿类动物模型和病毒扩增方法已经十分成熟。成百上千的肿瘤患者接受了多种野生型病毒的治疗，在不同时间阶段均观察到一些病例出现肿瘤消退的现象；然而，结果不尽相同，整体来看这种成功是有限的。20世纪90年代后期，溶瘤病毒疗法不断发展，研究者开始利用基因改造病毒来增强其抗肿瘤特异性和在肿瘤治疗中的疗效。1991年，在小鼠胶质母细胞瘤模型上开展的临床前研究证实，一种敲除胸苷激酶的HSV-1在小鼠体内有活性，并能抑制胶质瘤的生长，同时表现出极好的安全性。此后，许多不同的OV在肿瘤治疗的临床试验中接受评估，迄今为止，全球共有四种OV获批临床应用（表7.1）。在本章中，我们聚焦于OV应用于

表7.1 已批准用于癌症治疗的溶瘤病毒

溶瘤病毒	病毒类型	基因改造	适应证	年份/国家
RIGVIR®	小核糖核酸病毒	未改造	黑色素瘤	2004/拉脱维亚
Oncocrine（H101）	腺病毒	删除*E1B-55 K/E3*基因	鼻咽癌	2005/中国
T-VEC（Imlygic™）	1型单纯疱疹病毒	删除*ICP34.5*和*ICP47*基因，插入*GM-CSF*	晚期黑色素瘤	2015/美国＆欧洲
DELYTACT（G47Δ，teserpaturev）	1型单纯疱疹病毒	删除*ICP34.5*，*ICP6*和α47基因	恶性胶质瘤	2021/日本

肿瘤的治疗活性，同时也讨论了主要溶瘤病毒的特征、作用机制及其临床应用。

7.2　溶瘤病毒（OV）疗法的作用机制

OV疗法是一种新兴的抗肿瘤治疗方法。这些OV在自然中存在或在实验室中经改造而来，具有利用肿瘤细胞环境进行复制和增殖的能力。OV通常会诱导抗肿瘤免疫反应，并增加抗肿瘤基因的表达。这些OV在肿瘤治疗中的应用是对现有疗法（放疗和化疗）的良好补充。因此，了解OV的作用机制对于其抗肿瘤的应用非常重要。

7.2.1　裂解肿瘤

OV是一种多样化的生物制剂，具有用于多种肿瘤治疗的潜力。一般来说，OV对肿瘤的裂解作用可根据其效应类型分成两种，一种是直接作用于细胞，另一种是作用于血管网络。OV广泛利用肿瘤细胞的细胞机器来繁殖子代。OV通过阻断易感细胞的蛋白和核酸合成来干扰细胞增殖，这会破坏肿瘤细胞存活所必需的所有重要功能。随着病毒子代数量增加，肿瘤细胞的细胞核、线粒体、内质网和其他重要组成部分都会受到破坏（图7.1）。

血管新生是新血管形成的一个自然过程。这种血管新生有助于肿瘤的生长和发展，同时也是肿瘤保持其完整性和稳定性的原因。肿瘤细胞可以通过新生血管系统获得充足的氧气和其他重要的营养物质。因此，抑制肿瘤血管新生对阻止肿瘤转移和抑制肿瘤生长起着重要作用。血管新生指损伤引起新生血管发生以支持愈合的正常过程，通常也促进肿瘤发生。抗血管生成是OV最重要的能力之一。这些病毒可以通过减少细胞的血液

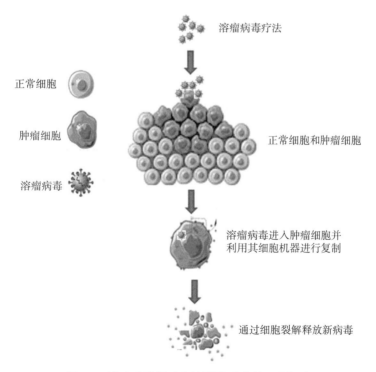

图7.1　溶瘤病毒通过直接裂解肿瘤杀死癌细胞

供应和引起血管破损来诱导肿瘤细胞死亡。例如，HSV 能在肿瘤血管中通过引发炎症反应而形成局部微血栓，这一过程在卵巢癌、肉瘤和胶质瘤中均有观察到。Breitbach 等曾经报道，痘苗病毒在与肿瘤细胞紧密联系的内皮细胞组成的血管中成功复制。OV 进入血管内皮细胞后，炎性中性粒细胞聚集导致供应肿瘤细胞的血流逐渐减少。这一过程会减少肿瘤细胞的血液灌注，并诱导缺血性死亡。血管通透性因子（vascular permeability factor，VPF）是一种参与启动血管新生的信号蛋白，它属于生长因子家族（胱氨酸结生长因子）。这些生长因子在血管生成、肿瘤细胞增殖和血管化过程中起着重要作用，最终导致肿瘤进展。腺病毒通过表达 E1A 蛋白进而下调 VPF 水平来发挥溶瘤作用。这一策略会影响血管生成，从而导致肿瘤细胞的血供减少，进而诱导肿瘤细胞死亡。

7.2.2 抗肿瘤免疫

肿瘤细胞被免疫系统识别为异常细胞，而肿瘤微环境在肿瘤的发展和免疫逃逸中发挥主导作用。肿瘤微环境由肿瘤细胞基质，成纤维细胞和炎性细胞（如小吞噬细胞、淋巴细胞、小胶质细胞和内皮细胞），以及炎性分子（如细胞因子）组成。细胞外基质由纤维连接蛋白、层粘连蛋白、透明质酸和胶原组成。细胞间连接则通过信号网络介导。许多信号分子如细胞因子、炎性介质、生长因子和各种不同的酶在这一过程中发挥着重要作用。最近的研究进展已经揭示多种包括外泌体、凋亡小体和循环肿瘤细胞等之间相互作用的新方式。这些新方式也充当着肿瘤相关细胞和正常细胞相互作用的信息渠道。

7.2.2.1 固有免疫

细胞因子是存在于微环境中的炎性分子，可促进免疫抑制和降低效应免疫细胞的效率。这一过程促进招募免疫抑制细胞，如肿瘤相关巨噬细胞（tumor-associated macrophages，TAMs）、肿瘤相关中性粒细胞（tumor-associated neutrophils，TANs）、癌症相关成纤维细胞（cancer-associated fibroblasts，CAFs）、髓系抑制性细胞（myeloid-derived suppressor cells，MDSCs）、调节性 T 细胞（regulatory T cells，Treg）等。"冷"的肿瘤微环境指的是免疫细胞浸润少。OV 擅长对这种免疫抑制型的微环境进行免疫转化。经历这一过程，细胞因子环境发生改变，免疫细胞也变得成熟，冷肿瘤转化为热肿瘤。肿瘤细胞在与 OV 的相互作用中难以存活，因为这些病毒通过促进免疫细胞来诱导肿瘤细胞死亡。病毒可以诱导病原体相关分子模式（pathogen-associated molecular pattern，PAMP）、肿瘤相关抗原（tumor-associated antigen，TAA）和组织损伤相关分子模式（damaged-associated molecular patterns，DAMP）的释放，这些分子继而被 Toll 样受体（Toll-like receptors，TLRS）识别，并引发骨髓分化初级反应基因 88（myeloid differentiation primary response gene，MYD88）和 Toll-白细胞介素 1 受体结构域含有的适配器诱导干扰素-β（Toll-interleukin 1 receptor domain containing adapter-inducing interferon-β，TRIF）的信号转导。这种作用的其他感受器是胞内模式识别受体，它们在识别病毒基因组和由此激活先天性免疫的过程中扮演着非常重要的角色。这些受体通常包括如视黄酸诱导基因-Ⅰ（retinoic acid-inducible gene-Ⅰ，RIG-Ⅰ）和黑色素瘤分化相关基因 5（melanoma differentiation-associated gene 5，MDA5）之类的 RIG-Ⅰ 样受体（retinoic acid-inducible gene-Ⅰ like receptors，RLRS）、蛋白激酶 R（protein kinase R，PKR），以及 cGMP-AMP 合成酶（cyclic GMP–AMP synthase，cGAS）-干扰素基因刺激因子（stimulator of interferon genes，STING）（即cGAS-STING通路）。在这些受体中，RIG-I和MDA5可分别识别单链和双链病毒RNA。这种识别刺激干扰素调节因子3和7（interferon regulatory factor 3 and 7，IRF3 和 IRF7），以及活化B细胞的核因子kappa轻链增强子（nuclear factor kappa light chain enhancer of activated B-cells，NF-κB）的释放。这两类分子在先天性免疫反应调控中非常重要，充当着干扰素（interferon，IFN）的关键转录调节因子。在病毒感染中，胞内DNA传感器cGAS主要发挥识别细胞内DNA的作用，而STING则作为识别cGAMP的连接器。然而，这些识别会激活内联信号，从而促进干扰素和相应细胞因子的产生。先天免疫系统可对这些细胞因子做出响应，对树突状细胞（dendritic cells，DC）和自然杀伤细胞等活性细胞做出反应。这种招募可改善肿瘤的微环境情况。例如，呼肠孤病毒能通过诱导更高浓度的细胞因子和共刺激因子来逆转黑色素瘤中的树突状细胞功能不良；呼肠孤病毒也能诱导促炎因子如巨噬细胞炎症蛋白（macrophage inflammatory protein，MIP-1α/β）的释放，同时最大程度减少免疫抑制细胞中IL-10的释放。这一过程启动了多样化的免疫反应。

7.2.2.2 适应性免疫

宿主免疫系统对新生肿瘤做出反应，检查并清除新生肿瘤。肿瘤相关小肽由细胞毒性T淋巴细胞（cytotoxic T lymphocytes，CTL）上的受体识别。肿瘤细胞上的主要组织相容性复合体（major histocompatibility complex，MHC）分子表达少而易逃避免疫反应，MHC分子在肿瘤的免疫逃逸机制及向T淋巴细胞呈递抗原中发挥至关重要的作用。这些MHC低表达的肿瘤不能促使CTL激活和发挥抗肿瘤作用。OV在提高树突状细胞的诱导、成熟和抗原呈递方面的潜力值得关注。成熟的树突状细胞主要在免疫刺激中发挥作用，它们通过MHC-Ⅰ将抗原肽呈递给细胞毒性细胞（CD8$^+$T）、通过MHC-Ⅱ将抗原肽呈递给辅助细胞（CD4$^+$T），最终共同刺激激活T细胞的信号。Murphy等在卵巢癌的研究中发现，溶瘤呼肠孤病毒可上调肿瘤相关MHC-Ⅰ配体的表达，并且在脾组织中也观察到类似的上调表达。在CMT64肺腺癌细胞上，溶瘤腺病毒治疗也显示了类似的结果。在另一个不同的实验模型中，将没有经受溶瘤呼肠孤病毒治疗的树突状细胞和肿瘤细胞进行共孵育，发现这些细胞不能诱导细胞毒效应和细胞死亡，而使用溶瘤呼肠孤病毒处理的结果则相反。这些结果突出了不同病毒潜在的溶瘤能力。因此，OV能用于多种不同类型的肿瘤和（或）不同分期的肿瘤。溶瘤病毒疗法也能通过维持免疫记忆而减少肿瘤复发的机会。Sindbis病毒与α4-1BB单克隆抗体联合用于治疗体内诱导型淋巴瘤，可引起淋巴瘤的消退和长期持续的抗肿瘤免疫记忆。与之相似，插入两个人源基因（IL-2基因和hTNF-α基因）的重组溶瘤腺病毒与肿瘤浸润淋巴细胞在叙利亚仓鼠上联合应用，形成了一种治疗胰腺癌的策略。在这个研究中，研究者检测到更高水平的辅助性T细胞和细胞毒性T细胞，同时也观察到这些细胞的长期存在。此外，这种重组腺病毒载体疗法降低了叙利亚仓鼠胰腺癌的复发率。

7.3 溶瘤病毒

最近在病毒结构和基因组结构及与癌症发展相关的免疫应答方面取得的进展，揭示了溶瘤病毒（OV）作为癌症疗法的潜力。在过去的20年间，多种病毒家族［DNA和（或）RNA病毒］有效地从临床前阶段进阶到了临床试验阶段（表7.2）。OV可能天然具有抗肿瘤特性，也可能经过修饰获得肿瘤选择性复制能力，其中一些还武装了激活免疫系统的治疗性转基因。

表7.2　溶瘤病毒的特性

溶瘤病毒	家族	基因类型	基因组大小（kb）	病毒颗粒大小（nm）	病毒受体	特异性基因改造
腺病毒	腺病毒科	双链DNA	35	70～90	CAR，CD46，VCAM-1	删除E1A、E1B、E3、RGD、TJK；插入E2F1、GM-CSF、DM1、Kozak；用RGDK替换KKTK
疱疹病毒	疱疹病毒科	双链DNA	154	200	HVEM，Nectin 1 & 2	删除ICP34.5和ICP47；插入US11，插入人GM-CSF，扰乱UL39，使用HSV-1减毒突变体
痘苗病毒	痘病毒科	双链DNA	190	70～100	未知	删除TK；插入VGF，插入人GM-CSF，B18R突变
细小病毒H-1	细小病毒科	单链DNA	5	18～28	唾液酸残基	无
呼肠孤病毒	呼肠孤病毒科	双链RNA	23	75	JAM-A	野生株
脊髓灰质炎病毒	微小病毒科	正义单链RNA	5	30	CD155	取代位于L1区的11个氨基酸
柯萨奇病毒	微小病毒科	正义单链RNA	7.5	28	CAR/ICAM-1/DAF	无
麻疹病毒	副黏液病毒科	反义单链RNA	16	100～200	SLAM，CD46	MV-CEA，MV-NIS
新城疫病毒	副黏液病毒科	反义单链RNA	15	100～500	未知	无
水疱性口炎病毒	弹状病毒科	反义单链RNA	11	80	LDLR	重组VSV，突变M和G蛋白，插入miRNA靶序列用于改善安全性，转入基因用于免疫调节

注：CAR.柯萨奇-腺病毒受体；CD46.分化簇46；VCAM-1.血管细胞黏附分子1；HVEM.疱疹病毒进入介导分子；JAM-A.连接黏附分子；ICAM-1.细胞内黏附分子1；DAF.衰减加速因子；LDLR.低密度脂蛋白受体；GM-CSF.粒细胞-巨噬细胞集落刺激因子；ICP.感染细胞蛋白；TK.胸苷激酶基因；VGF.痘苗病毒生长因子；MV-CEA.表达癌胚抗原的麻疹病毒；MV-NIS.工程化表达碘化钠转运蛋白基因的麻疹病毒；M.基质；G.糖蛋白。

7.3.1 单纯疱疹病毒（HSV）

HSV-1是来自α-疱疹病毒家族的带有包膜的二十面体病毒，由一个大的双链DNA基因组（150kb）组成。已知约30kb的基因组编码一些可能对病毒感染不重要的基因。

大的基因组显著改善其溶瘤潜力，因为它允许装载大片段和（或）多个外源基因。此外，HSV-1 可以感染多种肿瘤细胞，同时病毒 DNA 不会整合到宿主基因组中。针对 HSV 的抗病毒药物也是可获得的。这些特性使 HSV-1 成为一个开发溶瘤病毒疗法的有吸引力的靶标。HSV 自 1991 年被开发为溶瘤病毒以来，一直被认为是一种具有广泛前景的泛癌性治疗药物。HSV-1 是第一个被基因编辑用于治疗肿瘤的病毒骨架。1991 年的一项研究表明，在胶质母细胞瘤小鼠模型上，含有胸苷激酶缺失的 HSV-1（HSV-1 containing a deletion of thymidine Kinase，HSV-dlspTK）可抑制肿瘤生长并延长生存期。进一步的研究进展引发了许多其他溶瘤 HSVs 的发展，其中一些目前正在临床接受评估。其中最前沿的是 Talimogene Laherparepvec（T-VEC），这是 2015 年被美国食品药品监督管理局（Food and Drug Administration，FDA）批准的第一个 OV，用于治疗皮肤和淋巴结中的黑色素瘤病变。T-VEC 含有失活神经毒力因子的基因突变和增强肿瘤微环境中病毒复制和免疫原性的基因突变。这些突变分别为粒细胞 - 巨噬细胞集落刺激因子（granulocyte-macrophage colony-stimulating factor，GM-CSF）插入和 γ34.5 及感染细胞多肽 47（infectious cell polypeptide 47，ICP47）缺失。另一种由 Todo 等开发、名为 DELY TACT（G47Δ；tesepaturev）的溶瘤 HSV-1，最近在日本被批准用于治疗胶质母细胞瘤。

7.3.2　腺病毒

腺病毒，是一种无包膜病毒，由一个二十面体衣壳包裹 35 kb 长的双链线性 DNA 基因组而成。衣壳由 3 种主要结构蛋白质多次拷贝组成，即六邻体、五邻体和纤维，它们在被宿主免疫系统识别后负责抗病毒应答。腺病毒的大基因组允许插入长的 DNA 序列和多种基因修饰，因此是临床开发的绝佳病毒载体。此外，腺病毒由于能够利用多种受体（包括人类柯萨奇 - 腺病毒受体、CD46、CD80 和 CD86）进入宿主细胞，而且在细胞外具有热稳定性和化学稳定性，再加上对腺病毒生物学特性的了解，被认为是针对不同癌症开发新型免疫疗法的有效靶点。腺病毒可以感染人类和动物，已知超过 50 种血清型会引起人类感染，其中一些与一系列轻重不一的病情有关，轻至幼儿的轻微呼吸道感染，重至免疫力低下患者的危及生命的疾病。在所有血清型中，血清 5 型的结构框架最常被开发为溶瘤病毒。腺病毒利用编码 E1A 和 E1B 的早期基因在宿主细胞内增殖，这对于正常细胞中的病毒复制至关重要，然而，在癌细胞中却是多余的。*E1A* 和 *E1B* 基因通过抑制肿瘤抑癌基因 *P53* 和视网膜母细胞瘤相关蛋白（retinoblastoma-associated protein，pRB）而促进细胞周期。在健康细胞中，pRB 与另一种早期蛋白 E2F 结合并抑制细胞周期进程。E2F 作为关键基因的转录激活因子，促进正常细胞进入细胞周期的 S 期。为了在不损伤正常细胞的情况下支持病毒选择性地在肿瘤细胞中复制，研究人员采用了突变 E1A 基因的策略。在缺乏 pRB 的细胞中表达删除 24 bps 的缺陷型 E1A 基因（E1A harboring a deletion of 24 bps，E1A-d24），能阻止正常细胞进入 S 期从而抑制病毒复制。这一策略已被用于开发一种名为 H101（Oncocrine，安柯瑞）的溶瘤腺病毒产品，其 *E1A/E1B* 基因是被删除的。继 2005 年在鼻咽癌治疗临床试验中获得成功后，安柯瑞是在中国被批准的第一个重组溶瘤腺病毒。与之类似，美国南旧金山 Onyx 制药公司开发了另一种完全缺失 E1B 的溶瘤腺病毒 Onyx-015，其安全性在治疗头颈部肿瘤、口腔癌前病变、胰腺癌和卵巢癌患者的 I 期临床试验中得到证实。近期，在治疗高级别胶质瘤患者的Ⅰ期临床试验中证实了一种含有肿瘤特异性生存素启动子（survivin，S）和纤维蛋白聚赖氨酸修饰（fiber protein poly-lysine modification，pk7）的条件复制型溶瘤腺病毒CRAd-S-pk7的安全性和有效性。

7.3.3 呼肠孤病毒

呼吸道肠道孤儿病毒（respiratory enteric orphan virus，reovirus）来自呼肠孤病毒科，是一种无包膜病毒，结构包含双链分节段RNA基因组、外部的二十面体衣壳和内部的蛋白质核心。呼肠孤病毒已知可引起人类呼吸道和胃肠道感染，但不引起任何严重疾病，因此以未经改造的形式被广泛用作溶瘤病毒。呼肠孤病毒由于具有对肿瘤细胞的天然亲嗜性及其特定在携带Ras突变的肿瘤细胞中复制的特性，成为了一种有价值的溶瘤病毒疗法靶标。呼肠孤病毒诱导溶瘤的机制包括细胞凋亡、自噬及病毒的免疫调节作用。将溶瘤呼肠孤病毒应用于接种皮下和颅内胶质瘤的小鼠模型，可观察到肿瘤的显著缩小，且在某些个体中通过直接溶瘤和大幅度促进肿瘤微环境中T细胞浸润和Ⅰ型干扰素释放引起肿瘤的完全消退。在呼肠孤病毒的不同毒株中，Dearing株（3型），也称Pelareorep或Reolysin，已经在临床上被广泛研究用于多种癌症治疗，如黑色素瘤、胶质瘤、结直肠癌和卵巢癌，特别是在乳腺癌治疗中。单用Reolysin治疗晚期癌症的Ⅰ期临床试验展现出了该病毒有前景的抗肿瘤活性，以及良好的安全性和耐受性。呼肠孤病毒与化疗、放疗和免疫疗法的联合应用在针对包括乳腺癌在内的多个临床试验中也已经显示出积极的结果。

7.3.4 痘苗病毒

痘苗病毒属于痘病毒家族，是一种大的有包膜的病毒，其基因组为双链DNA，大小为190 kb左右。减毒痘苗病毒由于其在天花疫苗接种中的经典应用而被人熟知，特别是其安全特性和可产生强效的细胞和体液免疫的特点。因此，它也被认为是一种具有广泛前景的溶瘤免疫治疗药物。痘苗病毒允许大片段的转基因插入，具有感染各种细胞的能力，以及具有对肿瘤细胞的天然亲嗜性，这些特性使其成为一种溶瘤病毒疗法高度适配的载体。许多痘苗病毒株被实施减毒以提高其肿瘤选择性和溶瘤活性，目前它们正在临床接受安全性和有效性的评估。Pexastimogene devacirepvec（Pexa-Vec）也被称为JX-594，是一种减毒溶瘤痘苗病毒，其设计为插入GM-CSF和删除胸苷激酶（thymidine kinase，TK）基因，以使其在肿瘤细胞中选择性复制。近期，在一项晚期结直肠癌的Ⅰ/Ⅱ期临床试验中，Pexa-Vec联合免疫检查点抑制剂接受了评估。这个治疗方案被证明安全、潜在有效且可耐受。其他被开发用于癌症治疗的溶瘤痘苗病毒包括TG6002，其含有胸苷激酶基因和病毒核糖核苷酸还原酶的双重缺失以提高肿瘤特异性，还有一种改造的痘苗病毒株GL-ONC1，其含有三个插入突变（Ruc-GFP、β-葡萄糖醛酸酶和β-半乳糖苷酶）。

7.3.5 其他病毒

许多其他OV正在进行癌症治疗研究，目前正处于不同的临床发展阶段。这些病毒包括麻疹病毒、脊髓灰质炎病毒、柯萨奇病毒、新城疫病毒、水疱性口炎病毒（vesicular stomatitis virus，VSV）、反转录病毒和细小病毒。

不同OV治疗胶质瘤、黑色素瘤、胰腺癌和乳腺癌的临床试验总结在表7.3中。临床结果表明，溶瘤病毒选择性感染肿瘤细胞，并进行病毒复制和裂解肿瘤细胞。已发表

表 7.3 各种溶瘤病毒的临床试验

NCT号	治疗措施	研究名称	适应证	阶段	研究结果
NCT01844661	生物制剂: CELYVIR, 感染溶瘤腺病毒 ICOVIR5 的骨髓来源的自体间充质干细胞 (MSC)	重复输注 CELYVIR 治疗儿童和成人转移性和难治性肿瘤的安全性和有效性研究	儿童实体瘤和转移瘤	1, 2	Celyvir 用作溶瘤病毒疗法已被证实是安全的, 值得在 2 期临床试验进一步评估。它在避免免不可接受的毒性的同时增强抗癌作用
NCT01598129	基因治疗产品: ONCOS-102 (CGTG-102), 插入免疫细胞刺激物 GM-CSF 的腺病毒	ONCOS-102 (原 CGTG-102) 用于治疗晚期癌症	恶性实体瘤	1	ONCOS-102 耐受性良好, 在免疫细胞贫乏和难治性肿瘤患者中诱导局部和全身性 CD8$^+$ T 细胞免疫应答
NCT02365818	生物制剂: CG0070, 一种具有 E2F 启动子和 GM-CSF 的溶瘤腺病毒	CG0070 溶瘤病毒治疗卡介苗失败的高级别非肌肉浸润性膀胱癌 (non-muscle invasive bladder cancer, NMIBC) 的安全性和有效性研究 (BOND2 研究)	膀胱癌	2	CG0070 在所有患者中产生 47% 的完全缓解, 在原位癌患者中产生 50% 的完全缓解, 对于高风险 BCG 无反应的 NMIBC 患者具有可接受的毒性反应
NCT02053220	生物制剂: ColoAd1 溶瘤病毒	ColoAd1 的作用机制研究 (MOA)	可切除的结肠癌、肾细胞癌、膀胱癌和非小细胞肺癌	1	通过静脉注射和瘤内注射的给药方式递送 Enadotucirev (ColoAd1) 耐受性良好, 在 80% 的样本中产生高的局部 CD8$^+$ T 细胞浸润, 引发潜在的 Enadotucirev 介导的免疫反应
NCT03072134	生物制剂: 携带溶瘤腺病毒的神经干细胞	基于神经干细胞的溶瘤病毒治疗新诊断的恶性胶质瘤	胶质瘤、间变性星形细胞瘤、间变性少突胶质瘤、间变性少突星形细胞瘤、多形性胶质母细胞瘤、Ⅲ级和Ⅳ级星形细胞瘤、脑肿瘤	1	工程化溶瘤病毒 (NSC-CRAd-S-pk7) 在恶性胶质瘤患者中的应用在生存方面显示出积极结果。这项试验为进一步的 2/3 期临床试验提供了基础
NCT00769704	生物制剂: Talimogene laherparepvec (OncoVEX^{GM-CSF}), 基因工程改造的 1 型溶瘤单纯疱疹病毒 (HSV-1) 生物制剂: GM-CSF	Talimogene laherparepvec 或 GM-CSF 治疗黑色素瘤的有效性和安全性研究	黑色素瘤	3	与 GM-CSF 相比, Talimogene laherparepvec 具有增强的长期疗效, 且耐受性良好。进一步的研究表明, Talimogene laherparepvec 带来完全缓解, 并延长生存期

续表

NCT 号	治疗措施	研究名称	适应证	阶段	研究结果
NCT02263508	生物制剂: Talimogene laherparepvec 药品: 抗 PD-1 的抗体 (帕博利珠单抗: MK-3475)	帕博利珠单抗联合不联合 Talimogene laherparepvec 安慰剂治疗未切除的黑色素瘤的研究 (KEYNOTE-034)	黑色素瘤	3	Talimogene laherparepvec 联合帕博利珠单抗耐受性良好、无剂量限制性毒性。反应与基线 CD8⁺ T 细胞浸润或 IFN-γ 标记无相关性。表明溶瘤病毒通过改变肿瘤微环境来帮助改善 PD-1 抑制剂的疗效
NCT00402025	生物制剂: Talimogene laherparepvec	Talimogene laherparepvec 治疗不可切除的胰腺癌的研究	胰腺癌	1	T-VEC 在 10^7 PFU/ml 剂量下是可耐受的, 并显示出生物活性
NCT01017185	生物制剂: HF10, 一种具有复制能力的 1 型单纯疱疹病毒	HF10 治疗难治性头颈部肿瘤或具有皮肤和 (或) 浅表病灶的实体瘤的研究	难治性头颈部癌、黑色素瘤鳞状细胞癌、皮肤癌、乳腺癌	1	在 HSV⁺ 和 HSV 难治性/浅表性癌症患者中, HF10 表现出安全和可耐受。HF10 的病毒抗肿瘤活性提示它可能是一种有前景的溶瘤病毒
NCT02272855	生物制剂: HF10 加抗 CTLA4 的抗体伊匹单抗	HF10 联合伊匹单抗治疗不可切除或转移性黑色素瘤的临床研究	恶性黑色素瘤	2	HF10 联合伊匹单抗已经显示出有利的获益风险比, 且很大幅度改善了肿瘤活性; 因此, 它可能是转移性黑色素瘤的一种新的治疗选择
NCT00429312	生物制剂: JX-594, 删除胸苷激酶和插入 GM-CSF 的痘苗病毒	重组痘苗病毒治疗恶性黑色素瘤的研究	黑色素瘤	1, 2	JX-594 (Pexa-Vec) 安全有效、发生复制、表达转基因和诱导肿瘤消退。这些新发现对于此类新治疗的未来临床研究具有重要意义
NCT01227551	生物制剂: 柯萨奇病毒 A21 (CVA21)	瘤内注射 CAVATAK™ 治疗 III c 期和 IV 期恶性黑色素瘤的临床研究 (VLA-007 CALM) (CALM研究)	恶性黑色素瘤	2	溶瘤柯萨奇病毒 A21 (V937) 耐受性良好、支持在不可治愈的黑色素瘤的进一步研究。此外, 目前其与 V937 和免疫调节点抑制剂的联合使用也正在研究中
NCT00098464	生物制剂: REOLYSIN, 呼肠孤病毒 3 型 Dearing 株 药物: 卡铂 药物: 紫杉醇	REOLYSIN 联合紫杉醇、卡铂治疗转移性黑色素瘤的临床研究	转移性黑色素瘤	2	REOLYSIN 联合卡铂和紫杉醇治疗恶性黑色素瘤是安全、有效的

续表

NCT号	治疗措施	研究名称	适应证	阶段	研究结果
NCT01301430	药物: 细小病毒 H-1 (Parv Oryx)	细小病毒 H-1 (Parv Oryx) 在治疗进展性原发性或复发性多形性胶质母细胞瘤的研究	多形性胶质母细胞瘤	1, 2	试验显示了 H-1PV 的安全性和可耐受性。H-1PV 能通过血脑/肿瘤屏障并建立原发性免疫性肿瘤微环境，表明 H-1PV 是一种可开发的具有临床潜力的治疗方法
NCT01491893	生物制剂: 重组非致病性脊髓灰质炎-鼻病毒嵌合体 (PVSRIPO)	PVSRIPO治疗复发性胶质母细胞瘤 (GBM) 的研究 (PVSRIPO研究)	GBM, 胶质母细胞瘤, 胶质瘤, 恶性胶质瘤	1	PVSRIPO瘤内输注用于复发性恶性胶质瘤表明没有神经毒性，并且接受 PVSRIPO 免疫治疗的患者的生存率率高于历史对照

的数据证实，OV在癌症患者中是安全和可耐受的。

7.4 溶瘤病毒和血脑屏障

在临床前和临床试验中，将OV递送至肿瘤部位的最常见给药途径为瘤内注射。然而，这对于可及性差的肿瘤是个限制因素，如脑肿瘤，其血脑屏障（blood-brain barrier，BBB）阻碍病毒或其他任何治疗药物有效递送至靶病灶。已知一些OV对中枢神经系统具有天然趋向性，能够穿透BBB，因此静脉注射可以将它们递送到脑组织的靶病灶。这些病毒包括塞内卡谷病毒（Seneca Valley virus，SVV）、嵌合VSV、痘苗病毒、塞姆利基森林病毒和细小病毒H-1。在SVV-001的临床前研究中，在髓母细胞瘤和儿童胶质瘤小鼠模型上实施系统给药，发现病毒可以有效穿透BBB，并显示出强效的抗肿瘤活性。Reolysin静脉注射治疗胶质瘤的Ⅰ期临床试验结果表明，Reolysin能够穿透BBB并在肿瘤中有效复制。为了使OV在中枢神经系统（central nervous system，CNS）肿瘤中发挥最佳疗效，载体细胞在静脉注射前被用于装载病毒。神经干细胞和间充质干细胞已被开发用于作为溶瘤病毒的载体，并在恶性胶质瘤的临床前研究中显示出有效递送的积极结果。

7.5 结论

癌症是全球范围内导致死亡的主要原因，目前采用的放射疗法和化学疗法有很多副作用，因为这些疗法并不是特异性靶向肿瘤细胞。溶瘤病毒疗法已成为一种治疗肿瘤的有前景的免疫疗法。溶瘤病毒能够在肿瘤细胞中选择性复制并特异性靶向和杀伤肿瘤细胞，而不会伤害正常细胞。属于不同病毒家族的溶瘤病毒可以自然产生，也可以通过基因改造获得。工程化的溶瘤病毒具有增强的肿瘤靶向性和溶瘤活性。经过多年的研究，溶瘤病毒的作用机制已被揭示，它除了通过病毒复制直接杀死肿瘤细胞外，还通过调节免疫相关分子和促进免疫细胞的成熟、迁移和浸润来增强抗肿瘤免疫反应。经过数十年的广泛研究，已经证明溶瘤病毒在动物模型和肿瘤患者临床试验中产生强大的抗肿瘤免疫反应。希望在不久的将来，对溶瘤病毒疗法和肿瘤生物学的全面了解能为肿瘤患者带来富有前景的治疗模式。

（蔡　静　朱文博　译）

第8章 骨肉瘤及其进展

Qazi Basit，Haniyah Saleem Qazi，and Shumaila Tanveer

癌症是全球主要的死亡原因之一，其致死率仅次于心脏疾病。近年来，癌症治疗领域取得了显著进展，开发了多种先进的技术。尽管如此，癌症仍然是主要的健康威胁者之一。为了应对这一挑战，全球范围内正在开展大量的研究和试验，以开发新的治疗策略。

研究表明，癌症可以通过手术、激素疗法、化疗、免疫疗法和放疗等多种有效手段进行治疗。以上疗法可单独或联合使用，从而最大限度地发挥治疗效果，控制肿瘤生长，甚至可以对过去被认为无法治愈的癌症产生治愈效果。然而，转移性癌症仍面临严峻的治疗挑战，因为无论单独或联合使用，目前的治疗方法都无法有效治疗复杂的转移性癌症。此外，某些类型癌症的治疗仍面临挑战。

癌症的诊断与分期在治疗方案的选择中至关重要，其中活检在确定癌症的分期、组织学特征及转移情况方面发挥着重要作用。同一类别的癌症在不同患者之间表现出不同的特征。最近的遗传分析表明，新的基因突变可导致细胞结构发生不可逆的改变，使得每位患者呈现不同的肿瘤细胞亚型（subtype）。

新的影像引导活检技术的进步提高了检测技术的安全性，例如，乳腺癌的真切割活检（true-cut biopsy）中，在许多情况下患者不需要进行手术切除活检。

对癌细胞的实验室分析是必不可少的，这对确定每位患者的治疗方案具有重要意义，并有助于精准药物的研发。活检为精准医学的发展与进步奠定了基础。鉴于其在癌症治疗中的重要性，活检已成为临床试验中研究药物对特定癌细胞类型作用及识别相关生物标志物的关键组成部分。因此，本章将重点探讨骨肉瘤的最新研究进展及其面临的挑战。

为确保骨肉瘤患者获得有效的治疗方案，需要采取多学科（MDT）的团队协作模式。MDT团队应包括儿科医师、内科及外科肿瘤学医师、外科医师、病理学家、疼痛管理专家、骨科肿瘤学医师、内分泌学及放射科医师。因此，骨肉瘤的治疗应在具备多学科团队护理能力的专科医院进行。治疗的目标包括全面切除所有可检测的肿瘤部位，并结合化疗、放疗及激素治疗。在可能的情况下，建议进行基因筛查，以了解患者可能存在的突变。基本化疗方案通常包括以下几种药物：多柔比星、大剂量甲氨蝶呤、顺铂及异环磷酰胺。术前和术后应考虑采用多药联合化疗方案，以确保手术的安全性并为患者个性化定制假体。有时，选择推迟外科手术往往受以下因素影响：原发肿瘤的解剖位置、其与邻近结构（如血管和神经）的关系，以及患者的年龄和生长潜力等因素。肿瘤不可切除、进展和复发的骨肉瘤患者，其预后仍然面临巨大挑战，亟须探索新的治疗策略以改善这类患者的预后。在多药联合化疗出现之前，超过90%的骨肉瘤患者因肺转移而死亡。

8.1 流行病学

骨肉瘤是一种起源于间充质的高级别骨组织肉瘤，属于恶性成软骨性的骨肿瘤。其发病率较低，预计发病率约为1/20万。尽管如此，骨肉瘤在一般人群中的平均年发病数仍有二三百万；在青少年中发病率更高，尤其在15～19岁年龄段，年发病率峰值可达8～11例/100万。在该年龄段，骨肉瘤占所有实体颅外肿瘤的15%。男性患者的发病率是女性的1.4倍。最常见的发病部位是远端股骨、近端胫骨和近端肱骨。患者通常表现为疼痛、肿胀、四肢局部肿大，偶尔会出现病理性骨折。大多数患者表现为局部疾病。

8.2 病因学与发病机制

大多数骨肉瘤患者的病因尚不清楚。骨肉瘤好发于青春期生长高峰期和生长最旺盛的部位，提示其与骨快速增殖有关。少数骨肉瘤由辐射暴露引起。在几种已知与肿瘤抑制基因的种系变异相关的遗传性疾病（如遗传性视网膜母细胞瘤和李－弗朗梅尼癌家族综合征）中，骨肉瘤的发病率有所增加。

1970年以前，骨肉瘤的治疗方法为截肢，生存率很低，其中80%的患者死于肿瘤转移。随着诱导和辅助化疗方案的发展、手术技术的进步及影像学分期研究的进步，目前90%～95%的骨肉瘤患者可接受保肢切除和重建手术。局限期患者的长期生存率和治愈率已提高至60%～80%。

8.3 骨肉瘤的生物学和遗传学行为

骨肉瘤以径向方式生长，形成球状肿块。当其穿透骨皮质时，会将周围肌肉压缩成一个被称为"反应区"的假包膜层。代表原发肿块微扩展的肿瘤结节会侵入反应区（即卫星灶）。为确保切除所有肉眼可见的肿瘤，必须切除包括卫星灶在内的整个肿瘤块。因此，手术切缘的设计必须足够宽广。

在骨肉瘤组织的基因异常或基因表达变化中，尚未发现能解释这种肿瘤类型发展的常见或复现性的遗传病变或通路改变。相反，骨肉瘤的最佳特征是基因组紊乱。事实上，除了p53和Rb基因（视网膜母细胞瘤）失调外，骨肉瘤中常见的遗传学改变是异倍体和一些染色体结构控制大规模紊乱（即染色单体碎裂）的证据。这揭示了DNA修复/监测的早期缺陷作为骨肉瘤发生机制和由此产生的奇异异倍体形成的可能性。无论实际的起源细胞如何，人们普遍认为骨肉瘤的基因表达和细胞表型与骨有关。

8.4 诊断与分期

患者通常表现为持续数月的钝痛或隐痛，可能突然加剧，随后出现局部肿胀和关节活动受限，这些是骨肉瘤的典型体征和症状。在少数情况下，尤其是在伴有溶骨性改变的患者中，病理性骨折可能是疾病的首发表现。肿瘤可能局部或全身转移。一旦发生转移，预后会急剧恶化。系统性转移好发于肺部。骨骼是第二常见的转移部位，且通常仅在肺部转移发生后才会受累。远处骨转移代表着疾病的最晚期阶段，预后最差。

8.5 骨肉瘤患者的推荐诊断流程

详见表8.1。

表8.1 展示骨肉瘤患者诊断的常规步骤

原发肿瘤	
X线片	肿瘤定位在两个平面，全肢体后前位
磁共振成像	全肢体/肿瘤区域
转移灶	
^{99m}Tc骨扫描	全骨骼
计算机断层扫描	胸部
器官功能	
心脏	心电图、超声心动图
听力	听力图
肾	肌酐、肾小管功能测试
肝	肝功能检测
其他实验室检查	
血清碱性磷酸酶	
乳酸脱氢酶	

8.6 X线

X线有助于初步检测骨的成像如成骨性、溶骨性或混合性。可观察到钙化形成的新的成骨和日光放射现象。Codman三角是典型的放射学表现，最常见于X线片上，表现为一种骨膜反应；当骨病变生长非常迅速时，会将骨膜从骨上抬起，使得骨膜无法形成新骨。日冕状外观发生在病变生长速度过快时，骨膜没有足够的时间形成新的一层，导致纤维垂直于骨伸展。日冕状外观常与骨肉瘤相关，但也可出现在其他类型的侵袭性骨病中。

8.7 磁共振

MRI在检测骨髓病变和肿瘤组织方面优于其他影像学方法，这些病变和组织在普通X线片上不清楚。MRI有利于确定肿瘤的确切范围，因其可显示骨髓内部及肿瘤周围的软组织，以及附近的血管和神经。MRI还可显示任何小的骨肿瘤和跳跃性转移。在MRI中，获得T1加权、T2加权和脂肪抑制图像，以显示受影响的区域。术前MRI扫描可精确规划距肿瘤2～3cm的截骨部位。

一旦确诊为骨肉瘤，就需要行CT扫描和骨显像对患者进行转移评估。骨显像可以帮助确定转移性疾病部位、多发性骨病变的累及及肿瘤的骨内扩展。受累肢体的CT扫描有助于确定肿瘤的骨外和骨内范围。尽管骨肉瘤缺乏特定的肿瘤标志物，一些患者的血液中可出现乳酸脱氢酶（LDH）或碱性磷酸酶水平的升高，这两者均与骨肉瘤的不良预后相关。患者应进行基线检查，如超声心动图、听力图，以及肝、肾功能测试，因为骨肉瘤的多药联合化疗可能导致心功能和听觉损害及严重的肾肝毒性。

8.8　组织病理

诊断骨肉瘤最重要的步骤是进行活检。不正确的活检是误诊、截肢和局部复发的常见原因，且可能降低生存率。骨肉瘤的诊断必须通过组织学明确。由于骨肉瘤具有典型的组织学表现，且这种肿瘤罕见，强烈建议在专门的中心进行活检，以确保适当的活检技术和获取材料的组织学检查，包括基因评估等。

获取足够材料以进行组织学评估和后续研究的最合适方法是开放性活检。如果能够获得足够的材料，也可以使用穿刺活检，但不推荐使用细针活检。

活检标本在送至合格的病理学家之前不应固定。诊断特征是恶性间叶肿瘤细胞的增生以及它们形成类骨质和（或）骨。类骨质和（或）骨的形成程度在不同的肿瘤之间，甚至在同一个肿瘤内部，都有很大差异。

8.9　病理分期

根据细胞形态、多形性、去分化程度和有丝分裂的数量，骨肉瘤可以分为高级别或低级别。每种肿瘤都有其独特的类骨质生成模式。常规骨肉瘤由在显微镜下生成类骨质的恶性梭形细胞组成。Enneking 系统是最广泛使用的骨科分期方法。

骨肉瘤的 Enneking 分期

分期及关联的解剖：

Ⅰ，低级别肿瘤。

ⅠA，室内肿瘤。

ⅠB，室外肿瘤。

Ⅱ，高级别肿瘤。

ⅡA，室内肿瘤。

ⅡB，室外肿瘤。

Ⅲ，任何级别伴有转移。

8.10　WHO分型

世界卫生组织（World Health Organization，WHO）的当前分类将骨肉瘤分为三大亚型：成骨性、软骨性和纤维性骨肉瘤，这基于肿瘤内主要的基质类型。WHO分类认可的其他骨肉瘤组织学类型包括：毛细血管扩张性骨肉瘤、小细胞骨肉瘤、骨旁及骨膜骨肉瘤，以及低级别中央型和高级别表面型骨肉瘤。表面型骨肉瘤通常为低级别Ⅰ级或中级别Ⅱ级肿瘤，而中央亚型几乎都是WHO Ⅲ级高度恶性肿瘤。

8.11　多学科治疗方法

如果多学科治疗中不包含化疗，80% ～ 90% 的看似局限性疾病患者将发生转移，主要发生肺部转移，最终导致死亡。北美的2项随机试验已证实了化疗的疗效。目前可用的治疗方案包括主要（术前；新辅助）诱导化疗、确定性手术和术后（辅助）化疗，可治愈约2/3只有局限性病灶的患者。化疗通常需要6～8个月完成。

8.12　治疗

8.12.1　化疗

在骨肉瘤的治疗中，化疗是必不可少的。在过去的30年里，化疗的进步显著改善肢体挽救率并提高了生存率。化疗也被证明可以最大限度地减少肺转移的发生或推迟其出现，从而使手术切除更容易。诱导和辅助化疗是目前的标准治疗方法。诱导化疗会导致原发肿瘤坏死，从而尽早治疗微转移性疾病。其有助于大范围手术切除，因此是提高肢体挽救率的关键因素之一。多柔比星（Adriamycin）、顺铂（Platinol）、异环磷酰胺（Ifex）及大剂量甲氨蝶呤（Rheumatrex）均已被证明可有效治疗骨肉瘤。表8.2总结了不同化疗药物的作用机制和副作用。对于局部（非转移性）疾病患者，多药、剂量密集型化疗方案可使长期无病生存率达到60%～80%。

表8.2　用于治疗骨肉瘤的化疗药物

药物名称	作用机制	副作用
多柔比星（阿霉素）	多柔比星通过插入DNA双螺旋的局部解旋点，并抑制DNA和RNA的合成	心肌病，短暂的心电图异常，呕吐，脱发，口腔炎，骨髓抑制
顺铂	顺铂通过形成DNA交叉链抑制DNA的合成；它直接结合肿瘤DNA并使DNA双螺旋变性	急性肾衰竭，慢性肾衰竭，周围神经病变，耳毒性，呕吐，骨髓抑制，脱发，低镁血症
异环磷酰胺（美司钠解救）	异环磷酰胺引起DNA链交联，抑制DNA和蛋白质的合成	出血性膀胱炎，肾衰竭，骨髓抑制，脱发，呕吐，脑病
大剂量甲氨蝶呤（亚叶酸钙解救）	甲氨蝶呤是一种叶酸代谢拮抗剂；它通过抑制二氢叶酸还原酶而抑制嘌呤和胸腺嘧啶酸的合成	肾衰竭，口腔炎，轻度骨髓抑制；累及中枢神经系统罕见

8.13　手术

成功切除肿瘤并重建一个可行的、功能正常的肢体被称为"保肢手术"，90%～95%的患者可在诱导化疗期间进行保肢切除和修复，而无须截肢。

在骨肉瘤手术中，肿瘤的完全切除始终是目标。根据Enneking的定义，切缘至少应为广泛的，这意味着肿瘤（包括活检瘢痕）必须在一圈完整的健康组织包围下被切除。影像学和生物医学工程的进步，以及术前化疗的有效性，使得手术从截肢向保肢手术转变。保肢肿瘤切除后的重建可以选择内置假体装置、生物重建，抑或两者结合的方式。

另一种成熟的针对膝关节周围肿瘤的生物重建手术是旋转成形术，该手术在功能和心理效果方面可以与内置假体重建相当，甚至可能更好，但外观上较难接受。

轴骨肉瘤的手术非常困难，因为局部复发的风险很大，并且术后重建的问题也很多见。外科医师必须熟悉所有的手术方式，并在与多学科骨肉瘤团队讨论后，为每位患者选择最合适的手术方式。针对脊柱肿瘤的全块脊椎切除术和针对骨盆肉瘤的髋关节置换术是最新的治疗进展。

8.14　放疗

由于骨肉瘤长期以来被认为是一种放疗不敏感肿瘤，因此局部放疗的应用一直受限。对于接受多药化疗但无法进行完全切除，或在尝试切除后仍有显微镜下残留肿瘤病灶的患者，放疗可能会带来一定的获益。在某些情况下，可以考虑使用钐-153-乙二胺四甲撑膦酸盐进行靶向放射治疗，但该治疗方法的作用尚不明确，需通过临床研究进一步探讨。

8.15　综合化疗

目前对骨肉瘤最有效的药物是多柔比星、顺铂，大剂量甲氨蝶呤配合亚叶酸钙解救，以及异环磷酰胺，然而最佳药物组合尚未确定。当前大多数治疗方案中已包含了术前新辅助化疗。术前化疗的肿瘤组织学反应也从可提示患者的预后情况。目前的前瞻性试验也正在研究改变术后化疗方案是否可以改善术前化疗反应不佳患者的预后。然而，研究发现，使用大剂量化疗药物后采用自体造血干细胞回输并不能改善治疗效果。

8.16　免疫调节

在一项非对照瑞典病例组中，单药α-干扰素显示出一定的治疗效果。目前的EURAMOS 1 Intergroup Study是一项随机研究，旨在评估α-干扰素作为化疗后的维持治疗的疗效。另外，最近一项随机试验结果发现术后化疗方案中加入免疫调节剂脂质体胞壁酰三肽磷脂酰乙醇胺（MTP）可以显著提高患者总生存率（OS），但和患者无事件生存率（EFS）无显著相关性。

目前在针对骨肉瘤综合化疗的治疗进展中，已经有多种药物被开发用以帮助减少化疗相关毒副作用。化疗引起的呕吐已随着血清素拮抗剂的使用而显著降低。

8.17　转移和复发的治疗

除了所有已知的需通过胸腔镜下全肺探查并手术切除的转移灶，初始转移性骨肉瘤的治疗与原发局灶性骨肉瘤类似。约30%的初始转移性骨肉瘤患者可获得长期生存，其中有超过40%的患者可通过手术获得完全缓解。

针对骨肉瘤复发，无论是在原发部位还是肺，手术治疗是最常采用的治疗方式。复发患者的预后不良，只有20%的患者能长期生存。因为这种情况往往是危及生命的，因此必须考虑完全切除所有转移病灶。总体来说，CT扫描常会低估肺转移瘤的数量，也可能在看似只有单侧肺转移患者中遗漏对侧肺转移的情况。因此，在这些患者中，开胸手术并进行双肺探查更为明确。

8.18　随访和治疗效果

骨肿瘤科和肿瘤内科专家应对化疗结束后的患者进行定期随访。

大多数研究推荐在明确诊断后的前2年每6周到每3个月随访一次，第3～4年每2～4个月随访一次，第5～10年每6个月随访一次，此后每6～12个月随访一次。每次随访时应进行病史问询、体格检查及胸部X线检查。目前尚无公认的肿瘤随访截止点，因为骨肉瘤迟发的远处转移可在诊断后10年出现。和其他儿童恶性肿瘤患者类似，治愈的骨肉瘤患者也需要终身随访。

骨肉瘤的综合化疗与心脏、肾脏、听觉和生殖功能不可逆的损害有关，还具有引起骨发育畸形和继发性癌症等副作用。因此，理想的研究应涵盖定期随访中及时发现这些治疗的副作用。

8.19 结论

可改善骨肉瘤和其他容易远处转移的实体瘤患者预后的治疗靶点被认为是那些能抑制转移瘤进展的靶点，但这可能对一些可测量的主要肿瘤病灶无显著作用。

骨肉瘤的治疗在过去的40年已经取得了重大进步。最初的治疗包括切除手术（ablative surgery），与患者较高的死亡率和较低的长期生存相关。

随着对微转移性肿瘤病灶发病的诊断和了解逐步深入，以及化疗和各类外科治疗方式的引入，我们在治愈更多患者并提高他们生活质量方面已经取得了巨大进步。骨肉瘤的诊治水平在20世纪70年代得到快速提升，然而到20世纪80年代却遭遇瓶颈。理解骨肉瘤复杂的生物学行为并选择最有可能在治疗中成功起效的创新药物是当务之急。如PPTP、TARGET和EURAMOS等研究项目在对骨肉瘤治疗的进展中将起到促进作用。

利用新型的优先排序系统（prioritization schema）来寻找在疗效试验中具有有效证据的化合物有助于简化资源并加速提升治疗水平。此外，通过EURAMOS小组持续的国际合作对未来的研究设计也非常重要，这些研究将着眼于在简化流程并努力改善这种罕见疾病预后的同时，实现快速和有效的经验积累。这些新药也将在目前的和未来即将开展的临床研究中进行评估，这为我们跨越过去难以克服的难关并见证患者生存率的提高带来了希望。

（王 晋 卢金昌 译）

第9章 抗癌药物的药物遗传学：临床疗效与毒性

Ammara Siddique，Samra Bashir，and Mateen Abbas

9.1 引言

药物遗传学是一门研究受试者基因组中可遗传的多样化特征的学科，这些特征解释了受试者在药物疗效和毒性方面的药理学差异。20世纪50年代，临床研究揭示了个体对药物的复杂反应与遗传有关，并推测其遵循简单的孟德尔遗传模式，使药物遗传学成为备受关注的重要生物科学。Friedrich Vogel于1959年首次提出药物遗传学这一术语。遗传多态性是药物遗传学的基础。在过去的20年里，随着DNA测序技术的不断进步和广泛应用，相关研究取得了大量成果。在已发现的人类基因组中，有30% ~ 90%的DNA具有高度多态性的重复DNA区域。据估计，在23对染色体的DNA双螺旋中有30亿个核苷酸对，人类DNA多态性和多样性的可能是显而易见的。

个体间药物反应的差异是多因素共同作用的结果，包括遗传和环境因素，与药物代谢酶、药物分子转运蛋白、药物受体及靶点的遗传多态性存在关联。人类基因组计划自启动以来，已经获得了大量关于人类基因组中各种多态性发生的数据。

9.2 基因多态性

多态性（polymorphism）源于希腊语"poly"和"morph"，"poly"表示"许多"或"多种"，"morph"表示"形式"或"种类"。"多态性"最初在临床观察中被用来描述药物行为的改变，指的是人群中那些表现出与多数人显著不同的药物代谢行为的亚群体，这些亚群体在指定人群中占比至少1%或更多。表型是由DNA决定的生物体之间可观察的差异。DNA序列的变异或多态性（即基因型）使得个体在外表、各种疾病易感性、对药物（异生素）和病原体的反应等方面展现出独特性。基因表达的改变可能导致与个体表型、疾病病因及不同药物反应相关的蛋白质产生。

人类基因组在个体之间有99.9%的部分是相同的，仅有0.1%的微小差异。正是这些差异解释了在不同的地理环境中观察到的适应性表型的多样性。单核苷酸多态性（single nucleotide polymorphism，SNP）是最常见的多态性类型，涉及单个碱基对的变化。其他多态性变异可能更大，涵盖广泛的DNA区域。

9.2.1 SNP与多态性

SNP是人群个体间最简单的遗传变异形式，表现为DNA结构构建单元——核苷酸（即腺嘌呤A、胸腺嘧啶T、胞嘧啶C和鸟嘌呤G）的改变。人类DNA链上已知的SNP超过3.25亿个，其中1500万个在全球人群中的发生频率达到1%或更高。SNP被用于基因发现与定位、进化生物学研究、药物活性预测、诊断测试及药物遗传学研究。由SNP引发的疾病包括镰状细胞贫血和囊性纤维化。由于许多遗传性疾病如糖尿病、心血管疾病和癌症的遗传模式复杂，许多遗传学家将SNP作为研究重点，以期阐明疾病的遗传模式和致病途径，以及遗传因素在药物反应中的作用，从而根据个体遗传差异设计治疗策略。位于基因调控区域和编码区域的SNP可引起个体功能的变化。SNP标记可以直接识别个体表型与功能变异之间的联系。这一特性使SNP成为构建高密度遗传标志物图谱的理想选择，其对于解析复杂遗传特征至关重要。在人类基因组中，SNP平均每200～3000个碱基对就会出现一次，且每个基因位点均携带两个等位基因拷贝。基因非编码区域的大多数SNP在功能上是沉默的。然而，少数SNP具有生物学功能，它们可能在测序过程中改变蛋白质结构或表达，这些SNP正是人类健康与疾病多样性的核心。这些与疾病密切相关的SNP的识别仍在进行中。基于此类SNP的遗传特征分析，可以作为"遗传指纹"，提供个体对不同疾病易感性和对不同药物反应的全面信息。

9.2.1.1 药物遗传学中的SNP

SNP是决定个体对高血压、糖尿病、心血管疾病、神经性疾病，尤其是癌症等多种疾病易感性的关键因素，尽管这些疾病是由遗传与非遗传等多种因素导致的。个体对药物的反应，包括疗效和不良反应（adverse drug reaction，ADR），也表现出高度的异质性。然而，这些异质性可能受到年龄、营养状态、疾病的病理生理学和严重程度、肝肾功能、药物相互作用及共患疾病的影响。自20世纪50年代首次被记录以来，遗传多态性导致药物代谢和靶向受体分布出现变化的现象已被广泛证实，并且这些变化是可遗传的。SNP在人类基因组中非常丰富，已成为研究人类疾病、人群遗传特征、疾病及药物代谢的重要生物标志物。

9.2.1.2 SNP在癌症药物遗传学中的重要性

癌症是一种以异常的细胞增殖为特征的疾病，患者对许多化疗药物的反应呈现出异质性。结合以生物标志物为基础的精细的个体化抗癌治疗，有望在减少化疗相关死亡率的同时，实现最佳治疗效果。在临床实践中，预后性和预测性的生物标志物被同时用于癌症的诊断、治疗及潜在药物毒性的评估。例如，药物遗传学标记被广泛用于预测靶向叶酸代谢的药物甲氨蝶呤和5-氟尿嘧啶的治疗反应。许多癌症生物标志物具有预测性和预后性，但在众多预后、预测、毒性和药理学生物标志物中，适用于实体瘤的临床有效的预测标志物较少。多项研究揭示了SNP与癌症之间的关联。Gemignani等的研究表明，多巴胺受体基因*DRD2*的多态性与结直肠癌的风险增加有关。还有其他例子，比如非小细胞肺癌患者*EGFR*突变与吉非替尼治疗反应的关联，*ERCC1*基因多态性与顺铂活性的关联，*UGT1A1*基因多态形式与伊立替康引起中性粒细胞减少的关联，胸苷酸合成酶（thymidylate synthase，TS）基因多态性与5-氟尿嘧啶敏感性的关联，以及胞苷脱氨酶（cytidine deaminase，CDA）基因型与吉西他滨反应性的关联。

9.2.2 肿瘤的体细胞突变与胚系突变

癌症是发生在生殖细胞和体细胞（肿瘤）基因组中的突变所导致的复杂产物。生殖细胞和体细胞的遗传变异是癌症预后的主要因素。影响药物反应的遗传因素包括药代动力学和药效动力学两个方面（图9.1）。肿瘤DNA变异会影响化疗药物的选择，而生殖细胞突变主要通过改变药代动力学参数来影响药物的疗效。

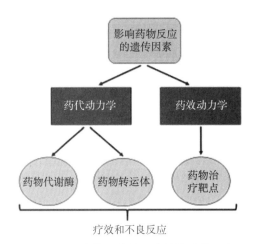

图9.1　影响药物疗效和毒性的遗传因素

除生殖细胞（精子和卵子）外，身体中的任何细胞都是体细胞。体细胞中的突变是获得性突变，可由内在因素（如DNA损伤、氧化应激、复制错误、原癌基因或癌基因的突变）或外在因素（如紫外线、X线、辐射暴露、有毒化学物质、温度变化或其他环境因素直接损害DNA基因）造成。这些变化是不可遗传的，在癌症或神经性疾病等不同疾病的研究中具有重要价值。一些体细胞突变会损伤DNA并累积在癌细胞中，可作为药物靶点或预后标志物。然而，体细胞突变极为罕见，因为它们并不提供有利于细胞分裂或产生新基因型的环境。

体细胞突变影响药物的反应，因为它们会由于细胞毒性治疗的压力和遗传的不稳定性而持续发生变化。为了评估药物疗效，在整个治疗期间，定期对肿瘤细胞进行体细胞突变的基因测序是一项常规操作。因为这些突变可能导致不同的耐药机制，从而可能需要不同的治疗方案。

生殖细胞突变是胚系突变。这些突变，尤其是SNP，是预测药物毒性及治疗反应的重要生物标志物。肿瘤细胞标志物可能揭示与遗传性癌症相关的潜在胚系突变。然而，为了预测遗传性癌症，需要进行确认性的生殖细胞检测。

癌症的基因特征存在遗传风险，同时也在癌症预防中扮演重要角色。肿瘤学家和癌症遗传学家利用基因组检测产生的信息来制定降低风险和预防的策略。目前，正在开展对肿瘤和胚系DNA的平行测序，以提供治疗选择和癌症易感性的相关信息。

9.2.3 药物遗传学生物标志物及其意义

生物标志物是生物系统中的检查点或指标，是全面描绘疾病从初期表现到终末阶段的重要工具，它们可分为预测性、预后性或替代性生物标志物。预测性和替代性生物标志物在治疗决策中具有重要意义。预测性和预后性生物标志物是可在体液中被测量的蛋白质或生物分子，用于帮助诊断、评估疾病进展或癌症复发，同时对于评估治疗反应和疾病进展从而制订个体化的化疗方案至关重要。生物标志物通常根据需求被明确分类。在药物发现阶段，用于评估药物在临床前和（或）早期临床研究中效果的生物标志物被称为药理学生物标志物。SNP作为遗传性生物标志物，是DNA测序中的多态性等位基因，可用于确定疾病的发展而非原因。

了解药物基因组学与药物遗传学（pharmacogenomic and pharmacogenetic，PGx）的主要目标是优化药物治疗。为实现这一目标，众多基于DNA的药物遗传学检测正在开展，以发现与药物代谢风险相关的遗传变异。在靶向化疗方面，生物标志物可以作为治疗选择的依据，靶向化疗药物可以攻击具有明显不同于正常细胞的、特定可识别蛋白结构的肿瘤细胞。因此，由PGx生物标志物精确指导的个体化化疗，对癌细胞的选择性远高于正常细胞，不仅改善了癌症患者的预后，还减少了化疗对正常细胞的毒性。EGFR、KRAS、HER2和c-Kit等表皮生长因子受体是这类生物标志物的典型例子。美国食品药品监督管理局（FDA）将影响药物疗效和毒性的等位基因定义为药物遗传学生物标志物。FDA已将药物基因组学信息纳入药物标签中，并提供了一份详尽的带有遗传生物标志物的药物清单。同时，FDA也强调了药物基因组学对个体化给药的重要性。例如，根据直接影响硫嘌呤代谢的酶CYP2D6和TPMT的多态性进行硫嘌呤的剂量推荐。

在FDA批准的药物中，PGx标签包含了与药物对应的作为预测性或预后性标志的生物标志物。这些PGx生物标志物可以根据其命名系统进行标识，例如，细胞色素P450（CYP450）酶家族可能被标记出主要酶家族、亚家族、基因水平及等位基因变异等；其中，等位基因包括野生型和突变型，并且会根据其功能状态（如降低、增加、正常或非功能性）进行标识。

9.2.4 抗癌药物与酶的药物遗传学

药物作用靶点（即药效动力学，pharmacodynamics，PD）和药物代谢及转运（即药代动力学，pharmacokinetics，PK）中涉及的蛋白质或酶的变异，是导致药物反应差异的关键因素。

所有药物在产生药效动力学效应前，都会经历药代动力学的变化。药物的药代动力学主要涉及2个阶段，第一阶段为氧化、还原和水解反应（Ⅰ相反应），主要由CYP450酶家族介导；第二阶段的结合反应（Ⅱ相反应）则通过谷胱甘肽S-转移酶（glutathione S-transferase，GST）和尿苷二磷酸葡萄糖醛酸转移酶（uridine diphosphate glucuronosyltransferases，UGT）等酶进行；药物通常通过胆汁或尿液清除。药物代谢酶中SNP的表型可分成强代谢型和弱代谢型，可导致药物的毒性增强或者减弱。

嘌呤和嘧啶类似物的合成与分解代谢途径中的酶（如TPMT和DPD），以及药物转运体，是癌症治疗中重要的靶点。这些靶点的多态性会通过影响酶的活性而显著影响药物的药代动力学，从而可能改变药物反应及毒性程度。

对个体进行基因分型，有助于选择有效的药物及剂量进行预防或治疗，从而优化和提高治疗效果。药物遗传学通过识别影响药物反应的遗传变异，帮助开发合适的表型和基因型检测方式。利用这些信息，有助于预测并避免药物剂量相关毒性，从而获得有效和积极的临床结果。

药物不良反应是治疗的限制因素，由目标蛋白的干扰，或是治疗药物靶点的异常激活或抑制所致。恰当的筛查方法和诊断性生物标志物能够有效控制个体间药物毒性和药物敏感性的差异。

9.3　药物遗传学知识在临床肿瘤学中的应用

药物基因组学与药物遗传学研究主要关注在生殖细胞基因组及肿瘤基因组中发现的遗传变异。胚系突变有助于预测药物的疗效和毒性，而体细胞突变则有助于选择疗效更佳的化疗药物。这些遗传变异主要是被研究其相对于基因表达对化疗反应和肿瘤发生的影响。深入研究遗传和药理学知识，从而提高治疗指数、降低毒性及改善肿瘤反应，为癌症治疗中带来了巨大获益。DNA损伤是一个公认的影响癌症预后的关键因素。受损DNA在修复过程中会导致影响原癌基因和抑癌基因的突变，这些基因缺陷使各种癌症的发生风险增加。但是这些受损的DNA也为化疗提供了一条重要途径。患者基因组和肿瘤基因组的多态性变异不仅影响药物转运、滞留和外排的调节，还决定了药物向肿瘤组织的渗透。因此，胚系突变决定了药物相关的毒性，而肿瘤突变则在癌症治疗的剂量限制因素中扮演重要角色。

在临床肿瘤学中，药物基因组学与药物遗传学中影响药物毒性、治疗反应及化疗后生存的遗传变异和多态性的相关信息，被用于开发更安全、更有效的个体化治疗及靶向治疗。各种个体化的靶向治疗方法包括激素治疗、信号转导抑制剂、基因表达调节剂、细胞凋亡增强剂、血管生成抑制剂、免疫疗法及毒素递送剂等。然而，药物反应的改变并非仅由编码药代动力学或药效动力学相关蛋白的单基因多态性引起，实际上这是一个复杂的多因素、多基因参与的过程。例如，野生型 *KRAS* 基因的肿瘤患者对EGFR靶向治疗有反应，而 *KRAS* 基因突变的肿瘤患者对靶向EGFR受体的单抗则无反应。美国食品药品监督管理局（FDA）已将基因表达研究纳入药物基因组学研究中，以探讨其与肿瘤发生和化疗反应的联系。

药物遗传学研究基因与药物的相互作用，而药物基因组学则涉及全基因组基因对药物反应的影响，在肿瘤学中具有重大意义。化疗药物的治疗指数窄，出现药物毒性的风险高。体细胞和生殖细胞的遗传变异在癌症治疗中均发挥作用，然而胚系变异在癌症风险和治疗结果方面发挥关键作用。

遗传生物标志物（来自体细胞或胚系突变的SNP）是DNA核苷酸序列的改变。这些遗传特征易于识别，有助于检测人群、不同种族和不同物种的个体中遗传疾病的易患风险。表9.1中提供了一些来自体细胞和生殖细胞的例子，以及它们各自的药物遗传学生物标志物。

9.4　药物遗传学研究的工具与技术

多种技术和工具可用于识别遗传变异并明确其在肿瘤发生和治疗反应中的意义。癌症的全基因组关联研究（genome wide association study，GWAS）收录了大量与癌症易感性和（或）癌症风险遗传学相关的变异。同样，基因和分子技术的进步有助于理解基因改变和肿瘤发生的分子基础。癌症基因组图谱（the cancer genome atlas，TCGA）和国际癌症基因组联盟（international cancer genome consortium，ICGC）通过提供来自不同类型癌症的关于肿瘤特征的综合数据，在药物遗传学研究中发挥了重要作用。目前，

表9.1 FDA药品标签中的癌症药物遗传学生物标志物

体细胞突变		生殖细胞突变	
PGx生物标志物	药物	PGx生物标志物	药物
PML-RARα	三氧化二砷	DPYD	5-氟尿嘧啶 卡培他滨
EGFR	西妥昔单抗（Cetuximab） 帕尼单抗（Panitumumab） 厄洛替尼（Erlotinib） 阿法替尼（Afatinib）	TPMT	6-巯基嘌呤 硫鸟嘌呤 顺铂
		UGT1A1	伊立替康（Irinotecan） 茚达特罗（Indacaterol） 尼洛替尼（Nilotinib）
		雌激素受体、CYP2D6	他莫昔芬（Tamoxifen） 吉非替尼（Gefitinib） 卢卡帕尼（Rucaparib）
KRAS	西妥昔单抗 帕尼单抗 索托拉西布（Sotorasib）	G6PD	拉布立海（Rasburicase）
HER-2/neu	帕妥珠单抗（Pertuzumab） 拉帕替尼（Lapatinib） 纳武利尤单抗（Nivolumab） 来那替尼（Neratinib） 曲妥珠单抗（Trastuzumab） 恩美曲妥珠单抗（Ado-trastuzumab emtansine）		
费城染色体、C-kit和PDGFRA	伊马替尼（Imatinib） 博舒替尼（Bosutinib）		
BRAF V600E	曲美替尼（Trametinib） 达拉非尼（Dabrafenib） 维莫非尼（Vemurafenib）		
ALK	克唑替尼（Crizotinib） 色瑞替尼（Ceritinib）		

人们正在对前文所述的两种致突变风险等位基因的数据进行持续不断的探索，以确定其与致癌风险的关联，以及对各种恶性肿瘤或癌症发展的影响。初步而言，癌症与肿瘤的识别、关联及其影响关系是基于以下基本原则来进行的：分析具有癌症风险生殖细胞突变的肿瘤数据、患者基因组与特定肿瘤类型的关系，以及生殖细胞突变相关研究中肿瘤分子数据之间的关系。

下一代测序（next generation sequencing，NGS）技术已对数百万个DNA片段进行了测序，识别出癌症的新型及罕见突变，检测到家族中携带癌症相关突变的个体，为精准靶向治疗提供了分子依据。NGS技术提供了经济的基因测序手段，如今广泛应用于遗传疾病尤其是癌症的诊断。胚系变异大多通过候选基因方法或GWAS来确定，而癌症基因组图谱TCGA和国际癌症基因组联盟ICGC则用于从癌细胞的遗传物质中识别体细胞突变。NGS技术使得基因组数据能够被应用于临床实践。例如，高通量基因分型技术可以识别与癌症易感性相关的具有胚系突变的基因，比如*BRCA1*和*BRCA2*基因遗传会增加患乳腺癌和卵巢癌的风险。对这些基因突变进行基因检测以识别易患遗传性癌症的个体。

癌症也被视为一种通路改变的疾病。突变表现出不一致的行为，有时编码位点的高影响突变没有功能意义，而某些罕见变异与常见变异比例较高的体细胞突变却能够影响临床功能。差异性突变分析是另一种识别突变基因在癌症中意义的方法，它不仅能分析重要的驱动突变，还可结合通路分析，这不仅有助于深化对已知癌症通路的理解，更有可能揭示全新的癌症相关通路。

癌症体细胞突变目录（catalogue of somatic mutations in cancer，COSMIC）为研究人类恶性肿瘤中体细胞突变的后果提供了一个综合数据库（https://cancer.sanger.ac.uk）。除了编码区变异，它也涵盖了导致癌症的所有体细胞突变机制，包括非编码区变异、基因融合、拷贝数变异和耐药突变。

9.5 药物遗传学与药物开发

人类基因组序列的注释与基因组技术的同步发展，极大地推进了药物发现与开发进程。同时，精确的遗传数据的获取使得我们能够为特定的治疗策略明确个体的风险与收益。临床观察数据、靶点和药物的分子信息，以及对疾病生物学途径的深入理解，被综合运用，以设计和开发更优质的治疗方案。制药行业与研究机构正充分利用这一知识，结合相关的基因工具，优化药物发现的过程。在制药行业，开发有益的药物是一个有明确步骤的流程，被称为"制药管线"。SNP影响药物代谢途径和（或）药物不良反应，成为药物遗传学研究中的首选分子标志物；此外，SNP与包括癌症、自身免疫性疾病、神经精神疾病及感染性疾病在内的多种疾病存在关联。

对药物代谢过程（PK和PD参数）与SNP（药物遗传学，药物转运体和代谢酶）的药理学认识，以及基因表达技术的进步，为开发高效、高选择性和低毒的药物开辟了全新的道路。这在癌症治疗领域尤为重要，因为生殖细胞和体细胞的基因型变异已被证实与药物不良反应及疗效特征密切相关。在过去半个世纪，新药研发过程经历了翻天覆地的变化，从基于药理学效应的过程，发展到化学修饰的药物，再到更精确的生物学驱动的过程，即通过识别疾病及药物反应的生物学路径来指导新药的开发，这被称作前向药物研发流程。

9.5.1 药物遗传学与抗癌药物开发

癌症药物的开发也遵循着同样的传统路径，即便研发行业与FDA已竭力缩短流程并降低成本，但这一过程耗时仍需约15年。在经历研发与临床前阶段后，高达90%的潜在新药，由于疗效、安全性或毒性问题，在临床试验阶段遭遇滑铁卢。将PGx生物标志物应用于药物研发，使肿瘤治疗从"一刀切"的传统模式，转变为更具针对性、组织学特异性的个体化治疗，即如今广为人知的精准医疗（precision medicine，PM）。

将PGx应用于某些癌症的治疗已展现出积极的成果，并在癌症药物研发中扮演着重要角色。图9.2展示了PGx在药物研发各阶段的融合应用。

在药物的Ⅱ期和Ⅲ期临床试验中，疗效、安全性和毒性方面的结果常常出现不一致，这导致了巨大的时间和资金损失。2014年，阿斯利康（AstraZeneca）的科学家们提出了五个"R"原则（图9.3）。这些原则是药物发现与开发成功及管线质量的关键技术决定因素，近期数据显示，遵循这些原则能显著提高Ⅲ期临床试验的成功率。

药物开发阶段

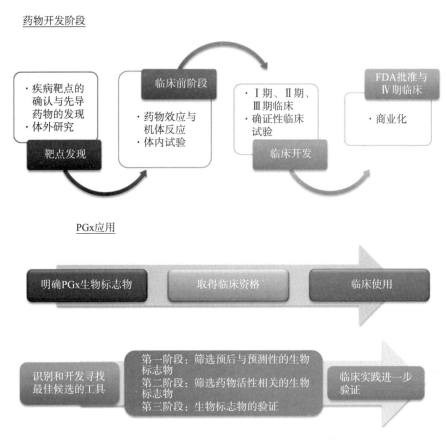

图9.2　PGx在药物开发中各研发（R&D）阶段的应用

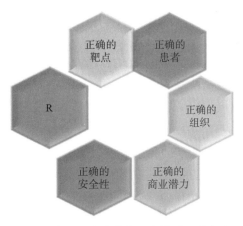

图9.3　应用于癌症药物开发的"5R"框架

伊马替尼是一种用于治疗慢性髓系白血病的酪氨酸激酶抑制剂，是运用PGx知识进行抗癌药物开发的经典案例。同样，克唑替尼是一种靶向ALK的酪氨酸激酶抑制剂，在一期临床试验中展现了显著的疗效。这一成果促使FDA加速批准其进入二期临床试验。近期，克唑替尼已被批准用于治疗1岁及以上儿童患者的ALK阳性复发或难治性系统性间变性大细胞淋巴瘤（anaplastic large cell lymphoma，ALCL）。

战略性药物研发技术的进步和发展，如高通量筛选和基于结构的设计策略，使得设计针对特定靶点的小分子靶向治疗药物成为可能。这些靶向药物预计具有高疗效，对靶点选择性敏感，并且比以往的抗癌药物毒性更低。

预后性、诊断性及预测性生物标志物的识别将加速药物开发和批准过程，并可能在药物获批后用于风险的管理。然而，PGx与药物开发的联合，给原本预算就高的药物开发过程带来了额外的成本负担。尽管如此，药物监管机构认识到了PGx技术的潜在益处，鼓励制药行业将PGx知识融入药物开发中。

9.6　影响个体化疗药物疗效和毒性的遗传因素

基于临床观察，以及药物代谢途径中出现的改变药物药理作用的差错具有遗传性的观点，Archibald Garrod提出了"人的化学个性"这一概念。疾病的代谢途径（受体）、遗传学（SNP）及药理作用（即药代动力学和药效动力学作用）之间存在潜在的重叠关联，而药物是以致病基因为靶点的。因此，通过这些关联可根据药物的不同反应来确定疾病的特性。

在癌症治疗中，药物反应在个体间存在着显著的不可预测性，这与药物代谢酶、药物分子转运体、药物受体位点及药物靶点的多态性相关，尽管个体间的药物反应受到包括遗传和环境等众多因素的影响。随着人类基因组计划的推进，大量关于人类基因组DNA上的多态性等位基因和可遗传突变的信息及数据被编译。

在GWAS目录中，约93%的已登记SNP位于非编码区域，被称为调控SNPs，它们能够影响基因剪接和转录因子结合。约有1000万个SNP位于编码或非编码区域。例如，高密度脂蛋白水平升高与胆固醇酯转运蛋白（cholesteryl ester transfer protein，CETP）的缺陷相关，Janus激酶3（JAK3）基因的失活突变导致严重联合免疫缺陷综合征。

表9.2总结了影响抗癌药物药代动力学和药效动力学的药物遗传学因素。

9.6.1　他莫昔芬与CYP2D6的多态性

他莫昔芬（Tamoxifen），一种选择性雌激素受体（estrogen receptor，ER）调节剂，已成功应用于乳腺癌的治疗和预防。口服枸橼酸他莫昔芬已被批准作为乳腺癌的内分泌治疗药物，并在超过25年的时间里一直被用于雌激素受体阳性乳腺癌及相关疾病的治疗。他莫昔芬与雌激素受体的配体结合域相结合，阻断其与雌激素的相互作用，进而抑制与雌激素受体相关的转录激活及后续的肿瘤生长。

他莫昔芬的复杂代谢由肝脏的Ⅰ相和Ⅱ相酶负责。他莫昔芬主要被肝脏细胞色素P450酶（cytochrome P450 enzymes，CYPs）中的CYP3A4（以及CYP3A5）和高度多态性的CYP2D6代谢为其主要的初级代谢产物：N-去甲基他莫昔芬和4-羟基他莫昔芬。当初级代谢产物被氧化时，会大量形成一种具有药理活性的代谢产物4-羟基-N-去甲基他莫昔芬（依西美坦，Endoxifen）。依西美坦和4-羟基他莫昔芬对雌激素受体α和雌激素受体β的结合亲和力，以及对雌激素受体依赖性基因表达和乳腺癌细胞增殖的抑制作用是相似的。他莫昔芬和4-羟基他莫昔芬可稳定雌激素受体α，而依西美坦则通过将雌激素受体α标记为蛋白酶体降解的靶点来降低乳腺癌细胞中的雌激素受体α蛋白水平。并且依西美坦的血浆浓度比4-羟基他莫昔芬高5～10倍，这些数据表明依西美坦是一种

表 9.2　基因多态性对抗癌药物的药代动力学（PK）和药效动力学（PD）的影响

药物	遗传酶	基因突变	靶点	临床PK参数改变	表型作用
他莫昔芬（化疗药物）	CYP2D6	CYP2D6, CYP3A5, CYP3A4, CYP2C9, CYP2C19, CYP1B1, UGTs	雌激素受体	弱代谢患者的活性代谢物（依西美坦）血药浓度降低	弱代谢患者需需要调整剂量，和（或）建议采用替代疗法
伊立替康（化疗药物）	UGT1A1, ABCC1	UGT1A1*6 (c.211G > A), UGT1A1*28a	拓扑异构酶 I 抑制剂	SN38的清除率降低，SN-38水平升高	严重腹泻，中性粒细胞减少，PK参数改变
6-巯基嘌呤（化疗药物）	TPMT	TPMT*2, *3A, *3B, *3C	DNA/RNA	TPMT缺乏导致6-硫基嘌呤水平升高	活性药物的血药浓度改变，胃肠道毒性和骨髓毒性
5-氟尿嘧啶（化疗药物）	DPD TYMS	IV14＋1G > A剪接位点突变	DNA/RNA	由于DPD活性降低导致5-氟尿嘧啶水平升高	清除率降低，神经毒性，血液毒性增加
	MTHFR	TSER*2/2, TSER*3/3	DNA/RNA	TYMS-mRNA低表达	细胞毒性
		677C > T, 1298A > C变异	DNA/RNA	相关的药物疗效降低和毒性增强	细胞毒性
甲氨蝶呤（化疗药物）	SLCO1B1 MTHFR	rs1051266, rs2306283 A > G	DNA/RNA	转运体（SLC，MDR1）	清除率改变
		677C > T, 1298A > C变异	DNA/RNA	TYMS基因低表达	细胞毒性
铂类化合物（顺铂，卡铂，奥沙利铂）（化疗药物）	GST XRCC1 ERCC1 ERCC2/XPD	缺失，Ile105Val, Arg194Trp, Arg280His, Arg399Gln, K751Q	DNA/RNA	DNA损伤增加，核酸内切酶，非催化亚基，ATP依赖型解旋酶	药物毒性增加，血小板减少
维莫非尼（化疗药物）	BRAF V600E	BRAF V600E突变	BRAF	BRAF体细胞突变	BRAF V600E野生型表现出毒性
克唑替尼（酪氨酸激酶抑制剂）	CYP3A4 CYP3A5	EML4-ALK	ALK	EML4-ALK突变	中枢神经系统渗透性降低
厄洛替尼（酪氨酸激酶抑制剂）	CYP3A4 ABCB1	——	EGFR	EGFR突变	罕见的横纹肌溶解

续表

药物	遗传酶	基因突变	靶点	临床PK参数改变	表型作用
伊马替尼、尼洛替尼（酪氨酸激酶抑制剂）	PDGFR BCR-ABL C-kit	PH＋ALL, c-KIT突变, FIP1L1-PDGFRα	EGFR	普纳替尼用于BCR-ABL突变	水肿、肌肉骨骼疼痛、腹泻
西妥昔单抗、帕尼单抗（生物制剂）	KRAS、BRAF、PIK3CA 或致AKT过表达	KRAS突变阴性（野生型）	EGFR	突变基因导致预后不良	皮疹、感觉神经病变、中性粒细胞减少、客观缓解率低、总生存期和无进展生存期缩短
曲妥珠单抗（生物制剂）	ErbB2 FcγR3A	—	HER-2/neu	曲妥珠单抗与蒽环类药物相互作用	心脏毒性、更高的应答率

重要的代谢产物，较他莫昔芬有近50%的雌激素受体高亲和力。他莫昔芬的疗效可能会受到 CYP2D6 基因多态性的影响，该基因有两种主要等位基因，分别为药物弱代谢型（poor metabolizers，PM）和强代谢型（extensive metabolizers，EM），其中弱代谢型患者体内依西美坦水平较低，需要调整给药剂量。因此，为了实现他莫昔芬在乳腺癌中的疗效，基于药代动力学的药物遗传学进行检测是必要的；然而，由于针对 CYP2D6 基因型与他莫昔芬相关临床结局之间关联的研究结果相互矛盾，是否预先进行 CYP2D6 的基因分型仍存在争议。

基于 CYP2D6 基因型，预期对他莫昔芬无反应的绝经后 ER 阳性的乳腺癌患者，可以选择使用其他抗雌激素药物，如来曲唑、阿那曲唑或依西美坦等，通过阻断芳香化酶 CYP19A1 来抑制外周组织中雌激素的产生。

9.6.2 伊立替康与 UGT1A1 的多态性

伊立替康（Irinotecan）是一种拓扑异构酶抑制剂，在多种实体瘤中展现出抗癌效应，是治疗结直肠癌、胰腺癌及小细胞肺癌的首选药物。羧酸酯酶将伊立替康代谢为其活性形式 7-乙基-10-羟基喜树碱（SN-38）。SN-38 水平升高会引发伊立替康的副作用，如腹泻和白细胞减少。基因组结构上的等位基因变异会引起代谢酶和转运蛋白功能性的表达差异，这可能影响伊立替康的药代动力学和药效动力学。SN-38 葡糖醛酸苷是 SN-38 的极性代谢产物，在肝脏中经尿苷二磷酸-葡萄糖醛酸转移酶 1A1（UDP-glucuronosyltransferase 1A1，UGT1A1）灭活后，随尿液和胆汁排出。因此，葡萄糖醛酸化的速率是伊立替康毒性的一个关键预测因素。UGT1A1 酶具有高度多态性。UGT1A1*6 和 UGT1A1*28 是最常被研究的与伊立替康代谢相关的多态性基因。在 UGT1A1*28 的变异等位基因中，UGT1A1 基因启动子的 T-A-T-A 盒内存在一个额外的 TA 重复序列。等位基因形式 UGT1A1*28 与 UGT1A1 蛋白转录减少相关，并且 SN-38 葡萄糖醛酸化程度较低。UGT1A1*28 突变纯合子患者体内的活性代谢物 SN-38 水平显著升高，因而在接受伊立替康治疗时出现腹泻和白细胞减少等不良事件的风险增加。同样，UGT1A1*6 基因突变纯合子患者在使用伊立替康时，SN-38 的系统暴露增加，发生不良事件的风险也更高。

伊立替康是一种亲水性分子，在稳态时的分布容积（volume of distribution，Vd）估计超过 400 L/m^2。SN-38 的内酯环在生理 pH 条件下可水解为羧酸异构体。因此，这两种形式之间存在 pH 依赖的平衡。由于只有内酯形式的伊立替康具有抗癌活性，生理 pH 的微小改变即可能影响该药物的药代动力学和疗效。

9.6.3 6-巯基嘌呤与 TPMT

6-巯基嘌呤（6-mercaptopurine，6-MP）是巯嘌呤家族中一种广为人知的细胞毒性嘌呤类似物，常用于治疗自身免疫性疾病、炎症性肠病及某些癌症，如急性淋巴细胞白血病（acute lymphoblastic leukemia，ALL），尤其是儿童 ALL，以及慢性粒细胞白血病（chronic myeloid leukemia，CML）。6-MP 是一种无活性的前体药物，需要活化为硫鸟嘌呤核苷酸（thioguanine nucleotides，TGN），后者整合到 DNA 中以产生细胞毒性。6-MP 一旦进入白血病细胞，就会通过次黄嘌呤鸟嘌呤磷酸核糖转移酶（hypoxanthine guanine phosphoribosyl transferase enzyme，HGPRT）转化为 6-硫鸟嘌呤核苷酸（6-thioguanine nucleotides，6-TGN）。6-TGN 与 DNA 或 RNA 整合进而发挥 6-MP 的细胞毒性和免疫抑制效应。6-MP失活的另外2条途径是在黄嘌呤氧化酶的催化下氧化为硫代尿酸,以及由硫嘌呤甲基转移酶(thiopurine methyltransferase,TPMT)对6-MP的硫醇基团进行S-甲基化,从而与HGPRT的作用相拮抗。

细胞内代谢是保持药物疗效与毒性平衡的关键因素。6-MP的临床反应和毒性的个体间差异可能源于细胞内6-MP分布的差异,而这种差异是由影响6-MP代谢相关基因表达和(或)蛋白功能的DNA点突变引起的。

TPMT的多态性对于6-MP药物反应的个体差异具有重要意义,超过90%的人呈现高活性,仅约10%的人呈现中等活性,0.3%的人酶活性低至无法检测。导致大多数中等和低酶活性病例的突变包括TPMT*2(239G > C)、*3A(460G > A和719A > G)、*3B(460G > A)。研究表明,传统的硫嘌呤剂量与TPMT缺乏患者发生血液学毒性的高风险相关。TPMT突变变体的杂合子患者所需硫嘌呤剂量比标准剂量低30% ~ 50%,而TPMT缺陷突变的纯合子患者所需剂量低至标准剂量的1/10,或者需使用替代药物。多项研究显示,若给予TPMT缺乏患者常规的硫嘌呤剂量,它们发生血液学毒性的风险会升高。ATP结合盒超家族的外排转运蛋白,尤其是多药耐药相关蛋白4和5(multidrug resistance associated protein 4 and 5,MRP4和MRP5),是导致硫嘌呤治疗反应个体间差异的另一个遗传因素。这两种蛋白在生理水平上调节细胞内环状核苷酸的含量,其过表达与硫嘌呤治疗的耐药性相关。

9.6.4　5-氟尿嘧啶与TYMS、MTHFR、DPD

5-氟尿嘧啶(5-fluorouracil,5-FU)是一种尿嘧啶的氟化类似物,是治疗实体瘤(如结直肠癌、胃癌和乳腺癌)的化疗药物的关键成分,用于姑息治疗和辅助治疗。5-FU及其口服前体药物卡培他滨和替加氟的治疗指数较窄,尽管患者可耐受,但可能引发严重的毒性反应,如中性粒细胞减少、口腔炎、腹泻和手足综合征等,从而可能导致住院时间延长,甚至导致0.5% ~ 1.0%的患者死亡。5-FU的细胞毒性作用需要其被激活为5-氟-2-脱氧尿苷一磷酸(5-fluoro-2-deoxyuridine monophosphate,5-FdUMP)。胸苷酸合成酶(thymidylate synthase,TS)是从头合成嘧啶所必需的一种酶,5-FdUMP通过抑制TS来减少肿瘤细胞增殖。许多患者在接受5-FU治疗后因肿瘤复发而出现不良预后。5-FU同时用于基于5-FU的联合治疗中,如FOLFOX方案(包括5-FU、亚叶酸和奥沙利铂)或FOLFIRI方案(包括5-FU、亚叶酸和伊立替康),尽管联合方案经验上将结直肠癌患者的治疗应答率提高到40% ~ 50%,但可惜的是,临床研究表明这并未有效延长此类患者的无病生存期。

9.6.4.1　5-氟尿嘧啶与DPD

在肝脏中,二氢嘧啶脱氢酶(dihydropyrimidine dehydrogenase,DPD)会将至少85%的5-FU转化为二氢氟尿嘧啶。*DPD*基因的若干等位基因突变与DPD酶活性降低相关。通常3% ~ 5%的携带者为*DPD*基因等位基因突变的杂合子个体,0.1%的携带者为纯合子个体,这些等位基因变异可能与酶功能失活有关。DPD缺乏会导致5-FdUMP水平升高,进而在使用标准剂量的5-FU时引发造血系统、胃肠道和神经系统毒性事件。以往的研究在明确DPD酶缺乏与5-FU毒性的关系方面取得了显著成果;在DPD酶缺乏的患者中,55%的患者出现4级中性粒细胞减少症,而具有正常DPD活性的患者中这一比例为13%($P = 0.01$)。在这些患者中,39% ~ 59%的患者外周血单个核细胞(peripheral blood mononuclear cell，PBMC）中也检测到DPD酶活性的降低。此外，DPD酶活性低的患者比活性正常的患者早10天出现毒性症状。针对出现严重5-FU相关毒性的患者其DPD酶的编码基因DPYD的研究，已确定了11种突变，包括1个剪接位点突变、1个无义突变（即E386X）、4个错义突变和5个多态性等位基因。改变DPD酶活性最常见的突变是剪接位点突变IVS14＋1G→A。由于5-FU是癌症患者中广泛使用的化疗药物，且相关毒性严重，在开始5-FU治疗之前，通常建议对PBM细胞中DPD酶的活性进行分析或对IVS14＋1G→A突变进行筛查。

9.6.4.2 5-氟尿嘧啶与TYMS

5-FU的细胞毒性作用源于核苷酸从头合成的过程受损。在亚甲基四氢叶酸还原酶的存在下，5-FdUMP通过形成稳定的共价复合物，来抑制胸苷酸合成酶（thymidylate synthase，TYMS）的活性，从而阻碍脱氧尿苷酸（deoxyuridylic acid，dUMP）甲基化为脱氧胸苷酸（deoxythymidylic acid，dTMP）。5-FU通过降低胸苷酸合成酶活性来限制嘌呤合成，从而导致DNA复制和修复减少进而抑制肿瘤细胞的生长。细胞有两种方式合成核苷酸：从头合成和补救合成。核苷和碱基必须先由核苷转运蛋白转运穿过细胞膜，然后才能进行补救合成。人类平衡型核苷转运蛋白1（human equilibrative nucleoside transporter 1，hENT1）是最常见的核苷转运蛋白，它与众多其他药物的转运和药理活性密切相关。对结直肠组织的体外细胞活性研究显示，其hENT1表达水平高，且表现出对5-FU治疗的抵抗。

9.6.4.3 5-氟尿嘧啶与MTHFR

亚甲基四氢叶酸还原酶（methylenetetrahydrofolate，MTHFR）是调控细胞内叶酸池以用于核酸和蛋白质合成的关键酶。它不可逆地催化5，10-亚甲基四氢叶酸（5，10-methylenetetrahydrofolate，5，10-MTHF）转化为5-甲基四氢叶酸，从而促进同型半胱氨酸重新甲基化为甲硫氨酸。由氟尿嘧啶的活性代谢产物FdUMP、胸苷酸合成酶及5，10-MTHF形成的复合物会阻碍嘧啶和DNA的合成。因此，推测MTHFR酶的活性与5，10-MTHF和氟尿嘧啶的细胞毒性之间成反比关系。MTHFR多态性等位基因的677C＞T变异与临床结局密切相关，在晚期结直肠癌中，677TT基因型对5-FU表现出更强的毒性。研究表明，接受基于氟尿嘧啶治疗的晚期胃癌患者应根据药物遗传学标准进行胸苷酸合成酶和MTHFR多态性基因分型。结果显示，MTHFR 677TT基因型的患者比CT或CC基因型的患者生存率更高。另一项研究表明，MTHFR基因多态性在癌症治疗中没有临床相关性，只有MTHFR多态性基因的纯合子携带者在体内叶酸水平较低时，才可能表现出叶酸代谢功能的变化。

9.6.5 甲氨蝶呤与SLCO1B1、TYMS

甲氨蝶呤（methotrexate，MTX）是治疗类风湿关节炎和急性淋巴细胞白血病最常用的药物。然而，MTX会引发严重的剂量限制性副作用和器官毒性。甲氨蝶呤是叶酸的结构类似物，由还原型叶酸载体SLC19A1或溶质载体有机阴离子转运蛋白B1（solute carrier organic anion transporter B1，SLCO1B1）转运进入细胞。研究发现，编码SLC19A1蛋白的基因在第27位密码子处存在一个SNP突变（rs1051266），致使组氨酸被精氨酸替代，但该SNP突变的功能意义尚未明确。

在一项针对204例接受甲氨蝶呤治疗的白血病儿童的临床试验中，rs1051266变异的纯合子患者相较于其他基因型的患者，其血浆中甲氨蝶呤水平更高。尽管如此，GWAS尚未发现SLC19A1多态性与甲氨蝶呤药代动力学之间存在关联的证据。

*SLCO1B1*基因几乎完全在肝脏中表达。在全GWAS中，*SLCO1B1*已被确定为与甲氨蝶呤清除率相关的唯一基因。胆红素和雌激素等内源性化学物质，以及他汀类药物和甲氨蝶呤等药物，均是位于肝细胞基底膜外侧的SLCO1B1转运蛋白的底物。*SLCO1B1*基因的SNP rs4149056，编码T521C突变，与总体较低的甲氨蝶呤清除率有关。rs4149056常见变异存在于两个等位基因中：*5（无额外编码突变）和*15（伴有rs2306283 A＞G）。*23和*31是另外两个与甲氨蝶呤清除率降低及体外转运功能不良相关的等位基因。*14和*35分别是与甲氨蝶呤清除率提高和转运蛋白表达增强相关的等位基因。许多等位基因携带rs2306283 A＞G突变，该突变与转运蛋白表达增强相关。胸苷酸合成酶（TYMS）是DNA合成中从头合成嘌呤的关键酶。该酶被甲氨蝶呤抑制，从而阻碍脱氧胸苷一磷酸的合成。在淋巴细胞白血病细胞中，TYMS表达减低与甲氨蝶呤的抗白血病效果减弱和复发风险增加相关。在*TYMS*基因的5'-非翻译区，已发现一个具有可变重复次数的含28个碱基对的串联重复序列。这些重复序列似乎起着增强子的作用，因为更多的重复序列会提高mRNA表达和酶活性。根据一项日本的研究，具有3个重复序列的纯合子个体比具有两个重复序列的纯合子患者需要更大剂量的甲氨蝶呤（＞每周6mg）。

9.6.6　铂类化合物与ERCC1、ERCC2、ATP7B

铂类化合物（即顺铂、卡铂和奥沙利铂）是常用的抗肿瘤药物，是晚期肺癌、乳腺癌和结直肠癌等的标准一线化疗药物。它们通过交联DNA链形成DNA加合物促使细胞凋亡，并抑制活跃肿瘤的细胞生长。细胞复制系统有一个活跃的DNA修复系统。负责DNA修复的基因存在遗传变异。由于多态性基因的存在，这种DNA修复途径同各种参与药物耐药性发生的相关途径一样重要，并且有望成为确定药物疗效的预测指标。例如，与其他核苷酸切除修复（nucleotide excision repair，NER）基因相比，切除修复交叉互补酶（excision repair cross-complementing enzyme group，ERCC）在顺铂耐药性的形成过程中发挥了重要作用。ERCC1在NER途径中通过单链DNA断裂进行DNA修复，并与ERCC4（即着色性干皮病F组基因，XPF）形成一种特定结构的内切核酸酶复合物。ERCC1已被发现具有多种具有不同DNA修复能力的多态形式。

铂类化合物是晚期非小细胞肺癌（non-small cell lung cancer，NSCLC）的标准化疗方案。在接受顺铂治疗NSCLC时，拥有K751Q-ERCC2基因型的患者疾病进展比该基因型的携带患者更加缓慢。相较于KK杂合子或QQ纯合子基因型的患者，KK纯合子患者显示出显著的化疗获益和更长的生存期。然而，矛盾的是，现有数据显示在接受顺铂治疗的NSCLC患者中，ERCC2/XPD等位基因突变与OS降低有关。同样，据报道，沉默型C118T SNP与卵巢癌细胞系中的mRNA表达水平降低有关。研究报道称，ERCC1-118C等位基因的纯合子携带者表现出显著的生存优势。此外，在结直肠癌中，外周血淋巴细胞中ERCC2-XPD（着色性干皮病D组基因）的SNP-K751Q在接受5-FU和奥沙利铂联合治疗的患者中具有预后意义。据报道，一个非同义SNP导致XPD蛋白751密码子处的赖氨酸被谷氨酸取代，与转移性结直肠癌患者的治疗结局相关。

ATP7A和ATP7B是重要的铜转运ATP酶，它们通过调控药物外排而促使对铂类化合物耐药性的产生。在接受铂类药物治疗的表皮样癌等不同癌症的患者中，ATP7B过表达会导致顺铂外排速率增加及顺铂耐药性增强，从而造成不良预后。

DNA修复系统基因的突变会导致错配修复（mismatch repair，MMR）缺陷。这也会妨碍顺铂与DNA的结合。此外，这种MMR缺陷会引发微卫星不稳定性（microsatellite instability，MSI），可用于评估基因组的不稳定性。在转移性生殖细胞肿瘤中，MSI阳性患者表现出对化疗的显著抗性及疾病的不良预后。

肿瘤蛋白53（tumor protein，TP53）基因编码一种肿瘤抑制蛋白。TP53蛋白（野生型）的表达增强与DNA损伤剂的化疗疗效水平直接相关。*TP53*基因突变会削弱细胞凋亡途径，并显著降低*BAX*基因（Bcl-2相关X蛋白，促凋亡分子）的水平，从而导致细胞DNA受损时无法启动程序性细胞死亡，并产生化疗耐药表型。而据报道，TP53/MDM2突变经常共存于具有不良临床结果的生殖细胞肿瘤患者中。

9.6.7 维莫非尼与BRAF V600E

维莫非尼（Vemurafenib）是一种BRAF抑制剂，2011年被FDA批准用于治疗不可切除或转移性黑色素瘤。对于具有BRAF V600E突变的患者，可采用维莫非尼与MEK抑制剂考比替尼（Cobimetinib）联合的用药方案。与维莫非尼单药治疗相比，其与考比替尼的联合疗法显著提高了患者的PFS，同时降低了继发性皮肤癌的发生率。据报道，接受维莫非尼治疗的患者系统暴露量的变异系数为32% ~ 55%，这对于明确与毒性和疗效相关的暴露-反应关系具有重要意义。

患者间维莫非尼的药代动力学差异在很大程度上归因于药物代谢酶和药物转运蛋白的多态性，为采用对患者进行基因分型及剂量调整的药物遗传学方案提供了充分依据，作为优化患者间差异、提高药物疗效及减少药物毒性的有效手段。细胞色素家族的CYP3A4酶能迅速代谢维莫非尼。据报道，ATP结合盒转运蛋白亚家族（ATP-binding cassette subfamily，ABC）B成员1（ABCB1）、P-糖蛋白及ABCG2的药物外排转运蛋白系统表现出多态性，可能是导致乳腺癌和具有*BRAF V600E*突变的癌症对维莫非尼产生获得性耐药的原因。CYP3A4、ABCB1和ABCG2的多态性阻碍了蛋白质表达，并导致了维莫非尼的生物利用度和毒性反应关系在患者间的显著差异。据报道*CYP3A4*22*突变（rs35599367，15389C > T）降低了CYP3A4 mRNA的表达和功能酶活性。这是由于在CYP3A4*22等位基因杂合子患者中观察到帕唑帕尼（Pazopanib）的清除率降低，以及在接受多西他赛（Docetaxel）治疗的乳腺癌患者中，*CYP3A4*22*基因突变的患者出现3级或4级毒性作用事件的概率增加。并且据报道，具有*CYP3A4*22*突变的早期乳腺癌患者其依西美坦（Exemestane）的血浆浓度增加。此外，在接受紫杉醇治疗时，携带CYP3A4*22突变的患者其急性或慢性的外周神经毒性更常见。

9.6.8 克唑替尼与ALK

克唑替尼（Crizotinib）于2011年获FDA批准，是首个在临床上设计并合成的多靶点抗肿瘤药物，能够抑制包括肝细胞生长因子受体（hepatocyte growth factor receptor，HGFR，即受体酪氨酸激酶MET）和受体酪氨酸激酶RON（Recepteur d'Origine Nantais）。*ALK*基因的突变可导致融合致癌蛋白的表达改变。该药物在晚期ALK阳性的NSCLC患者中展现出显著的抗肿瘤活性。

克唑替尼的口服剂量为每日两次，每次250mg。研究表明，在167例癌症患者中，在15天内可达到最大耐受剂量的稳态浓度。平均生物利用度为43%（范围在32%～66%），种族、食物、年龄、性别或体重等其他因素对单剂量克唑替尼的影响极小。克唑替尼治疗ALK阳性的NSCLC、间变性大细胞淋巴瘤、神经母细胞瘤和炎性肌成纤维细胞瘤患者的药代动力学参数相似。在亚裔患者中，克唑替尼的血浆峰浓度和血浆浓度-时间曲线下面积大于非亚裔患者。

*ALK*基因融合突变在非小细胞肺癌NSCLC的潜在发展过程中发挥着重要作用。*ALK*基因融合突变明确了一个对靶向分子治疗敏感的肿瘤亚群。在使用ALK抑制剂治疗NSCLC，精确识别*ALK*基因融合突变至关重要。Ⅰ期和Ⅱ期临床试验已表明，克唑替尼能显著减少携带*ALK*基因突变的细胞的增殖。

克唑替尼主要由高度多态性的CYP3A4/5酶进行代谢，易出现药物相互作用和耐药的情况。克唑替尼这类的小分子酪氨酸激酶抑制剂（tyrosine kinase inhibitors，TKIs），包括伊马替尼（Imatinib）、厄洛替尼（Erlotinib）和吉非替尼（Gefitinib），脑脊液渗透率较低，需要采取替代治疗方案。研究显示，新型药物PF-06463922，是一种多靶点的ALK和ROS1-TKI抑制剂，作为一种低外排药物在晚期ALK阳性NSCLC中可能具有更好的中枢神经系统渗透性。在Ⅰ期和Ⅱ期临床试验中，PF-06463922对脑转移的疗效也优于克唑替尼和阿来替尼（Alectinib）。在克唑替尼耐药且伴有中枢神经系统受累的ALK重排NSCLC患者中，这种药物在治疗效果方面令人期待。

9.6.9　西妥昔单抗、帕尼单抗与KRAS、BRAF

西妥昔单抗（Cetuximab）和帕尼单抗（Panitumumab）是治疗转移性结直肠癌及头颈部癌症的常用单克隆抗体。这些药物能与细胞外的表皮生长因子受体（epidermal growth factor receptor，EGFR）结合。然而，具有*KRAS*基因突变的癌症患者无法从该治疗中获益，这也成为对EGFR抑制剂治疗耐药的有力负性预测生物标志物。*KRAS*基因是原癌基因RAS家族的一员，它能激活细胞内EGFR信号通路中的蛋白，在细胞增殖、分化和凋亡过程中发挥重要作用。*KRAS*突变会下调该信号通路。所以，使用西妥昔单抗或帕尼单抗的治疗方案对*KRAS*突变的肿瘤没有协同治疗效果。

多项回顾性研究和评估表明，EGFR抑制剂治疗对*KRAS*基因未突变的癌症患者有临床获益。60%～65%的*KRAS*基因野生型或中性型人群对西妥昔单抗或帕尼单抗反应良好，而其余35%～40%的癌症患者对该治疗方案反应欠佳。因此，FDA建议在采用西妥昔单抗和帕尼单抗治疗结肠癌、肺癌及头颈部癌症之前，对*KRAS*基因进行药物遗传学检测，且该药物仅推荐用于*KRAS*突变阴性（即野生型KRAS）的患者。

除了*KRAS*突变外，*BRAF*突变也展现出对EGFR抑制剂的预测性生物标志物特征，因为丝氨酸-苏氨酸激酶*BRAF*是KRAS的主要效应器。*KRAS*突变的耐药患者，同样也是*BRAF*突变治疗无应答的患者。然而，携带突变V600E等位基因的结直肠癌细胞对BRAF抑制剂索拉非尼（Sorafenib）有反应。

9.6.10　曲妥珠单抗与HER2/neu

曲妥珠单抗（Trastuzumab）是一种人源化单克隆抗体，在乳腺癌中疗效显著。该药物靶向人类表皮生长因子受体2型（human epidermal growth factor receptor type 2，HER-2）。其已在美国和欧盟注册，用于治疗HER-2阳性的转移性乳腺癌、HER-2阳性的局部乳腺癌的辅助治疗及罕见类型的胃食管结合部腺癌。在乳腺癌患者中，*HER-2*

基因扩增与不良的疾病预后、总体无病生存期和患者生存率显著相关。然而，值得注意的是，仅有25%～30%的HER-2/neu阳性乳腺癌患者对该药物有反应。除了直接的抗增殖和促凋亡作用外，包括抗体依赖细胞介导的细胞毒性作用（antibody-dependent cell-mediated cytotoxicity，ADCC）和补体介导的细胞毒性作用（complement-mediated cytotoxicity，CMC）在内的多种免疫机制，以及抗血管生成活性也是其作用机制。自从曲妥珠单抗等靶向疗法出现以来，HER-2阳性乳腺癌的预后有了显著改善。拉帕替尼（Lapatinib）是除曲妥珠单抗外另一种获批用于HER-2阳性乳腺癌的治疗方案。它在细胞内对曲妥珠单抗耐药的患者发挥作用。

曲妥珠单抗在临床试验中显示出了心脏毒性。曲妥珠单抗与蒽环类药物的联合治疗提高了心脏毒性的发生率。关于曲妥珠单抗的心脏毒性，目前提出了几种解释。曲妥珠单抗是一种单克隆抗体，它启动抗体依赖细胞毒性和补体依赖细胞毒性的机制可能诱发心肌细胞毒性。其他有争议的解释是基于实验数据的证据，这些数据表明HER-2信号在心肌病中发挥主要作用。已有研究报道了多种 *HER-2* 基因多态性突变。在临床层面，被广泛研究的种系多态性突变是发生在HER-2蛋白跨膜结构域的密码子655A＞G（rs1136201，Ile/Val）突变，其与乳腺癌高风险相关。由于心肌细胞损伤可能依赖于HER2信号通路，多态性 *Val* 等位基因可能成为预测曲妥珠单抗诱发心脏毒性的生物标志物。

9.6.11 伊马替尼与BCR-ABL、C-Kit

慢性髓系白血病（chronic myeloid leukemia，CML）的致病分子机制及染色体异常的发现是一项里程碑式的成就。这也为更多靶向疗法的进步与发展带来了希望。费城染色体（Philadelphia chromosome，Ph染色体）异常是由22号染色体和9号染色体易位引起的。这导致断裂点簇集区（breakpoint cluster region，BCR）和c-ABL癌基因之间的原癌基因融合，触发了众多与细胞增殖、分化、存活及抵抗程序性细胞死亡或凋亡相关的信号转导通路。

伊马替尼（Imatinib）是第一代酪氨酸激酶抑制剂（tyrosine kinase inhibitor，TKI），被广泛用于CML的靶向治疗，同时也是其他多种由BCR-ABL、C-Kit和PDGFR驱动的癌症的一线治疗药物。

伊马替尼口服给药后的血浆浓度存在患者间差异，这与药物转运体相关。这些药物转运体可能成为预测伊马替尼在CML细胞内分布的潜在生物标志物。因此，药物基因组学参数有望在伊马替尼的个体化给药中发挥潜在的重要作用，以改善治疗结果。在体外研究中，伊马替尼由CYP2C8和CYP3A4代谢，而在系统暴露情况下，*CYP2C8* 基因型对慢性髓系白血病患者体内伊马替尼的代谢有显著影响。目前没有足够的临床证据表明CYP3A4或CYP3A5基因型会改变伊马替尼的代谢和药代动力学。在Ⅰ期和Ⅱ期试验中，伊马替尼对干扰素-α治疗失败的慢性髓系白血病患者显示出良好的疗效。

伊马替尼是肝脏和（或）CML细胞中的数种药物摄取和外排转运体的底物。在CML细胞中表达的药物转运体基因的多态性形式可能影响药物的细胞内分布及血浆浓度与药物反应之间的关系。伊马替尼作为一种强效的BCR-ABL选择性抑制剂，还靶向 *c-kit* 基因和血小板衍生生长因子受体（platelet-derived growth factor receptor，PDGFR）。*c-kit* 基因突变在亚洲人群中较为常见，*c-kit* 基因抑制剂因此成为这一人群中的优先研究药物。在一项评估无疾病进展生存期、总体药物反应率和患者生存情况的开放标签、单臂的 II 期临床试验中，转移性黑色素瘤患者接受了 *c-kit* 基因突变的筛查，研究结果表明，用伊马替尼治疗转移性黑色素瘤，对存在 *c-kit* 基因变异的患者尤其有效。

伊马替尼是治疗 CML 的首选 TKI，它提高了这类患者的总生存。一项针对 Ph 染色体阳性的慢性期 CML 的新型 TKI 的研究，比较了伊马替尼与第二代的达沙替尼（Dasatinib）、尼洛替尼（Nilotinib）、博舒替尼（Bosutinib）及第三代的普纳替尼（Ponatinib）的疗效与安全性，包括总体生存期、患者无进展生存期、血液学和非血液学毒性。在所有这些药物中，伊马替尼对伴有合并症的患者具有优势。然而，普纳替尼在 II 期试验中显示出对天然 BCR-ABL 及突变型 BCR-ABL（包括 T315I）强大的体外活性。对于 TKI 治疗失败且具有 T315I BCR-ABL 突变的患者，普纳替尼可能成为首选药物。

9.6.12　厄洛替尼与 EGFR

厄洛替尼（Erlotinib）是一种小分子酪氨酸激酶抑制剂，可特异性地结合表皮生长因子受体（epidermal growth factor receptor，EGFR），被批准为二线治疗的首选药物。然而，III 期临床试验表明其可作为具有突变型 EGFR 的 NSCLC 患者治疗的基础。外显子-19 缺失和外显子-21 L858R 突变是最常见的 *EGFR* 突变，其对 EGFR 结合型 TKI 的响应程度更高。厄洛替尼的标准日口服剂量在 NSCLC 患者中耐受性良好。不良反应通常为皮疹和腹泻。其他不良反应轻微、可逆且可控。有明确证据表明，厄洛替尼对年轻的亚洲不吸烟的肺腺癌患者有益，尤其是携带突变型 EGFR 的患者。

横纹肌溶解综合征是由肌红蛋白尿、电解质异常及急性肾毒性引发的肌肉损伤，可能与降脂药物的使用和饮酒有关，也是化疗中的一种罕见并发症。截至目前，仅有 1 例报道厄洛替尼单药治疗时出现横纹肌溶解这一不良事件。厄洛替尼主要由 CYP3A4 同工酶代谢，并由 P-糖蛋白（MDR1/ABCB1）和 ABCG2 药物转运系统转运。该系统可能通过转运体介导的药物相互作用，尤其是与 CYP3A4、P-糖蛋白和 ABCG2 抑制剂的相互作用，产生潜在影响。因此，由于药物靶点的基因变异导致的个体间药代动力学差异会影响厄洛替尼的分布。

9.7　结语

癌症治疗面临诸多挑战，如药物耐药，肿瘤特异性不高，治疗指数窄，副作用严重，个体间的药物反应差异显著，以及复发频繁等。遗传多态性（主要是 SNP）在很大程度上解释了个体间的药物反应差异。因此，基于药物遗传学知识，根据患者的基因型进行个体化的癌症治疗，有望解决药物疗效和毒性多变的问题，从而改善治疗效果并减少不良事件的发生。对关键 SNP 进行基因分型，应成为临床检查的重要组成部分，以识别那些可能从特定的治疗方案中获益而不会出现严重毒性的患者。同时，控制导致治疗失败和副作用发生的遗传因素，也已成为根据基因型定制个体化治疗、寻找新型抗癌药物的主要目标之一。

（方　峻　张洪勇　武盈盈　译）

第10章　靶向治疗与个体化诊疗

Rida Fatima Saeed，Uzma Azeem Awan，Sidra Saeed，Sara Mumtaz，Nosheen Akhtar and Shaista Aslam

10.1　癌症治疗简介

10.1.1　概述

癌症是影响全世界人们的首要公共卫生问题。根据全球癌症观察数据库的数据，到2020年，癌症将导致1930万新诊断病例和1000万死亡病例。肺癌仍然是癌症死亡的主要原因，预计每年有180万人死于肺癌（18%）。预计到2040年，全球癌症发病数将攀升至2840万例，转型期国家（64%）的发病率将大大高于转型国家（32%），尽管与全球一体化和经济发展相关的风险因素增加可能会使这一情况进一步恶化。对于全球癌症控制而言，在转型期国家发展可持续的基础设施来分配癌症预防措施和提供癌症护理至关重要。在过去10年中，许多研究主要集中在确定新型疗法，以减轻传统疗法的负面影响。癌症靶向治疗的最大障碍是耐药性的出现。因此，透彻了解复杂的事件对于开发准确有效的治疗方法至关重要。"转化研究"的主要目标是通过将分子生物学的进步与临床研究相结合，将研究从"工作台到病床边"进行到底。这种持续的反馈有助于发现疾病生物标志物和药理学靶点，从而进行更合理的药物设计、提高疗效并加快化学物质的临床改造。个体化研究可缩短药物靶点识别到临床可用治疗方案之间的时间，从而有助于未来药物的开发。

10.1.2　化疗

尽管癌症治疗的最终目标是根除或消灭体内的所有癌细胞，但治疗后异常细胞往往会继续存在。化疗是一种经典的治疗方法，主要针对细胞增殖的多个阶段（图10.1）。目前可获得超过100种癌症药物，其中许多药物经常与其他疗法或技术结合使用。传统治疗已被证明在短期内是有益的，但许多患者随着时间的推移会复发。另外，癌症复发的概率取决于初始治疗、癌症类型和给予初始治疗的时间等。此外，研究驱动治疗反应的机制对于开发有效和个体化的治疗方法至关重要。

10.1.3　蛋白质组学和基因组学

生物技术的进步为癌症预防、诊断和治疗开辟了一些新的可能性。随着时间的推移，我们对癌症预防、诊断和治疗的思考方式发生了显著的变化。其中包括"组学"研究，包含蛋白质组学和基因组学研究，通过定义健康和疾病情况下基因表达和激活的显

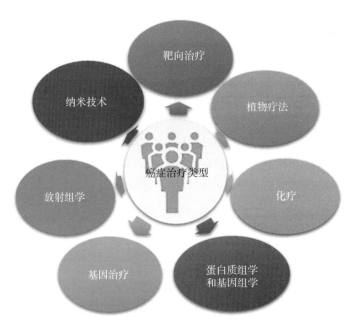

图10.1　癌症治疗的主要类型示意图

著异质性，在寻找可能与癌症生物学有关的基因和蛋白质方面具有重要价值。最重要的是，可以利用蛋白质组学方法跟踪靶向治疗的反应，以评估靶向治疗的有效率，以及未来针对相同蛋白通路的预期疗法的疗效。

10.1.4　植物疗法

植物疗法为传统癌症治疗提供了一种可行的替代方法。这是指活性植物化学物质在乳腺癌、口腔癌、肺癌、胃癌、结肠癌、肝癌和宫颈癌等多种癌症细胞系中的抗增殖和促凋亡作用。多酚、类黄酮、生物碱、槲皮素、油菜素类固醇和各种其他植物来源的生物活性化学物质已被证明具有显著的抗癌活性，并已被用作辅助药物。尽管使用天然药物有很多好处，但由于其生物利用度低和毒性，其临床使用受到限制。

10.1.5　纳米技术

由于纳米颗粒作为一种给药机制发挥了巨大作用，纳米技术已被广泛应用于癌症治疗。与传统的给药方式相比，纳米技术具有许多优势，包括更好的生物相容性和稳定性、更高的渗透性和精确的靶向性。纳米颗粒给药系统还有助于治疗与癌症有关的耐药性。此外，科学家们最近还开始研究纳米颗粒在免疫治疗中的应用，这在癌症治疗中变得越来越重要。

10.1.6　基因治疗

细胞凋亡机制的发现为癌症的治疗提供了新的选择，利用该自杀系统的基因疗法被证明可以在不引发炎症的情况下让癌细胞自我毁灭。尽管在临床上的成功率不高，但以细胞凋亡机制为目标的基因疗法为危及生命的癌症患者带来了许多希望，前提是能提供有效和有针对性的基因递送。小干扰RNA（siRNAs）可通过一种称为RNA干扰（RNAi）的机制影响基因表达，这一发现是生物学领域最值得关注的进展之一。siRNAs在治疗癌症和其他疾病方面很有吸引力，因为它们可以用来研究单个基因的活性。

10.1.7　放射组学

放射组学是一个新领域，它将计算机断层扫描（CT）、正电子发射断层扫描（PET）和磁共振成像（MRI）等检查的图像数据结合起来，以做出医疗决策。例如，临床医师可以确认治疗效果，预测肿瘤转移的位置，将结果与组织学研究相关联，或进一步精确描述癌症类型。当放射组学与其他检测程序相结合时，每个患者都能得到独特的治疗方案，这对加强评估和治疗至关重要。因此，当各种方法整合在一起时，就能提供最具个体化的癌症治疗，这就强调了将几种不同的方法合并在一起以达到最佳效果的重要性。重点是改善和降低从实验室到病床边的治疗成本。显然，药物开发过程正处于不断变化之中，药物开发的一些最主要障碍是必须满足的要求，如安全性、有效性和质量。科学正在推动靶向疗法的产生，这样就可以为合适的人群或个人提供适合的治疗。制药业正在向开发这些类型的药物过渡，但了解疾病的潜在病因仍是主要障碍。将抗癌药物推向市场仍需花费大量资金，公司需要在合适的市场上获得投资回报。因此，我们可能需要构建更智能、更精简、成本更低的临床试验，采用患者分类和富集程序，使我们能够从更小的研究中获得同样多的治疗信息。

10.2　靶向治疗策略

10.2.1　传统治疗

在细胞周期层面，传统化疗药物通过破坏或抑制对细胞快速分裂和DNA合成至关重要的过程来产生细胞毒性。它们最大的缺点是对快速分裂的非癌细胞（包括骨髓和上皮细胞）没有选择性。患者在接受癌症治疗时通常会出现贫血、脱发、不育等严重副作用。因此，无法达到有效的治疗剂量，降低了标准化疗药物的效率。

10.2.2　靶向治疗

尽管癌症生物学取得了进展，但许多药物仍处于临床前研究阶段。许多特定的化学物质正在临床前和临床环境中接受研究，这使得靶向治疗成为癌症治疗中最有利的领域之一。美国国家癌症研究所（National Cancer Institute，NCI）将靶向治疗定义为"一种使用药物或其他物质来识别和攻击特定类型的癌细胞，同时减少对正常细胞伤害的治疗方法"。该定义解释说，有些药物能抑制与癌细胞生长和扩散有关的特定酶或其他物质，其他种类的药物会增强参与消灭癌细胞的免疫系统，或直接向癌细胞发送有毒化合物，杀死癌细胞。与传统的癌症治疗方法相比，它的副作用可能更小。先进的靶向疗法是通过干扰肿瘤生长所必需的明确分子来抑制癌细胞的增殖，是将基础研究转化为实际应用的绝佳范例（图10.2）。

癌症靶向疗法大致可分为小分子疗法和单克隆抗体疗法。单克隆抗体能与大量靶向抗原结合，具有极好的特异性，是癌症疗法领域的重要研究对象。例如，用于急性髓系白血病治疗的吉妥珠单抗（Gemtuzumab）是一种以CD33为靶点的单克隆抗体与细胞毒素卡奇霉素（Calicheamicin）结合的偶联药物。它们用于在靶向治疗或化疗毒素中输送活性药物。小分子药物通常针对参与癌细胞增殖、转移和血管生成的特定分子靶点。肿瘤分子靶向治疗改善了许多癌症患者的生活。例如，抑制非小细胞肺癌（non-small cell lung cancer，NSCLC）患者表皮生长因子受体（epidermal growth factor receptor，EGFR）的厄洛替尼或抑制生长因子受体的索拉非尼都属于此类抑制剂。

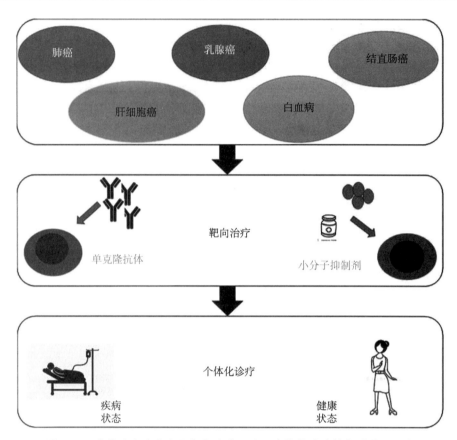

图10.2　在临床实践中应用靶向治疗以实现个体化诊疗的各种癌症示意

10.2.3　靶向疗法与传统疗法

以下是美国国家癌症研究所（NCI）定义的靶向疗法与传统化疗之间的区别：标准的传统化疗旨在杀死快速分裂的肿瘤细胞，也可能影响正在分裂的正常细胞，具有细胞毒性；而靶向疗法作用于特定的分子靶点，通常具有细胞抑制作用。实际上，这些区别并不是非黑即白，因为大多数靶向药物显然会对正常细胞造成毒性，甚至致命。传统的化疗药物通常设计为抑制单一靶点，如甲氨蝶呤只抑制二氢叶酸还原酶；然而，许多新的抗叶酸药物，如叶酸受体（folate receptor，FR）靶向药物，其特异性地将其细胞毒性负荷递送至具有高FR表达的肿瘤细胞，可被视为靶向细胞毒性治疗。肿瘤的异质性已被证明是传统化疗的一个障碍，限制了其在一系列癌症中的应用，同时也促进了对癌症治疗的内在耐药性。需要更有针对性和更有效的药物来对抗这些限制，这些限制最终导致癌症生长和患者存活率降低。多药耐药性（multiple drug resistance，MDR）包括外源性代谢增加、生长因子产生增加、更高的药物外排、更强的DNA修复能力及遗传变异（突变）。越来越多的生物医学研究正致力于开发可避免或逆转MDR的化疗药物。此外，各种恶性肿瘤中的许多癌基因和癌蛋白有能力使化疗药物失活和（或）从肿瘤细胞中清除。与化疗不同，靶向治疗针对的是细胞内的特定分子，因此副作用较少且较轻，但并非对所有癌症患者都有效。某些药物在治疗的第一年可能会有帮助，但如果癌细胞对靶向治疗药物产生耐药性，就必须再次进行活检，以找到新的靶向治疗药物。

10.2.4　癌症个体化治疗

在过去的二三十年里，癌症的识别和治疗取得了重大突破，而早期检测是成功治疗的最关键因素之一。随着新方法的不断涌现，人们对癌症生物学有了更深入的了解，从而有望开发出新的个体化疗法。此外，随着高通量测序技术的出现，这一领域发生了革命性的变化，现在对遗传信息进行测序变得相对容易。目前，通过基因组学获得的遗传学信息现在正与其他组学技术（如基因组学、转录组学、蛋白质组学和代谢组学）相结合，以获得相关的临床信息。个体化医疗领域的这些进步也影响着癌症治疗。不同类型癌症药物的发现受到组学技术的影响。目前正在开发针对癌症患者各亚型［基于其DNA、RNA、蛋白质和（或）代谢特征］的新型个体化治疗。循环DNA和肿瘤细胞的检测方法不仅可用于诊断，还可用于确定个体化治疗。通过基于生物标志物的方法筛选出的患者与通过传统方法筛选出的患者相比，靶向治疗的疗效更好。因此 I 期临床试验可以采用基于生物标志物的靶向治疗方法。另一种有用的方法是单个肿瘤的体外培养。这种方法被用于在对患者进行治疗前确定最安全、最有效的疗法。然而，这仅仅是这一领域的开端，要改进癌症治疗中的个体化疗法，还有许多工作要做。此外，这一领域的发展还必须符合国家立法。

10.2.5　目前FDA批准的靶向治疗

如上所述，靶向疗法旨在预防癌症。目前正在努力寻找既能针对肿瘤特异性细胞，又能对健康组织造成最小伤害的治疗方法。这一战略还试图开发可用于治疗多种肿瘤的疗法，而不仅仅是那些影响特定组织的肿瘤。如表10.1所示，FDA已批准了多种癌症靶向药物疗法，还有更多疗法正在接受临床研究测试，这些疗法可以单独使用，也可以与其他疗法联合使用。*EGFR*基因突变是最显著的例子之一。以下是目前已获批准的实体瘤靶向疗法及其分子靶点。

10.3　癌症的靶向治疗和个体化诊疗

癌症生物学的进步让我们更好地了解了肿瘤基因型和表型表达的复杂性和多样性，以及癌症转化的复杂性。为了更好地了解和治疗这类疾病，我们仍有许多研究工作要做。由于肿瘤和患者的基因图谱复杂性，癌症治疗已开始向针对患者恶性肿瘤的更个体化、更精确和更有针对性的策略发展。手术、放疗、化疗和免疫治疗是传统癌症治疗的四种基本类型。为了对抗癌症的耐药性，大多数人需要联合用药。这标志着靶向治疗和精准医疗新时代的开始，而各种癌症治疗的演变则是这一征程的开端。本部分将概述靶向治疗的历史，以及个体化治疗在肺癌、乳腺癌、结直肠癌、肝细胞癌和白血病等癌症中的重要性。

10.3.1　肺癌

肺癌（即小细胞和非小细胞肺癌）是全球最常见的恶性肿瘤，每年有180万人死于肺癌，也是全球男性和女性癌症死亡的主要原因。一些风险因素包括患者年龄、病史、不良饮食习惯、空气污染、吸烟强度/持续时间及开始吸烟/戒烟年龄。尽管靶向治疗大大改善了晚期肺癌的预后，但晚期患者的预后仍然很差，仅有4%的Ⅳ期患者能存活下来。因此，早期发现对于在病情扩散前进行积极切除至关重要。

表10.1　目前批准的一些癌症靶向药物及其分子靶点

靶向治疗	目标	FDA批准的建议
阿法替尼	EGFR	NSCLC［EGFR外显子19缺失或外显子21替换（*L858R*突变）］
阿来替尼	ALK	NSCLC（伴ALK融合）
贝伐珠单抗	VEGF配体	结直肠癌、NSCLC
贝林妥欧单抗	CD3/CD19	急性淋巴细胞白血病（前体B细胞）
布格替尼	ALK	NSCLC（ALK阳性）
色瑞替尼	ALK	NSCLC
西妥昔单抗	EGFR	结直肠癌
克唑替尼	ALK、MET、ROS1	NSCLC
度伐利尤单抗	PD-L1	NSCLC
恩西地平	IDH2	急性髓系白血病
吉非替尼	EGFR	NSCLC［外显子21置换（L858R）突变或EGFR外显子19缺失］
拉帕替尼	HER-2、EGFR	乳腺癌（HER-2阳性）
米哚妥林	FLT3	急性髓系白血病（FLT3阳性）
纳武利尤单抗	PD-1	结直肠癌、肝细胞癌、NSCLC
帕尼单抗	EGFR	结直肠癌（KRAS野生型）
帕妥珠单抗	HER-2	乳腺癌
瑞波西利	CDK4、CDK6	乳腺癌
阿柏西普	PIGF、VEGFA/B	结直肠癌

注：EGFR.表皮生长因子受体；ALK.间变性淋巴瘤激酶；NSCLC.非小细胞肺癌；VEGF.血管表皮生长因子；PD-L1.程序性死亡配体1；FLT3.Fms相关受体酪氨酸激酶3；PD-1.程序性死亡受体1；HER-2.人表皮生长因子受体-2；CDK4/6.周期蛋白依赖性激酶4和6。

10.3.1.1　肺癌靶向治疗

在发现个体化治疗之前，化疗是晚期患者最基本的治疗手段。在引入基于分子类型的个体化治疗后，晚期患者只能存活数年。这包括针对EGFR活性突变的酪氨酸激酶抑制剂（tyrosine kinase inhibitors，TKIs）（阿法替尼）、间变性淋巴瘤激酶（anaplastic lymphoma kinase，ALK）重排的TKIs（克唑替尼），或抗血管内皮生长因子（vascular epidermal growth factor，VEGF）的单克隆抗体（贝伐珠单抗）。

10.3.1.1.1　EGFR抑制剂

在50%～80%的非小细胞肺癌患者中观察到EGFR的过表达，使其成为靶向治疗的重要候选药物。外显子19中747～750位氨基酸的缺失和外显子21中的*L858R*突变是最常见的敏感改变。2009年发表的首个大型随机对照试验显示，吉非替尼能有效延长表皮生长因子受体突变患者的无进展生存期（PFS）。阿法替尼（第二代EGFR-TKI）是有效的，FDA已批准将其用于罕见的EGFR突变，如G719X、S768I和L861Q。在具有*T790M*突变的非小细胞肺癌患者中，奥希替尼（第三代EGFR-TKI）被证明显著优于化疗，总缓解率（ORR）为77%，PFS为10.1个月。

10.3.1.1.2　ALK抑制剂

3%～7%的NSCLC患者会发现*ALK*基因发生了改变。克唑替尼是第一个获得FDA批准的ALK抑制剂，也是目前最重要的治疗药物之一。Choi等揭示了获得性耐药患者EML4-ALK激酶结构域的二次突变。Alectinib、Ceritinib和其他二代ALK-TKI被设计用于克服克唑替尼耐药性，因为它们比克唑替尼更有效。值得注意的是，共有三种第二代ALK药物改善了ALK阳性的一线NSCLC患者的生存率。然而，第二代ALK-TKI与EGFR-TKI一样，也遇到了耐药性问题。

10.3.1.1.3　新出现的分子靶标

ROS1是一种胰岛素受体，在NSCLC中偶见（1%～2%）。由于ROS1和ALK的酪氨酸激酶结构域非常相似，在美国的一个队列中，对ROS1重排的NSCLC进行了克唑替尼测试，结果显示ORR分别为72%和80%。此外，MET扩增、RET融合、BRAF/HER-2突变都已被确定为可靶向的致癌驱动因素。

10.3.1.2　耐药性

产生耐药性的原因很多。在癌症患者中，耐药性最常见的原因是由EGFR的T790M突变引起，而MET或HER-2扩增和小细胞组织学转化不太常见。因此，一些研究人员认为，将c-MET抑制剂与EGFR结合将是对抗耐药性的一种新策略。即使肺癌已经通过靶向治疗得到控制，肿瘤最终也会获得耐药性。为了获得更好的治疗结果，需要进一步了解耐药机制并开发联合用药。

10.3.1.3　肺癌的个体化诊疗

所有具有不同组织学的晚期患者都应筛查EGFR、ALK重排和ROS1融合突变。尽管个体化治疗取得了成功和前景，但它仍面临挑战和限制。特异性治疗耐药机制的建立是个体化治疗的另一个制约因素。必须对药物和药物组合的连续使用进行仔细调控，以保持肿瘤长时间对治疗的反应。在未来，针对肿瘤细胞基因和蛋白质的癌症治疗方法有助于早期识别并帮助临床医师为每位患者设计最有效的治疗方案。

10.3.2　乳腺癌

根据GLOBOCAN 2020年报告，乳腺癌是最常见的癌症，估计每年新增病例230万例（11.7%）。乳腺癌是一种在生物学和临床上高度异质性的疾病，涉及许多遗传和环境因素，因此治疗非常复杂。不幸的是，许多乳腺癌患者都是在晚期才被确诊，此时已很难进行根治性治疗。此外，近30%的早期乳腺癌患者会发展为转移癌，而转移癌的治疗选择极少。因此，乳腺癌仍然是全球发病率和死亡率最高的疾病之一。*BRCA1*和*BRCA2*都是乳腺癌相关的抑癌基因，其突变会增加乳腺癌的发病风险。肿瘤大小、类型、组织学评分、转移和受体状态等许多特征都会影响乳腺癌的预后和治疗反应。因此，每个患者的分型和药物靶点都不尽相同。

10.3.2.1　乳腺癌的靶向治疗

10.3.2.1.1　雌激素受体

近75%的乳腺癌患者为激素受体（hormone receptor，HR）阳性和人表皮生长因子受体2（human epidermal growth factor receptor 2，HER-2）阴性，因此内分泌治疗成为这些患者的主要治疗手段。他莫昔芬是靶向内分泌治疗的典范，已获FDA批准。氟维司群是一种雌激素受体（estrogen receptor，ER）拮抗剂，能竞争性地与ER结合并降低其表达。多中心和随机Ⅱ期试验（试验0020和0021）比较了血管内注射氟维司群（250 mg；每月1次）和口服阿那曲唑（1mg；每日1次）治疗绝经后晚期乳腺癌女性。氟维司群的ORR为19.2%，阿那曲唑为16.5%。在延长随访时，两组的中位总生存率相当。试验证明了氟维司群相对于阿那曲唑的非劣效性，因此，氟维司群被批准作为一种治疗选择。

10.3.2.1.2   HER-2

曲妥珠单抗是一种单克隆抗体，抑制HER-2的细胞外结构域。对于早期患者，Yin等进行了荟萃分析，研究曲妥珠单抗与辅助化疗（HER-2阳性）同时或序贯的优势。该试验证实了曲妥珠单抗在辅助治疗中延长了无病生存期和总生存期。通过曲妥珠单抗抑制HER-2导致HER-2信号转导的抑制，从而抑制肿瘤生长；反之亦然。TANDEM的Ⅲ期临床试验报道曲妥珠单抗和阿那曲唑联合治疗改善了无进展生存期，但不良反应增加。

使用帕妥珠单抗靶向抑制HER-2：HER-3二聚化显著影响了HER-2阳性转移性乳腺癌患者的临床结局。HER-2：HER-3复合物通过调节蛋白激酶C、MAPK和Akt信号来增加癌细胞的生长和存活。该抗体与曲妥珠单抗一样显著抑制肿瘤生长。曲妥珠单抗和帕妥珠单抗联合治疗的无病进展率为94.1%，而安慰剂组为93.2%。帕妥珠单抗组淋巴结阳性乳腺癌患者的3年无疾病进展率为92.0%，而安慰剂组为90.2%。

拉帕替尼是一种酪氨酸激酶抑制剂，靶向位于HER-2和EGFR细胞内激酶结构域上的三磷酸腺苷（adenosine triphosphate，ATP）结合位点。临床上，在治疗HER-2阳性乳腺癌时，拉帕替尼加曲妥珠单抗比仅使用曲妥珠单抗或拉帕替尼疗效更好，因为拉帕替尼的作用机制与曲妥珠单抗截然不同。在Ⅱ期试验中，拉帕替尼和曲妥珠单抗联合治疗将中位总生存期提高至14个月，而仅接受曲妥珠单抗治疗的患者为9.5个月。

10.3.2.1.3   三阴性乳腺癌

临床前研究表明，在BRCA1/2功能障碍的细胞中，有针对性地抑制聚ADP核糖聚合酶（PARP）可产生深远的细胞毒性效果。PARP抑制剂为携带BRCA突变的患者（包括转移性TNBC患者）提供了基因型特异性治疗。Olaparib和Talazoparib是PARP抑制剂，一项概念试验显示转移性乳腺癌的总缓解率分别为41%和50%。靶向DNA修复系统是治疗伴有BRCA突变的基底样TNBC的有前途的靶向方法之一。铂类药物是DNA交联剂之一，也是散发性或种系DNA修复缺陷型乳腺癌的治疗选择。临床前研究表明，BRCA突变乳腺癌细胞对卡铂的应答显著高于BRCA非突变乳腺癌细胞。在一项Ⅲ期试验中，相对于标准剂量CEF-T（环磷酰胺、氟尿嘧啶和表柔比星序贯多西他赛），紫杉醇联合卡铂（PCb组）被用作可手术TNBC患者的辅助治疗。中位随访62个月后，随机接受PCb治疗的患者的无病生存期长于接受CEF-T治疗的患者。数据表明，紫杉醇加卡铂联合治疗是乳腺癌患者的有益治疗选择。

10.3.2.1.4   新兴靶向疗法

以细胞内分子通路为靶点是个体化治疗中前景广阔的策略之一。哺乳动物雷帕霉素靶蛋白（mammalian target of rapamycin，mTOR）通路会诱导乳腺癌内分泌治疗耐药，联合靶向mTOR和ER可提高生存率。Baselga等记录了mTOR和芳香化酶抑制剂对激素受体阳性乳腺癌的协同作用，并验证了mTOR抑制剂的应用。Ribociclib、Abemaciclib

和 Palbociclib 以靶向抑制细胞周期蛋白依赖性激酶 4 和 6（cyclin dependent kinase 4 and 6，CDK 4/6）而闻名。CDK 4/6 与芳香化酶抑制剂联合使用在激素受体阳性乳腺癌中显示协同作用。Finn 等在 PALOMA-1/TRIO-18 研究中表明，Palbociclib 和来曲唑联合使用可使无病生存期延长 20.2 个月，而单独使用来曲唑可使无病生存期延长 10.2 个月。值得注意的是，三种新的 CDK 4/6 抑制剂，包括 Palbociclib（PD0332991）、Abemaciclib（LY2834219）和 Ribociclib（LEE011），在 3 年期间（2015—2018 年）获得了 FDA 的批准。

10.3.2.2　耐药性

治疗初期系统治疗在 90% 的原发性和 50% 的转移性乳腺癌中有效。为了克服对单药的耐药性，使用了组合理论策略。研究揭示了可能导致耐药的几种机制。这些包括由于 ATP 结合盒表达增加导致的药物外排，包括乳腺癌耐药蛋白、代谢酶生成增加、CYP2C9*2 靶向细胞毒性药物并使细胞毒性药物的失活。同样，多柔比星作为治疗乳腺癌最有效的化疗药物，已被证明会引起耐药，导致患者预后和生存率较差。

10.3.2.3　乳腺癌的个体化诊疗

由于乳腺癌的异质性和不同的耐药机制，需要进行个体化分层，这些耐药机制可通过不同的分子变异来表征。乳腺癌的分子分层有助于决定个体化治疗和选择特定靶点。不同的分子检测和多基因芯片已用于临床分层，并常规应用于靶向治疗。包括 Oncotype DX、MammaPrint 和 PAM50 在内的多基因芯片正在为患者提供个体化的化疗选择。通过基因表达阵列和高通量分析对患者的结果进行分析，靶向治疗的进一步发展可能变得可行。总之，乳腺癌的个体化治疗正在迅速发展，这些药物发现领域的先进成果正在改变治疗标准，并降低了乳腺癌相关死亡率。

10.3.3　结直肠癌

结直肠癌（colorectal cancer，CRC）是世界上发病率第三高的癌症，也是癌症相关死亡的第二大主要原因。生活方式、身体肥胖程度和饮食模式都是导致发病率上升的原因。据估计，2%～8% 的 CRC 病例是由遗传综合征引起的。几十年来，结直肠癌患者一直以同样的方式治疗，并接受同样的"标准治疗"。然而，对于晚期 CRC 患者来说，手术治疗已不再有益，这些患者占所有 CRC 患者的 25%。因此，急需新的治疗方法来提高 CRC 患者总生存率并减轻疾病的严重程度。

10.3.3.1　结直肠癌靶向治疗

化疗和靶向治疗的进步使转移性结直肠癌（metastatic CRC，mCRC）患者的生存率大幅提高，目前患者的平均生存期接近 40 个月。根据 BOND 试验结果，FDA 在 2004 年批准了西妥昔单抗首个靶向 EGFR 的单克隆抗体治疗 mCRC，在改善对单药治疗反应不佳的患者的 PFS 方面显示出巨大前景。在 PRIME 研究中，对 FOLFOX 联合帕尼单抗治疗的患者进行了比较，结果显示联合治疗方案的 PFS 和 OS 均优于单独使用 FOLFOX，而且在 mCRC 的生存期分析中，联合治疗方案还被证明具有重要意义。西妥昔单抗和帕尼单抗是 FDA 批准的 CRC 一线治疗药物。但是由于西妥昔单抗和帕尼单抗已在多项研究中被证实无法为 CRC 患者带来更优的 PFS 或 OS，因此抗 EGFR 药物在 CRC 二线或二线以上治疗中的优先级较低。Aflibercept、Regorafenib（多激酶抑制剂）和 Ramucirumab 是另外三种抗血管生成药物，根据临床试验的结果，在贝伐珠单抗治疗后获批用于治疗

mCRC。2012年，美国批准Zaltrap联合FOLFIRI方案用于耐药患者。

10.3.3.2　耐药性

分子技术的进步使人们对如何制造靶向药物有了更深入的了解，这有助于延长mCRC患者的寿命。另外，当代靶向疗法的耐药性仍然是临床实践中的一个重大问题。*BRAF*、*RAS*和*PIK3CA*等基因突变与抗EGFR治疗耐药有关，有研究表明，这些药物可使40%的mCRC患者受益。了解耐药机制及开发新的生物标志物和其他靶向途径，对于优化治疗方案和提高耐药患者的生存率至关重要。

10.3.3.3　结直肠癌中的个体化诊疗

由于单克隆抗体（贝伐珠单抗）的使用，对CRC的治疗有了显著改善。但在分子水平上，肿瘤的差异很大，这可能会影响预后和治疗反应。目前，KRAS突变检测已被广泛用于指导抗EGFR单克隆抗体、西妥昔单抗和帕尼单抗的治疗，作为个体化治疗，根据患者的具体特征制订治疗方案。另外，抗EGFR治疗并不适用于所有KRAS野生型患者。因此，需要新的指标来预测对现有治疗和实验性治疗的反应。

10.3.4　肝细胞癌

肝细胞癌（hepatocellular carcinoma，HCC）是发病率第六高的肿瘤，是全球癌症死亡的第四大原因，而且发病率越来越高。在大多数情况下，HCC与慢性肝病有关。随着丙型肝炎病毒感染、慢性乙型肝炎病毒感染、肥胖、非酒精性脂肪肝和代谢综合征越来越常见，HCC的发病率也在不断上升。由于早期HCC缺乏明显症状，很大比例的病例是在晚期发现的，限制了治愈性治疗方法的应用。因此，通过系统途径治疗晚期HCC备受关注，其关键作用和潜力在过去10年间引发了大量研究。个体化医学指导下的正确的治疗选择和特定治疗方式为每例HCC患者提供了可能的最佳临床结局。在过去的多项试验中，人们尝试了各种常规化疗方案，但由于耐药性和毒性，治疗HCC的结果令人失望。

10.3.4.1　肝细胞癌的靶向治疗

索拉非尼是一种口服小分子药物，可通过阻断信号通路抑制血管内皮生长因子受体（vascular epidermal growth factor receptor，VEGFR）、血小板源性生长因子受体（platelet derived growth factor receptor，PDGFR）和肿瘤细胞的发育。这是首个在不可切除的HCC患者中显示出生存获益的分子靶向药物。SHARP和ORIENTAL两项试验均发现索拉非尼可改善HCC患者的生存。2010年FDA根据这些试验的结果批准索拉非尼用于晚期HCC患者。尽管在2007—2016年有许多药物问世，但其中大多数在临床试验中和临床实践中都不尽如人意，特殊分子药物已成为晚期HCC的一线和二线系统治疗方法。

仑伐替尼是一种口服小分子多激酶抑制剂，可通过抑制酪氨酸来抑制肿瘤血管生成和生长。REFLECT试验评估了仑伐替尼联合索拉非尼作为一线治疗的有效性，结果显示仑伐替尼的总生存期获益大于索拉非尼。FDA于2018年和2019年批准仑伐替尼用于治疗晚期HCC，NCCN指南建议将仑伐替尼作为二线治疗用于晚期HCC治疗。Bruix等评估了瑞戈非尼（一种小分子多靶点抑制剂）作为HCC二线系统疗法的安全性。有趣的是，FDA已批准Ramucirumab（一种重组IgG1单克隆抗体和VEGF受体-2拮抗剂）用于NSCLC、胃癌和结直肠癌的治疗。

癌症免疫疗法旨在提高免疫细胞的活性，从而攻击癌细胞。在HCC中，包括程序

性死亡配体 1（programmed death-ligand 1，PD-L1）和细胞毒性 T 淋巴细胞相关抗原 4
（cytotoxic T-lymphocyte antigen 4，CTLA-4）在内的几个抑制性检查点已被深入研究，
并与免疫机制的缺陷相关联。CTLA-4 在调节性 T 细胞上表达，它能抑制在抗癌免疫中
识别肿瘤抗原的 T 淋巴细胞的活化和增殖。美国 FDA 批准了纳武利尤单抗（一种 PD-1
抑制剂）用于治疗索拉非尼耐药的晚期 HCC。基于肽的疫苗接种是另一种免疫疗法。
GPC3 属于肝素硫酸盐蛋白多糖的 Glypican 家族，是锚定在细胞膜外表面的糖基磷脂酰
肌醇。由于 GPC3 在 72% ～ 81% 的 HCC 患者中过度表达，因此是抗原特异性免疫疗法
的前瞻性靶点。索拉非尼是 HCC 患者的一线疗法，瑞戈非尼是二线疗法。然而，由于
遗传不稳定性，HCC 通常会对治疗产生耐药性，因此有必要采取其他治疗策略。

10.3.4.2　耐药性

一些研究各种药物疗效的试验结果表明，HCC 对化疗具有耐药性，而这主要是由
MDR 引起的。一些科学家发现 HCC 细胞中的 MDR 途径包括 EMT、Hif1 信号转导等。
其他研究人员发现索拉非尼耐药的机制与细胞内钙和成纤维细胞生长因子 19（fibroblast
growth factor 19，FGF-19）密切相关。在治疗 HCC 时，索拉非尼的疗效和耐药性都需要
FGF19。

10.3.4.3　肝细胞癌中的个体化诊疗

大多数 HCC 病例都是在病情发展到无法进行根治性治疗时才被发现的。应根据
个体化医学的指导选择合适的患者和专业的治疗策略，为每位 HCC 患者提供最佳的潜
在治疗策略。过去曾尝试过多种常规化疗方案，但在多项试验中治疗 HCC 的效果不尽
相同。

10.3.5　白血病

据估计，2018 年有 309 006 人死于白血病，白血病是全球癌症死亡的第九大原
因。白血病是一种异质性疾病，有几个不同的亚群。多种因素导致造血多能干细胞和
祖细胞发生体细胞突变，从而导致白血病的发生。白血病包括不同类型，但主要有
四种，包括急性髓系白血病（acute myeloid leukemia，AML）、慢性淋巴细胞白血病
（chronic lymphocytic leukemia，CLL）、慢性髓系白血病（chronic myeloid or myelogenous
leukemia，CML）和急性淋巴细胞白血病（acute lymphocytic leukemia，ALL）。大多数
白血病患者的预后和治疗效果仍然不佳。

10.3.5.1　白血病的靶向治疗

Fms 样酪氨酸激酶 3（fms-related receptor tyrosine kinase 3，FLT3）是一种受体酪氨
酸激酶，在髓系和淋巴系的早期发育过程中发挥作用。*FLT3* 基因内部串联重复（internal
tandem duplications，FLT3-ITD）（25%）和 *FLT3* 基因激酶区的点突变（tyrosine kinase
domain，FLT3-TKD）（7% ～ 10%）是在近 30% ～ 35% 的新诊断 AML 患者中发现的两
种常见突变。一些靶向药物是 *FLT3* 的泛抑制剂，而其他是多靶点酪氨酸激酶抑制剂。
一项多中心临床试验 RATIFY 评估了米哚妥林在未接受异基因移植患者中的诱导和巩固
治疗效果。经过 1 年的维持治疗，在 ITD 或 TKD FLT3 突变患者中，米哚妥林组的 4 年
生存率为 51.4%，安慰剂组为 44.2%。历时 13 年的 RATIFY 试验完成后，米哚妥林获得
了美国 FDA 的批准。

在一项Ⅲ期试验中，单药吉瑞替尼（酪氨酸激酶抑制剂）治疗了 34 例患者。在复

发/难治性（R/R）*FLT3* 突变患者中，吉瑞替尼与传统疗法相比改善了生存率并提高了完全缓解率。为了评估吉瑞替尼与化疗联合应用的疗效，许多试验正在进行中。吉瑞替尼于2018年获得FDA批准，作为新的标准疗法用于治疗R/R FLT3 突变的AML患者。

Crenolanib 是一种强效的泛FLT3抑制剂（Ⅰ型），用作ITD和TKD突变的靶向治疗。几项研究报道了在既往接受过大量预先治疗的R/R AML患者中使用crenolanib单药治疗会出现短暂反应和复发。Quizartinib 是一种强效抑制剂（Ⅱ型），通过抑制FLT3被用于FLT3-ITD AML患者的有效治疗。Quizartinib 可降低致癌驱动，从而诱导细胞凋亡。单药维持和联合诱导化疗均有疗效。索拉非尼是一种多种激酶的抑制剂，研究证明了其作为单药治疗FLT3阳性AML的疗效。索拉非尼和舒尼替尼在AML中的治疗效果相似。然而，如果作为单一药物使用，则有耐药性的报道。

伊马替尼是第一个获得FDA批准作为CML一线治疗的酪氨酸激酶抑制剂。在IRIS研究中，有近1106名CML患者接受了伊马替尼治疗，总生存率为86.4%，无进展生存率为81.2%。芦可替尼（Ruxolitinib）可调节基因转录并抑制JAK-STAT细胞信号级联。芦可替尼与尼洛替尼（nilotinib）联合用药通常可抑制白血病细胞的增殖，尤其是在Ph阳性ALL中。另一方面，帕克替尼（Pacritinib）抑制JAK2/FLT3，Ⅰ期和Ⅱ期研究显示其对晚期髓系恶性肿瘤有效。

为治疗各种白血病而开发的多种单克隆抗体包括针对特定抗原的alemtuzumab、blinatumomab、gemtuzumab ozogamicin、inotuzumab ozogamicin、obinutuzumab、ofatumumab 和tisagenlecleuce。

总的来说，个体化靶向治疗正在取代白血病的毒性化疗。精确的靶向治疗不仅有可能提高疾病的治愈率，还可能提高患者的生活质量。

10.3.5.2　耐药性

在大多数白血病病例中，常规化疗会产生耐药性，阻碍常规治疗，导致疾病复发，最终导致患者死亡。一些因素和机制可能解释了对白血病治疗的耐药性。耐药性是由细胞未能发生凋亡和药物无法达到靶点所致。

10.3.5.3　白血病的个体化诊疗

分子特征为白血病的诊断、疾病类型和治疗策略提供了更全面的信息。近年来，靶向药物和免疫治疗改善了患者预后。对不同类型白血病的鉴别和特征描述、精确的临床诊断、基因突变靶向新药治疗以及危险因素分层，使不同类型白血病的治疗取得了突破和进展。用于治疗白血病的个体化靶向治疗包括抑制酪氨酸激酶、抑制组蛋白去乙酰化酶、抑制超甲基化、抑制蛋白酶体。

10.4　靶向治疗和个体化诊疗的进步

个体化医疗改变了癌症的治疗方式，取代了以往"一刀切"的治疗方法，而是针对每种癌症亚型开发个体化药物，这些药物建立在对患者关键基因和组学数据（转录组学、代谢组学和蛋白质组学）的测量和修改、关键翻译后修饰的识别以及精确蛋白质的时间表达分析的基础上。个体化医疗改进了癌症诊断，利用分子检测分析蛋白质、基因或特定突变的数量，揭示针对个人疾病的特定有效处方。这些伴随诊断（companion diagnostics，CDx）使每个人都能根据其肿瘤的不同特征接受更有效的治疗。自1998年曲妥珠单抗被授权用于治疗（HER-2阳性）乳腺癌以来，FDA就通过授权该技术和其他技术来支持个体化医疗战略。此外，2015年成立的精准医疗计划（Precision Medicine Initiative）授权FDA创建新的平台来研究个体化医学诊断和药物，推动了该行业的发展。免疫疗法是一种先进的治疗方法，它利用患者的免疫系统并试行个体化医疗的概念来对抗癌症。治疗方法包括检查点抑制剂、单克隆抗体和疫苗、造血干细胞移植（hematopoietic stem cell transplants，HSCTs）、细胞因子和嵌合抗原受体T细胞（chimeric antigen receptor T-cell，CAR-T）疗法。*ALK*和*BRCA*的基因突变导致了FDA批准药物的开发。如克唑替尼（Crizotinib）和塞瑞替尼（Ceritinib）可用于基因突变检测呈阳性的患者。索拉非尼（Sorafenib）是另一种用于HCC患者的精准和个体化医疗（precision and personalized medicine，PPM）药物。检查点调节剂的发展有助于开启癌症免疫治疗的新时代。

10.5　肿瘤靶向治疗和个体化诊疗面临的挑战

个体化抗癌药物的应用越来越广泛，但它们在肿瘤内科仍然面临巨大障碍。这些挑战包括缺乏指导实际生物标志物实施的证据、对变异等位基因功能影响的了解，以及对选择患者使用定制药物所需证据水平的共识。具有良好预测性生物标志物的治疗方法数量有限，而且选定的基因改变只能出现在少数癌症类型中，这限制了生物标志物靶向药物在常规临床实践中的应用。缺乏强有力的证据表明一种疾病的遗传变异会对肿瘤行为产生影响，缺乏一致的证据表明变异等位基因是可行的生物标志物，也没有足够的数据确定变异等位基因的功能价值，所有这些都阻碍了靶向药物的开发。

个体化医疗的另一个关键难题是建立生物数据、疾病和临床转化之间的关系，以便做出有意义的医疗决策。使用大数据方法来协调组学成分可创建人体生理学预测模型，用于实验设计和临床试验开发。随着现代分子生物学的发展和一些新技术的应用，小分子靶向抗癌疗法已进入快速发展阶段。尽管取得了巨大进步，但基于小分子的抗癌药物仍面临诸多困难。耐药性是首先要解决的主要问题。几乎所有靶向抗癌药物在临床使用一段时间后都会产生耐药性。耐药与基因突变、扩增、外排转运、凋亡失调和自噬等机制有关。基因突变是导致抗癌药物耐药性的主要原因。通过连续使用药物和（或）调整药物组合，可使肿瘤在较长时间内保持应答。标准化测试、实验室技术和阳性评估的要求是进行个体化医疗的一大难题。同样，在分子生物学等其他方法中也必须制定严格的检验标准和具有临床意义的阳性阈值。在临床应用生物标志物之前，进行大量方法学质控是很重要的。靶向抗癌药物的另一个重要问题是效率低下。例如，表皮生长因子受体抑制剂（如吉非替尼和厄洛替尼）仅对约20%的NSCLC患者有效。由于癌症的复杂性和患者之间的可变性，在癌症研究和治疗中纳入精准和个体化医疗（precision and personalized medicine）（PPM）方法显然会带来巨大的收益。在FDA的支持下，PPM研究和产品都已开始认识到这一点；然而，还有一些更广泛的社会问题必须解决。在将PPM完全纳入标准化治疗之前，还需要解决和克服这些问题。

10.6　结论和未来展望

由于个体化医疗侧重于三个主题：检测人体内的疾病指数、选择最佳治疗策略和预测疾病复发，因此，似乎需要在癌症领域开展更多研究。尽管已经发现了一些与疾病相关的突变和信号通路，但定制医学研究在这种疾病中的重要性是毋庸置疑的。由于目前的分类存在各种缺陷，这些研究的总体结果有助于对癌症患者进行有效分类。考虑到对癌症治疗的反应范围广泛，需要对患者分类进行更多研究。这些患者的耐药性表明，目前关于这些疾病过程的分子信息还不足以了解其复杂性。针对肺癌和乳腺癌治疗的定制药物进行了广泛的研究，已经形成了一种特定的疾病分类，现在的治疗更具针对性和效率。因此，治疗过程中的死亡和耐药性风险已降至最低。目前的分子分层伞形临床试验允许进行下一代测序分析和生物指导治疗建议。在使用任何化疗或靶向药物治疗癌症患者的过程中，最重要的是关注早期诊断和早期诊断生物标志物的开发研究。由于药物基因组学和药物遗传学的发现，多种种群的结合最近变得必要。所有这些都需要分子方法的发展，以及它们的可及性和可负担性。另外，在基于复杂分子技术的多种治疗方案存在的情况下，仅使用细胞方法并关注杂合子肿瘤细胞，可以确定针对患者肿瘤的有效药物和合适剂量。在与癌症检测、诊断、治疗和生存相关的广泛领域中，传统终点，如生存期和毒性事件将继续被收集，同时也需要新型终点，以快速评估这些方法的有效性，从而进行验证。这是肿瘤学基础科学和转化研究中最激动人心的时刻之一，有可能加快寻找癌症治愈方法。

（李 姗 闻淑娟 译）

第11章

基于智能纳米载体的癌症治疗

Uzma Azeem Awan，Muhammad Naeem，Rida Fatima Saeed，
Sara Mumtaz，and Nosheen Akhtar

11.1 引言

11.1.1 癌症诊断和治疗的挑战

根据2020年GLOBOCAN数据，全球癌症的死亡率和发病率呈上升趋势，新增癌症确诊病例达1930万例，约有1000万人因癌症相关原因死亡。到2030年，预计每年将有超过3000万人死于癌症。癌症的一个定义特征是异常细胞快速增殖，这些细胞超越其通常边界生长并可侵袭身体的各个部位，最终导致患者死亡。早期检测是成功治疗癌症的关键，可显著降低癌症相关死亡率。目前，细胞（细胞学）或组织（组织病理学）的形态学研究和成像技术被用于早期癌症检测。常用的成像技术，如X线、计算机断层扫描（CT）、磁共振成像（MRI）、超声和内镜等，仅能在组织出现明显改变时识别癌症。而在那时，可能数以百万的癌细胞已经增殖并扩散到其他组织。此外，现有的成像技术无法区分肿瘤的良性和恶性。复杂的遗传学和表型水平的多样性是肿瘤变异和耐药性的主要原因。在癌症治疗中采用了一系列疗法，但每种治疗方法都有其自身的限制和副作用。手术切除、化疗、放疗和激素疗法都是癌症治疗可供选择的方法。化疗是一种传统且广泛使用的治疗方法，它通过血液向患者全身施用抗肿瘤药物，以阻止恶性肿瘤细胞不受控制地增殖。

然而，抗肿瘤药物的脱靶效应会导致不良反应，包括脱发、骨髓抑制和胃肠道反应等。但若为减轻不良反应而减少给药剂量，在大多数情况下无法达到预期疗效。因此，近年来大量的癌症相关研究集中在开发更精确的靶向癌细胞而非健康细胞的疗法上。尽管精准医疗领域的靶向治疗已取得显著进展，但仍存在不可避免的副作用，且其耐药性问题一直受到关注。

将恶性肿瘤细胞与健康细胞区分是癌症治疗中最困难的部分。因此，开发能够识别癌细胞并阻止其生长和繁殖的药物是目前的主要目标。大部分化疗药物无法精准靶向癌细胞而不伤害机体的健康细胞，导致产生严重的副作用，如器官衰竭；而为降低毒副作用使用较低剂量治疗时疗效不佳，最终导致生存率低下。

11.1.2 纳米技术应用于癌症治疗

纳米技术涉及的颗粒尺寸从几纳米（nanometers，nm）到几百纳米不等，具体大小

取决于应用需求，是目前癌症研究中应用最广泛的技术之一。在过去10年中，纳米技术因其在癌症诊断和治疗中的潜在应用相比传统方法具有多种优势而备受关注，包括检测/诊断、分子成像、药物/基因递送、药物运输、靶向治疗和生物标志物绘制。

纳米技术被用于制备纳米材料，如金纳米粒、磁性纳米粒和量子点，这些纳米颗粒被用于癌症诊断。基于纳米技术的分子诊断，如生物标志物的开发，可以可靠且迅速地检测癌症。基于纳米技术的治疗方法，如设计纳米尺寸药物递送系统，可准确靶向恶性肿瘤组织，并将不良反应降至最低。纳米材料由于其生物学特性，可以轻松跨越细胞屏障，并因其靶向能力在多种癌症治疗中得到广泛应用。

在癌症治疗中，基于纳米技术的药物递送系统具有精准靶向、更好的药代动力学参数、减少不良反应和耐药性等优势。用于药物递送系统的纳米粒载体的尺寸和性质通常根据肿瘤的病理生理学进行设计。被吸收后，纳米载体通过定位效应靶向肿瘤细胞；进而这些纳米载体将药物释放并杀死肿瘤细胞。通常化疗药物特别是一些难溶性药物可以封装到纳米载体中并通过静脉给药输送到血液中。纳米载体靶向递送药物可保护健康细胞免受药物的细胞毒性影响，减少化疗的不良反应。一项研究表明，与游离多柔比星相比，聚乙二醇化脂质体多柔比星降低了心脏毒性。此外，与溶剂增溶型紫杉醇相比，白蛋白结合型紫杉醇的不良反应更少且耐受剂量更佳。纳米材料由于其尺寸和表面特性，可提升药物的渗透性和滞留作用，从而延长药物的半衰期并增强药物在肿瘤组织中的蓄积。多项研究表明，多种纳米粒已被用于癌症免疫治疗、化疗、消融治疗和基因治疗。基于纳米粒的药物递送技术被认为可以改善免疫治疗，并抵消肿瘤中的免疫抑制微环境。其中，基于混合纳米粒的药物递送系统受到广泛关注，因为它们整合了多种纳米粒的特性，以提高药物递送系统的稳定性和功能性。此外，纳米粒药物递送系统为药物联合治疗提供了技术平台，可联合用药阻断特定耐药机制的运作，在抗肿瘤多药耐药方面表现出优势。

11.2　应用纳米技术主动和被动靶向实体瘤

靶向癌细胞是纳米载体递送药物应用的一个重要方面，它能提高治疗潜力，同时保护正常细胞。为了解决肿瘤靶向和纳米载体系统设计的挑战，首先必须理解肿瘤生物学及纳米载体与肿瘤细胞之间的相互作用。以探讨基于纳米载体的药物靶向递送设计已经开展了多项研究，其中被动靶向和主动靶向是两种最常见的靶向系统设计策略。

11.2.1　被动靶向

被动靶向是基于肿瘤和正常组织的不同特征，使药物能够被动富集到肿瘤组织以发挥疗效的靶向系统设计策略。肿瘤细胞的高增殖率促使新生血管的生成，从而导致肿瘤血管的渗透选择性比正常血管差。包括纳米粒在内的大分子物质可通过高渗漏的肿瘤血管进入肿瘤组织。同时，癌症患者的淋巴引流不畅导致纳米载体蓄积于肿瘤组织，进而将所运载的药物释放到肿瘤组织中，这就是肿瘤被动靶向的关键驱动力——增强渗透和滞留效应（enhanced permeability and retention effect，EPR）。

EPR效应受纳米载体尺寸的影响，研究表明，较小的纳米载体具有更强的渗透能力，且不会从正常的毛细血管中渗漏出来。相比之下，较大的纳米载体被免疫系统清除的概率更高。除了EPR效应，肿瘤微环境也是纳米载体药物被动分布的关键因素。肿瘤细胞的主要代谢特征，如糖酵解是其生长的主要能量来源，这使肿瘤微环境的pH降低，形成酸性环境。然而，被动靶向有许多局限性，包括非特异性分布、EPR效应的非普遍性及不同肿瘤的血管通透性差异等都会影响被动靶向效率。

11.2.2 主动靶向

主动靶向通过直接与配体和受体相互作用来特异性靶向肿瘤细胞。纳米载体表面的配体被选择用于靶向肿瘤细胞表面高表达分子，使其能够区分癌细胞和正常细胞。当纳米载体上的配体与肿瘤细胞表面的受体相互作用时，会发生受体介导的内吞作用，从而使纳米载体内化并释放负载药物。主动靶向策略已用于小干扰RNA和蛋白质等大分子药物靶向递送。氨基酸、肽、抗体、维生素等被用于靶向功能配体部分。转铁蛋白受体、叶酸受体、糖蛋白和表皮生长因子受体（epidermal growth factor receptor，EGFR）是这些配体中研究最多的，它们能够与肿瘤靶细胞上的受体结合。

11.2.2.1 靶向肿瘤细胞

（1）基于转铁蛋白受体：转铁蛋白受体在大多数实体肿瘤细胞中高表达，其负责将铁转运到细胞内。因此，转铁蛋白修饰的纳米粒被用作一种主动靶向载体递送抗肿瘤药物。与未修饰的纳米粒相比，转铁蛋白修饰的纳米载体表现出更高的细胞摄取率和增强的细胞内药物递送能力。研究还表明转铁蛋白修饰的纳米载体有助于抵抗癌症耐药性。

（2）基于叶酸受体：叶酸受体是一种在肿瘤细胞高表达而在正常细胞很少表达的细胞膜蛋白受体。叶酸受体的α亚型存在于血液肿瘤的表面，并在约40%的人类恶性肿瘤中高度表达。因此，利用叶酸修饰纳米载体靶向叶酸受体已成为一种通用的癌症治疗方法。

（3）基于凝集素：肿瘤细胞产生多种糖蛋白尤其是凝集素，这些非免疫性蛋白能够识别并黏附于特定的碳水化合物。直接凝集素靶向策略是利用与纳米载体结合的凝集素来靶向癌细胞表面的碳水化合物，而反向凝集素靶向策略则是利用整合到纳米载体中的碳水化合物分子来靶向癌细胞上的凝集素。

（4）基于表皮生长因子受体：酪氨酸激酶受体ErbB家族包括表皮生长因子受体（EGFR）在多种恶性肿瘤中高表达，并参与多种肿瘤生长和进展过程，已被用作癌症治疗靶点。在人表皮生长因子受体2（human epidermal growth factor receptor 2，HER-2）阳性的乳腺癌和胃癌中，靶向HER-2是一种常用的治疗方法。因此，以肿瘤细胞上调的EGFR为靶点，将EGFR配体修饰纳米载体是一种可行的靶向药物递送策略。另一种主动靶向策略是将两种特异性肿瘤配体结合到一个纳米载体上，从而提高靶向特异性。

11.2.2.2 靶向血管内皮细胞

某些纳米载体并不直接靶向肿瘤细胞，而以影响肿瘤组织血管生成的重要分子为靶点，这是另一种癌症治疗的方法。血管内皮生长因子（vascular endothelial growth factor，VEGF）与血管内皮生长因子受体（VEGF receptor，VEGFR）之间的结合在血管生成的过程中至关重要。有研究证明靶向两种重要VEGF受体（VEGFR-2和VEGFR-3）的脂质体可以提高治疗效果。整合素是细胞外基质蛋白受体，在肿瘤细胞运动和渗透中发挥重要作用。血管细胞黏附分子-1（vascular cell adhesion molecule-1，VCAM-1）在多种恶性肿瘤中都高表达，这表明其具有作为治疗靶点的潜力。在乳腺癌模型中，Pan等发现靶向VCAM-1的纳米载体非常有效。此外，基质金属蛋白酶（matrix metalloproteinase，

MMP）参与细胞外基质重塑和肿瘤新生血管形成。对MMP敏感的纳米载体在多种恶性肿瘤（包括乳腺癌、胰腺癌和黑色素瘤）中可提高药物的抗肿瘤活性。

11.3　用于癌症治疗的多功能纳米材料

在癌症研究中，使用最多的是胶体纳米粒，它们通常具有3个结构域：核、壳涂层和靶向基团部分。核可以是有机物的聚合物，或无机的金属组成；核周围包裹着涂层，以保护其在多样的生物环境中免受化学或物理损伤，如蛋白质等可以干扰其功能的物质。此外，纳米粒的涂层还通过提供惰性生物物理界面来减少对细胞的毒性作用。将不同的表面功能化试剂，如各种柔性且电中性的聚合物，结合在纳米粒表面，从而通过阻碍非特异性蛋白质结合来提供长期的化学稳定性。靶向纳米粒的设计可通过连接一些靶向分子来实现，这些分子通常是抗体或细胞表面受体的配体，它们可与特定的分子或细胞靶点结合。以下我们将介绍四类用于癌症治疗的纳米粒核结构部分的材料（图11.1），包括每种材料纳米粒的尺寸、形态和化学特性等，以及其临床应用（如成像、传感和治疗等）。

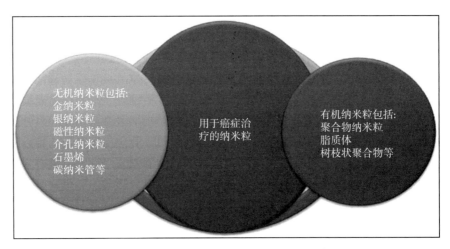

图11.1　用于癌症治疗的不同类型纳米粒

11.3.1　有机纳米粒

由于天然产物具有良好的生物相容性，生物材料研究越来越倾向于使用天然产物。有机纳米粒是用天然或合成的有机分子制成，并将其大小控制在一定范围内。有机纳米粒如胶束或囊泡等具有动态特性，通过自组装或相互融合可随时间变化大小和形状。利用非共价（弱）相互作用进行分子自组装的设计有助于将有机纳米粒转化为所需要的结构，如树枝状分子、胶束、脂质体或聚合物等。有机纳米粒可以通过表面或核心部分结合或物理封装来负载药物分子，设计成为药物递送系统应用于生物医学中。

11.3.1.1　聚合物

在癌症治疗中，最常用的有机纳米材料是生物相容性良好的聚合物，包括两亲性聚合物。它们具有疏水分子域，在水溶液中可以形成较大且稳定的纳米颗粒。应用较广泛，主要有：聚乳酸-羟基乙酸共聚物（poly（lactic-co-glycolic acid，PLGA）、聚乙二醇（poly ethylene glycol，PEG）、聚己内酯（polycaprolactone，PCL）、聚乳酸（poly lactic acid，PLA）和壳聚糖等。随着聚合物共轭体系的发展，此类聚合物体系的多样性已达到前所未有的高度。PEG 是一种生物相容性良好亲水性聚合物，它常与其他疏水聚合物形成共聚物，进而在水溶液自组装形成纳米粒。该体系可以延长在血液中的循环时间，并防止被网状内皮系统（reticuloendothelial system，RES）的快速摄取和清除。

11.3.1.2　脂质体

脂质体是以两亲性磷脂为基础组成的纳米载体，已被广泛用于递送抗肿瘤药物。临床上已证明亲脂性或亲水性药物包封于脂质体可提高治疗效果，同时减少与脱靶相关的毒副作用。脂质体的主要优势在于其组成成分与人体生物膜的成分相似，这有助于其获得美国食品药品监督管理局（FDA）的批准。如脂质体包裹的多柔比星纳米制剂已被批准用于临床癌症化疗。临床试验表明，在治疗各种癌症时脂质体药物纳米制剂的药理学和药代动力学上优于普通药物制剂。脂质体上可以修饰不同的分子，如肽、蛋白质、碳水化合物、糖蛋白、维生素、单克隆抗体、抗体片段和放射性配体，以增强其药物递送性能。脂质体可以作为诊疗一体化制剂，同步发挥治疗和成像双重功能，实现药物或基因的共同递送。

11.3.1.3　树枝状聚合物

树枝状聚合物是一种单分散、分叉的三维纳米载体，由围绕内核的分支化学键网络组成。由于树枝状分子呈球状，其表面可以很容易地进行功能化，这一特点有利于应用于治疗载体。树枝状聚合物可将靶向基团、荧光基团和抗肿瘤药物结合，以实现对肿瘤细胞同步靶向、成像和药物递送。成像剂和治疗剂可以被包封在树枝状聚合物的核心内，也可以与树枝状聚合物的许多表面位点共价连接。聚酰胺-胺树枝状聚合物（polyamidoamine dendrimers，PAMAMs）是研究得最多的树枝状聚合物。它具有大量可连接多种分子的表面氨基官能团。此外，它具有非免疫原性和水溶性，因此可用于包封药物。快速清除和较低的细胞摄取是传统树状大分子的局限性。

11.3.2　无机纳米粒

无机纳米粒包括源自金属（如银、金）或氧化物（如氧化铁）及碳基（如石墨烯、纳米管）等无机材料的纳米粒，近年来已被应用于肿瘤诊断和治疗的研究。由于其结构特性，无机纳米粒可以靶向和渗透肿瘤相关的异常增殖的细胞。它们渗透异常细胞后可造成 DNA 损伤和识别异常基因。此外，它们还有助于药物分布、异常细胞成像及抗肿瘤药物的释放和监测。与有机纳米粒相比，无机纳米粒在改善成像和药物传递方面具有多种优势和特性。

11.3.2.1　金属纳米粒

金属因电子的自由运动而能传导电流，但当金属从宏观尺寸缩小到纳米尺度时，其光学特性就会发生变化。吸收光能的电子会在金属纳米粒表面以可见光谱的频率共振，这种现象称为表面等离子体。根据金属纳米粒的形状、大小和成分，这种效应会增强光的吸收和散射强度，并且频率可调范围广。这些独特的光学性质使其对传感、局部环境变化具有高灵敏度，并且具有产生高热能力（吸收的光转化成热能）。基于这种热效应已经开展了临床试验，将其作为实体瘤的光热消融剂。其中金（Au）和银（Ag）是最常用的金属颗粒。金属纳米粒在电子学和纳米传感器的基础研究中被广泛应用，同时还被研究用作医疗注射和成像剂，但迄今为止它们尚未被批准用于人体。

11.3.2.2　磁性纳米粒

磁性材料由许多微小的磁畴组成，每个磁畴都有其自身的相干磁矩。当铁（Fe）和铁氧体（Fe_3O_4）等磁性微粒缩小到单个磁畴的大小时，它们就会表现出独特的磁性。虽然磁性纳米粒只包含一个磁矩，但其产生的磁场却非常强大。磁性纳米粒已被广泛用于产生局部磁场进行成像（如MRI），利用振荡磁场加热组织以及检测分子和细胞的存在。基于铁的磁性纳米粒已获批用于临床，如Lumirem和Feridex，但在进一步评估后，由于安全性问题这些产品已从美国市场撤回。

11.3.2.3　碳纳米管

碳纳米管（carbon nanotubes，CNTs）是一组碳的同素异形体，具有各种形状，包括空心球、椭球体、管状等。它们是将石墨烯片卷曲而成的无缝纳米圆柱管。由于其具有高比表面积、高药物负载能力和易于修饰等特点，碳纳米管已在癌症成像、药物递送和诊断方面得到广泛研究。碳纳米管是癌症治疗应用中研究最为广泛的碳纳米材料。碳纳米管可用作药物载体，以更有效地靶向肿瘤细胞。近期研究表明，功能化的碳纳米管能够穿过血脑屏障，可用于癌症部位的热消融。此外，碳纳米管在传递小干扰RNA和质粒DNA方面表现出潜力。

石墨烯及其衍生物在细胞成像、药物递送、生物传感和光热疗法等领域都有广泛应用。基于多功能石墨烯智能纳米材料已被开发用于癌症治疗中的细胞成像和药物递送。例如，利用与上转换纳米粒子（upconversion nanoparticles，UCNPs）复合的纳米氧化石墨烯（graphene oxide，GO）进行了肿瘤成像和光热治疗，证明了多功能石墨烯在临床抗癌治疗中的潜力。研究显示当对CT-26小鼠结直肠细胞进行化疗和光热疗法联合作用时，用聚乙二醇化和西妥昔单抗修饰的磁性氧化石墨烯显示出良好的疗效。

11.4　纳米粒作为癌症治疗药物递送载体的智能特性

化疗是治疗癌症的重要方法之一，它通过化学药物杀死或抑制肿瘤细胞生长。由于传统化疗的局限性，基于纳米载体的智能药物递送系统应运而生，并展示出精确递送治疗药物的潜力。此外，基于纳米载体的智能药物递送系统还具有多种特性，如高选择性、稳定性、增强的生物相容性及能够增加药物在目标部位的释放（图11.2）。将纳米材料与化疗药物相结合被证明可通过优化药物动力学实现负载药物的靶向分布，增强肿瘤控制并减少副作用。联合用药是化疗的常用方法，旨在克服交叉耐药性，协同增强治疗效果，降低副作用。一般而言，使用单一药物的化疗往往不足以导致肿瘤消退。因此，联合用药是一种可行的治疗方式，也是提高癌症治疗效果的方法。纳米粒介导药物递送系统有利于联合用药治疗，其可以在一种纳米粒中负载多种具有不同理化性质和药理活性的药物。纳米技术在过去20年里受到了广泛关注，并为临床治疗提供了帮助。纳米粒将疏水性和（或）亲水性药物分子、小分子药物或多肽输送到肿瘤部位，而对邻近组织的伤害极小，这使其成为理想的癌症治疗药物载体。聚合物纳米粒和脂质体已被用作纳米级药物载体，可更高效和安全地递送各种药物。其中脂质体介导的药物递送因其有效性、非免疫原性、生物相容性、提高化疗药物的溶解度以及封装多种药物的

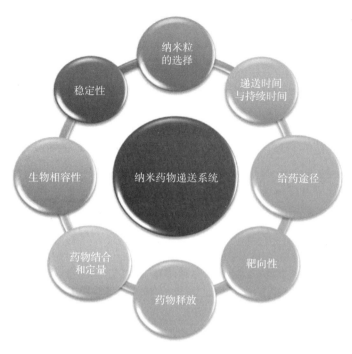

图11.2　纳米药物递送系统的设计

能力而被广泛应用。PEG化的脂质体通过功能配体对表面进行修饰，并改变电荷和大小，可增加对某些药物的递送效率。脂质体作为药物递送载体在向特定区域递送药物方面已显示出巨大的治疗潜力。Lammers等证实，基于N-（2-羟丙基）甲基丙烯酰胺（N-2hydroxypropyl methacrylamide，HPMA）的聚合物药物偶联物在体内可将多种化疗药物如吉西他滨、多柔比星和酪氨酰胺递送到肿瘤中。

为了提高定位选择性，开发多功能纳米载体制剂，实现对不同组织的特异性靶向。Chen等将奥沙利铂负载在用甘草次酸修饰的脂质体中，进行肝靶向生物分布实验，发现该脂质体在靶向特定组织和器官方面有很好的效果。更有趣的是，各种生物分子（如碳水化合物、脂类、多肽、抗体片段等）被嫁接到脂质体上，用来主动靶向癌症部位。此外，针对传统脂质体存在的一些缺陷，如药物负载不足、不稳定、药物突释及较短的血液循环时间，可通过功能化脂质体来克服这些问题，例如经过PEG化的脂质体具有更长的血液循环时间。

Wang等通过将紫杉醇与含有聚乙二醇-磷脂酰乙醇胺（polyethylene glycol-phosphatidyl ethanolamine，PEG-PE）的自组装胶束纳米制剂结合，增强了对肿瘤细胞的靶向性；且这些胶束被肿瘤细胞摄取后可在同一细胞内释放多种治疗剂，提高了化疗的治疗指数。Bae等使用了聚乙二醇-聚天冬氨酸酰肼与渥曼青霉素（wortmannin）和多柔比星结合自组装形成胶束结构。该胶束介导的联合疗法可用作治疗乳腺癌的安全有效的化疗方式。将细胞毒性药物多柔比星嫁接在PEG化聚赖氨酸树枝状聚合物上，可以调节和增强肺部恶性肿瘤对细胞毒性药物的暴露。研究结果表明，PEG化聚赖氨酸树枝状聚合物作为可吸入化疗药物纳米制剂具有很大潜力，增加了肺部肿瘤对细胞毒药物的暴露。

介孔二氧化硅纳米粒（mesoporous silica nanoparticles，MSNs）是一种易于大规模

生产、孔径大小均匀可变、比表面积和孔体积巨大的材料，这些特性使介孔二氧化硅纳米粒具有良好的药物包封和递送效率。自从FDA认可二氧化硅基材料的安全性以来，人们就开始大力利用介孔二氧化硅纳米粒构建用于化疗和药物递送的纳米平台。Hsiao等开发并构建了一种基于介孔二氧化硅纳米粒的治疗诊断药物递送系统，该系统可用于癌症成像和治疗药物递送。

Brown等利用PEG将活性成分奥沙利铂与金纳米粒连接起来，以克服抗癌治疗引起的副作用。当卡培他滨、顺铂和多柔比星与L-天冬氨酸稳定的金纳米粒结合后，相较于对应的游离药物，增强了对肝癌细胞的细胞毒性。Widder等于1979年发表了首次使用磁性纳米粒作为药物载体负载多柔比星的研究报道。此后，许多研究人员专注于利用磁性纳米粒的磁性特性开发了多种靶向药物递送系统和成像系统。Liu等利用壳聚糖对氧化石墨烯进行了改良，然后与透明质酸和抗癌药物SNX-2112结合，该药物复合物能有效抑制和杀死A549肺癌细胞，同时对正常支气管上皮细胞的伤害较小。所有这些发现都令人振奋，并有潜力改变癌症的治疗和管理方式。

11.5 靶向肿瘤微环境纳米疗法

癌症的发展不仅依赖于肿瘤细胞本身，肿瘤微环境（tumor microenvironment，TME）在肿瘤细胞生长、增殖、对治疗药物的耐药性、肿瘤侵袭和转移等方面起着关键作用。因此，充分理解TME对于设计高效的治疗干预措施至关重要。TME包含多种细胞类型，如肌成纤维细胞、免疫细胞、成纤维细胞、脂肪细胞、细胞外基质（extracellular matrix，ECM）及血液和淋巴管。复杂的微环境导致许多传统疗法产生耐药性，总体生存率低。传统的药物递送途径无法有效地递送化疗药物，而且容易产生严重副作用。纳米药物提供了一种绕过或利用TME的技术。针对TME的纳米疗法已被证明是一种对抗药物耐药性的潜在策略。将纳米药物复合物递送到TME需要考虑各种内源性因素，包括高间质液压、酶活性、酸中毒、缺氧、高热、氧化还原电位、氧化应激和ATP。此外，TME中的病理生理条件的因素也是需要考虑，如功能蛋白水平、氨基酸、DNA片段和炎症细胞（肥大细胞、中性粒细胞、巨噬细胞和淋巴细胞）。

基于脂质、聚合物、碳、金属、表面活性剂、二氧化硅或金属氧化物的靶向TME纳米化疗药物具有可行性。在临床前研究中，刺激响应型纳米载体、PEG化纳米载体和多功能纳米载体，通过靶向TME，在抑制肿瘤生长方面取得了显著效果。许多酸敏感聚合物纳米粒被研究用于靶向酸性TME。Min等设计并研究了由喜树碱和甲醚聚乙二醇聚（β-氨基酯）组成的pH敏感型胶束的作用效果。研究显示在MDA-MB231乳腺癌小鼠模型的酸性TME中，胶束会分解并释放化疗药物。基于两亲性聚合物的纳米载体提供了另一种方法，其在酸性TME中发生质子化引起的疏水-亲水转换，从而导致治疗药物的释放。EPR效应作为将纳米药物递送到肿瘤区域实现被动靶向的基础，它依赖于肿瘤血管生成和血管化的程度。血管的病理生理具有独特性，在诱导EPR效应方面发挥着作用。血管渗漏导致肿瘤间质液压升高，成为阻碍药物渗透入肿瘤的障碍。因而靶向血管的纳米粒已成为一种很有前景的方法。Sengupta等使用PLGA纳米载体，将多柔比星负载到内核，并将考布他汀封装在脂质外壳上。该递送系统能将两种药物有效释放到作用部位。从机制上讲，考布他汀从外壳释放出来，破坏细胞骨架结构引发血管封闭。纳米粒因EPR效应被困滞留在TME中，被肿瘤细胞高效摄取。随后，多柔比星被有效释放到肿瘤细胞内。该递送系统提高了治疗指数，并降低了毒副作用。Benny等开发了一种基于聚合物胶束的递送系统Lodamin，这个聚合物胶束装载TNP-470（血管生成抑制剂）。与单独使用TNP-470相比，TNP-470聚合物胶束能更有效地抑制肿瘤生长。此外，ECM是化疗药物有效递送的另一个障碍。研究和临床试验表明，胶原酶和透明质酸酶作为降解ECM的酶，能够提高纳米粒对实体瘤的渗透能力。PEG化重组人透明质酸酶（PEGylated recombinant human hyaluronidase，PEGPH20）在转移性胰腺癌患者中显示出了治疗效果。遗憾的是，其副作用导致该治疗被撤回，但它的治疗效果值得进一步研究。还有研究考察了参与ECM重塑的酶，如赖氨酰氧化酶（lysyl oxidase，LOX）和基质金属蛋白酶（matrix metalloproteinase，MMP）。有趣的是，LOX涂层聚合物纳米制剂在选择性结合到ECM后抑制了乳腺肿瘤细胞的生长。另有研究为了靶向ECM的重要组成部分之一纤连蛋白，设计了负载紫杉醇的PLA纳米载体，并在小鼠模型中研究了其治疗效果。结果表明，与药物结合的纳米粒治疗组的生存率比单独药物组高出近70%。纳米粒还可以持续、精确地递送细胞因子药物。在对包裹TNFα的脂质体进行体外细胞毒性评估后，推荐将其用于细胞因子抗癌治疗。多西他赛与含有TNFα细胞因子的脂质体表现出协同作用，显著抑制了大鼠肿瘤的生长。

因此，利用纳米粒靶向TME是一种很有前景的策略，其中使用多功能纳米载体可确保将化疗药物有效递送到目标部位。然而，要将靶向TME的纳米药物递送策略成功地转化为临床应用，还面临着许多挑战，尤其是稳定性和毒理学方面的挑战。此外，EPR效应是否足以显著提高使用纳米药物的癌症患者的生存率仍存在争议。

11.6　纳米毒理学及其可能的解决方案

纳米粒因其理化特性和生物效应的独特性而在生物医学领域得到广泛应用。然而这些纳米粒的毒性需要受到关注。如果人体贸然接触这些纳米粒，可能会对健康造成严重影响。多种因素会影响纳米材料的毒性大小，包括纳米粒的尺寸、性质、形状、表面积、特性、结晶度、表面涂层、分散性及溶解性。尺寸是一个重要因素，研究表明，与成分相似的较大颗粒相比，较小的纳米材料毒性更强。Chao等研究了银纳米粒的尺寸相关毒性。该研究表明，较小的银纳米粒对小鼠具有急性毒性。他们发现10nm的银纳米粒引起的组织病理变化多于60nm和100nm的银纳米粒。同样，另一个研究小组研究了不同尺寸的金纳米粒的毒性和亚细胞定位。他们给大鼠注射了10nm、30nm和60nm的粒子。结果显示10nm和30nm的金纳米粒能够穿过核膜引起DNA断裂。并且与60nm的粒子相比，10nm和30nm的金纳米粒在肾脏、肝脏和肠道中积累量更大。而60nm的粒子则主要在脾脏中累积。与尺寸一样，纳米粒的形状在毒性方面也起着关键作用，例如，有研究报道显示银纳米球比银纳米片更安全；金纳米棒的自噬体积累少于金纳米球；星形金纳米粒的毒性高于棒状和球状。在RAW 264.7巨噬细胞中，棒状的氧化铁（Fe_2O_3）纳米粒产生细胞毒性高于球状，并引发炎症反应和乳酸脱氢酶泄漏，同时诱导活性氧（reactive oxygen species，ROS）产生。此外，纵横比也会影响纳米粒的毒性，通常纵横比越高，毒性越大。Li等研究发现介孔二氧化硅纳米粒的毒性与纵横比有关，降低纵横比导致在器官的分布增加，而通过尿液清除减少。晶体结构的类型也是纳米材料毒性的影响因素。Xu等评估了纳米载体表面涂层对毒性的影响。研究发现涂有二氧化硅的氧化铁纳米粒作用于人宫颈癌细胞系（HeLa）和人肺癌细胞系（A549）会降低氧化应激反应。因此，通过对纳米粒进行表面涂层可以降低其整体毒性。此外，表面修饰和聚集程度也会影响纳米粒的毒性。具有相同大小和成分的纳米粒由于表面修饰不同可能有完全不同的溶解行为。另有报道分散性良好的碳纳米管比聚集的碳纳米管毒性小。

从机制上看，大多数纳米粒通过直接与细胞表面相互作用而产生毒性。ROS的形成及其导致的氧化应激已被广泛研究作为纳米材料的毒性机制。纳米粒大多会导致氧化剂和自由基中间体之间的失衡，这可能是导致细胞毒性的重要原因。纳米粒诱导的ROS会对遗传物质造成损伤，包括DNA链断裂、交联及突变。不同的纳米粒通过不同的机制引发副作用，例如，氧化锌纳米粒会诱导氧化应激反应，从而导致细胞损伤。Hou等发现氧化锌纳米粒会导致染色体维稳失衡及DNA复制紊乱，从而使细胞周期停滞在G1、M和G2期。银纳米粒在多种组织中介导遗传物质变化和DNA损伤。Ahamed等研究显示三氧化二铋（Bi_2O_3）纳米粒在人乳腺癌细胞（MCF-7）中会导致剂量依赖性的细胞凋亡和细胞毒性。有趣的是，补充外源性抗氧化剂可以逆转细胞毒作用，这表明氧化还原平衡是Bi_2O_3纳米粒产生细胞毒性的原因。除了物理化学毒性和ROS引起的毒性外，纳米粒的毒性还可能通过各种生化和分子机制引起。为了安全地应用和设计纳米载体，深入理解纳米粒与生物系统的相互作用至关重要。有许多策略可用于减小纳米粒的毒性。如上所述，尺寸和形状的变化会影响毒性，因此通过改变形状和尺寸，特别是利用表面修饰，可以得到毒性较低的纳米载体。例如，表面负电荷会限制纳米粒与细胞表面的相互作用。使用PEG等配体也会减少纳米粒与细胞表面的相互作用。此外，使用毒性低的生物方法（如绿色合成纳米粒）越来越受欢迎。利用真菌、植物和藻类可制备生物相容性产品。天然来源的生物活性化合物，如植物提取物中的胶体、糖类和多酚，可用于改善金属纳米粒的生物相容性并降低毒性。

11.7 从实验室到临床：转化前景

关于纳米载体的广泛研究揭示了它们在转化生物医学应用中的潜力。目前，市场上已有一些基于纳米载体的药物，还有许多该类药物正在临床开发中。此类药物包含已获批准的药物和基于纳米载体的药物递送平台，如脂质体、树枝状聚合物、聚合物胶束和无机纳米粒。其中，脂质体在纳米医学市场中无疑占据主导地位，这是因为基于脂质体的药物递送系统能够负载溶解性差或毒性大的药物，如两性霉素和紫杉醇。首个获得FDA批准的基于纳米载体的药物 Doxil®/Caelyx® 即是脂质体制剂。它是一种载多柔比星的PEG化脂质体制剂，与游离多柔比星相比它具有较长的体内循环半衰期、较小的分布容积和缓慢的血浆清除率。FDA和欧洲药品管理局（European Medicine Agency，EMEA）已批准将其用于治疗艾滋病相关卡波西肉瘤。最近，它还被批准用于治疗复发性上皮性卵巢癌。该脂质体药物已在许多研究中用于治疗乳腺癌、软组织肉瘤、恶性神经胶质瘤、鳞状细胞宫颈癌、头颈鳞状细胞癌和前列腺癌等。正在进行的临床试验将进一步阐明其在晚期实体瘤治疗中的作用。另一种获得FDA批准的纳米制剂 Abraxane® 采用药物结合白蛋白纳米技术，该技术将人白蛋白与紫杉醇以非共价键形式结合。该药物于2005年获得批准用于治疗转移性乳腺癌；后来又被批准用于晚期或转移性非小细胞肺癌的局部治疗。此外，它还与吉西他滨联合用于治疗转移性胰腺癌。因此，紫杉醇-白蛋白纳米制剂避免了原制剂中使用聚氧乙烯蓖麻油（cremophor EL）带来的不良反应，并且无须预处理药物治疗，减少了输液体积和给药时间（30～40分钟），无须使用特殊输液器。此外，其他的紫杉醇纳米制剂还包括Lipusu®（脂质体），以及Genexol®，Nanoxel®和Paclical®（聚合物胶束）。预计每年将有更多基于纳米载体的药物进入临床应用（表11.1）。

表11.1 近期研究取得积极成果的纳米载体药物制剂

纳米粒子类型	抗肿瘤药物	靶向组织/效果	参考文献
聚合物	紫杉醇	选择性靶向肿瘤细胞	[1]
	紫杉醇	提高药物在肿瘤细胞中的蓄积	[2]
	半胱氨酸蛋白酶抑制剂	抑制肿瘤转移	[3]
聚合物胶束	紫杉醇聚合物胶束 Genexol-PM 联合卡铂	在卵巢癌患者表现良好耐受性	[4]
	多柔比星	增强摄取和细胞毒性	[5]
	多柔比星	增加细胞内吞摄取	[5]
脂质体	多柔比星	在卵巢癌中具有良好的风险-收益比	[6]
	紫杉醇	非小细胞肺癌中显示出较高的疾病应答率和切除率，且毒性可接受	[7]
	两性霉素	对急性淋巴细胞白血病有效	[8]
	柔红霉素	对髓系白血病有效	[9]
	艾日布林	在实体瘤中有效	[10]
	树突状细胞靶向疫苗 Lipovaxin-MM	对恶性黑色素瘤有效	[11]
树枝状聚合物	小干扰 RNA（siRNA）	对肿瘤细胞有高度特异性	[12]
金纳米粒	5-氟尿嘧啶	增强对肝癌细胞的疗效	[13]
磁性介孔二氧化硅	叶酸	抑制 HeLa 细胞系增殖，具有较高的细胞毒作用	[14]

然而，纳米载体药物的临床转化是一个既耗时且耗资金的过程。此类药物的开发比传统药物开发复杂很多。生物学问题、生物相容性和安全性、大规模生产、知识产权、与现有药物相比的整体成本效益及政府法规都是开发纳米载体药物时面临的主要问题，也是目前将纳米载体药物推向市场的主要障碍。

11.8 用于癌症治疗的工程化纳米粒的临床前表征

改变纳米材料的生物学和物理化学性质，可实现更精准的药物靶向，从而提高特异性和疗效，减少副作用。尽管这些多功能平台的组合可能性吸引了大量关注和资金，但它们在临床试验中的应用在很大程度上依赖于严格的临床前表征，以满足监管要求和充分理解构效关系（structure–activity relationship，SAR）。临床前表征包括物理化学特性、体外试验和体内试验，这三方面的表征是生物医学纳米载体合理表征策略的关键组成部分（图11.3）。对不同性质的纳米载体的物理化学特性（如尺寸、表面积、电荷、形状、表面化学和聚集状态等）的表征有助于我们更好地理解SAR。

在控制条件下，体外实验可以识别和研究各种机制和生物途径，而对于纳米材料，虽然一些体外检测如氧化应激等与传统药物的检测类似，但应更关注纳米载体的独特作用机制。测量蛋白质吸附等过程的非细胞测试将成为体外细胞实验的重要补充内容。例如，测定在体外环境中吸附到纳米载体的血浆蛋白质谱，可以帮助我们更好地理解纳米载体在体内如何与网状内皮系统成分相互作用。蛋白质组学和毒理基因组学也可用于检测与纳米载体暴露相关的毒性生物标志物。

为了全面理解纳米载体在生物体内的安全性和行为学，体内研究必不可少。与任何其他新化学实体（new chemical entity，NCE）一样，必须对纳米载体制剂的药理学和毒理学特性进行深入研究（图11.3）。应在体内研究纳米载体对心脏、肝脏、肾脏和免疫系统等各种器官和系统的影响。

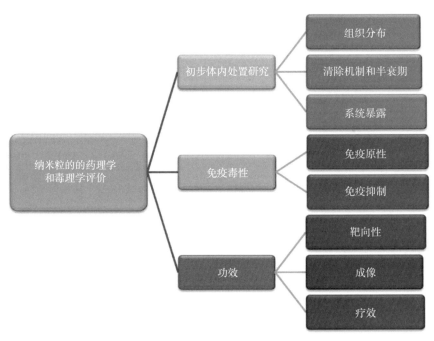

图11.3　纳米粒的体内药理学和毒理学评价

11.9　纳米技术：癌症治疗药物开发的监管视角

目前，绝大多数新型纳米材料和纳米载体药物在生物系统中的安全性信息缺乏，有必要进行更多研究考察其对人体的安全性。以下是评估纳米粒安全性时最常被问到的问题：这些纳米粒及相关技术对FDA来说是否是新技术？ FDA计划如何应对纳米技术，现有规则如何支持安全有效的纳米技术药物的开发？基于纳米技术的治疗有哪些独特的科学问题？许多含有颗粒材料的产品，如纳米药物（尺寸小、递送机制、比表面积大、与尺寸和比表面积增加相关的特殊功能等），已获得FDA批准。尽管纳米医学领域相对较新，但该机构对包含新药物剂型或给药方法（如纳米材料、纳米粒药物和医疗器械）的产品申请并不陌生。由于产品是逐一审查的，许多风险管理原则（如风险识别、风险分析和风险控制）经常被用来辅助药物审查过程。关于纳米技术产品在监管过程中的分类问题，即是归类为药品、器械、生物制品还是三者的组合，这一问题也引起广泛关注。FDA 内部已对此进行了探讨，目前的假设是许多此类药物将被视为组合产品，即药物－器械、药物－生物制剂和器械－生物制剂组合产品。这些组合产品正逐渐采用前沿的创新技术，在改善患者护理方面有着巨大的潜力。例如，创新的药物递送技术有可能使患者治疗更加安全、有效或方便。

FDA 已制定了适用于大多数产品的具体指导和要求。药品评估和研究中心（Center for Drug Evaluation and Research，CDER）批准商业化药品的临床前要求包括短期和长期毒性试验。特别是在提交新药申请（new drug application，NDA）之前，制药企业需要进行药理学（作用机制和安全性评价）、吸收、分布、代谢和排泄、遗传毒性、免疫毒理学、致癌性等研究。此外，研究中药物采用高剂量倍数（具有低、中、高毒性），至少使用两种不同的动物物种（啮齿动物和非啮齿动物），进行多项功能测试和详细的组织病理学分析，以评估长期用药是否对特定器官有影响及致癌性。根据具体情况，可能还需要根据药物的特定因素进行额外的研究。纳米技术产品将根据特定药物的特点逐案处理。随着关于纳米材料毒性的信息逐渐增多，FDA 可能会要求进行进一步的毒理学研究，以确保其监管产品的安全性。所有这些努力旨在更好地理解科学，并确定现有法律是否足以应对 FDA 要监管的产品类型。

11.10　结论

纳米医学的进步为升级抗癌武器库带来了新机遇。目前，靶向和非靶向纳米药物正处于临床前和临床阶段，这凸显了递送机制对该领域的影响。它对选择性识别肿瘤细胞、靶向药物递送及克服传统疗法的局限性产生了重大影响。通过这些被动或主动靶向策略可以显著减少传统化疗的不良反应，从而增加药物的治疗窗口，提高治疗效果，降低死亡率。由于癌症是致死率高的疾病之一，纳米技术实现精准治疗和降低药物毒副作用，为提高癌症治疗的临床疗效和挽救生命做出贡献。

（杨　强　冯　敏　译）

参 考 文 献

1. Cirstoiu-Hapca A, Buchegger F, Bossy L, Kosinski M, Gurny R, Delie F (2009) Nanomedicines for active targeting: physico-chemical characterization of paclitaxel-loaded anti-HER2 immunonanoparticles and in vitro functional studies on target cells. Eur J Pharm Sci 38(3):230-237

2. Patil YB, Toti US, Khdair A, Ma L, Panyam J (2009) Single-step surface functionalization of polymeric nanoparticles for targeted drug delivery. Biomaterials 30(5):859-866

3. Kos J, Obermajer N, Doljak B, Kocbek P, Kristl J (2009) Inactivation of harmful tumour-associated proteolysis by nanoparticulate system. Int J Pharm 381(2):106-112

4. Mukai H, Kogawa T, Matsubara N, Naito Y, Sasaki M, Hosono A (2017) A first-in-human phase 1 study of epirubicin-conjugated polymer micelles (K-912/NC-6300) in patients with advanced or recurrent solid

tumors. Invest New Drugs 35(3):307-314

5. Brewer E, Coleman J, Lowman A (2011) Emerging technologies of polymeric nanoparticles in cancer drug delivery. J Nanomater 2011

6. Mahner S, Meier W, Du Bois A, Brown C, Lorusso D, Dell'Anna T et al (2015) Carboplatin and pegylated liposomal doxorubicin versus carboplatin and paclitaxel in very platinum-sensitive ovarian cancer patients: results from a subset analysis of the CALYPSO phase III trial. Eur J Cancer 51(3):352-358

7. Lu B, Sun L, Yan X, Ai Z, Xu J (2015) Intratumoral chemotherapy with paclitaxel liposome combined with systemic chemotherapy: a new method of neoadjuvant chemotherapy for stage III unresectable non-small cell lung cancer. Med Oncol 32(1):345

8. Cornely OA, Leguay T, Maertens J, Vehreschild MJ, Anagnostopoulos A, Castagnola C et al (2017) Randomized comparison of liposomal amphotericin B versus placebo to prevent inva-sive mycoses in acute lymphoblastic leukaemia. J Antimicrob Chemother 72(8):2359-2367

9. Lancet JE, Uy GL, Cortes JE, Newell LF, Lin TL, Ritchie EK et al (2018) CPX-351 (cytara-bine and daunorubicin) liposome for injection versus conventional cytarabine plus daunoru-bicin in older patients with newly diagnosed secondary acute myeloid leukemia. J Clin Oncol 36(26):2684

10. Evans TJ, Dean E, Molife LR, Lopez J, Ranson M, El-Khouly F et al (2019) Phase 1 dose-finding and pharmacokinetic study of eribulin-liposomal formulation in patients with solid tumours. Br J Cancer 120(4):379-386

11. Gargett T, Abbas MN, Rolan P, Price JD, Gosling KM, Ferrante A et al (2018) Phase I trial of Lipovax-in-MM, a novel dendritic cell-targeted liposomal vaccine for malignant melanoma. Cancer Immunol Immunother 67(9):1461-1472

12. Taratula O, Garbuzenko OB, Kirkpatrick P, Pandya I, Savla R, Pozharov VP et al (2009) Surface-engineered targeted PPI dendrimer for efficient intracellular and intratumoral siRNA delivery. J Control Release 140(3):284-293

13. Salem DS, Sliem MA, El-Sesy M, Shouman SA, Badr Y (2018) Improved chemo-photothermal therapy of hepatocellular carcinoma using chitosan-coated gold nanoparticles. J Photochem Photobiol, B 182:92-99

14. Avedian N, Zaaeri F, Daryasari MP, Javar HA, Khoobi M (2018) pH-sensitive biocompat-ible mesoporous magnetic nanoparticles labeled with folic acid as an efficient carrier for controlled anticancer drug delivery. J Drug Deliv Sci Technol 44:323-332

第 12 章　癌症化疗耐药：近期挑战与未来考量

Muhammad Adil，Shamsa Kanwal，Sarmad Rasheed，Mavara lqbal，and Ghazanfar Abbas

12.1　引言

癌症是全球第二大死亡原因，几乎每6个死亡者中就有1人死于癌症。此外，预计到2030年，新增癌症患者数量将增至2360万。女性最常见的癌症类型包括乳腺癌、宫颈癌、肺癌、甲状腺癌和结直肠癌，而男性通常患前列腺癌、肺癌、结直肠癌、肝癌和胃癌。尽管治疗方法多种多样，包括手术、放射疗法、激素疗法、基因疗法和免疫疗法，但化疗仍是抗癌治疗的主流。然而，恶性肿瘤细胞的耐药性严重削弱了抗癌化疗的有效性。耐药肿瘤细胞尽管反复接触以往有效的化疗药物，但仍能持续生长。癌症化疗耐药性及其导致的治疗无效是造成近90%癌症患者死亡的原因。

12.2　耐药类型

化疗耐药性是指化疗药物的疗效和效力降低，无法产生预期结果，从而成为癌症治疗和患者生存的主要障碍。根据发生的性质，化疗耐药性可分为内在和获得性两种（图12.1）。

12.2.1　内在化学抗性

内在或先天抗性发生在使用化疗药物之前，这是由于与肿瘤生长和（或）凋亡有关的基因发生突变。化疗药物的有效性可能通过刺激用于防御环境毒素（包括抗肿瘤药物）的内在途径而降低。例如，人类表皮生长因子受体-2（human epidermal growth factor receptor 2，HER-2）的过度表达会上调转录因子Snail的水平，最终影响胃癌患者接受顺铂治疗的临床效果。

12.2.2　获得性耐药

获得性耐药是指化疗药物的细胞毒性在用药后持续减弱。靶向编码基因的表达水平改变或突变也会导致癌细胞对靶向药物产生耐药性。在接受酪氨酸激酶抑制剂伊马替尼治疗的慢性粒细胞白血病患者中，20%～30%的患者会因融合酪氨酸激酶蛋白的点突变而产生耐药性及疾病复发。治疗过程中肿瘤微环境的剧烈变化也会导致耐药性。肿瘤微环境可能会通过肿瘤相关巨噬细胞与肿瘤细胞之间基于外泌体的交流，以及基质细胞与癌细胞之间的外泌体微小RNA的交换，引起化疗耐药。

上述类型的内在和获得性化疗耐药性可以在癌症进展和治疗过程中同时存在。获

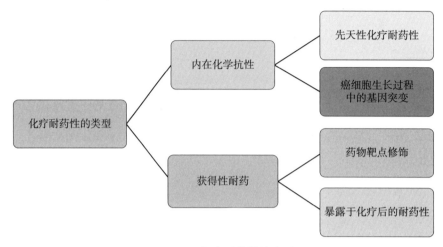

图12.1　化疗耐药性的类型

得性耐药性可能通过与内在耐药性完全不同的机制产生。相反，内在耐药性的选择性延伸也可导致获得性耐药。特定癌症对抗肿瘤药物的敏感性可通过内在耐药性的程度预先确定。生化和基因组检查是设计治疗方案以规避预先存在的化疗抗药性的先决条件。此外，在检测到获得性耐药性后，建议调整治疗方案。化疗的主要目的应是有效地减慢或抑制肿瘤生长，而不引发获得性或至少是不可抑制的获得性耐药性。

12.3　癌症耐药的潜在机制

癌症的化疗耐药性可通过几种不同的机制产生（图12.2），多种途径的同时参与进一步规避这一现象的难度。

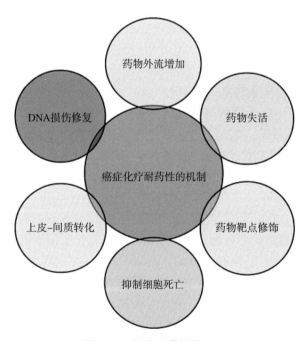

图12.2　化疗耐药性的机制

12.3.1 药物外流增强

抗肿瘤药物的外流增强可导致肿瘤内药物浓度显著降低，从而产生内在或获得性化疗耐药性。药物外流主要归因于代表三磷酸腺苷结合盒（adenosine triphosphate binding cassettes，ABC）超家族的跨膜转运蛋白。总体而言，已记录了48个人类ABC基因，分为七个亚家族（ABCA至ABCG）。其中，ABCB1、ABCC1和ABCG2与获得性多药耐药性密切相关。凭借其多个结合位点，ABCB1（P-糖蛋白）能够泵送多种底物，包括多柔比星、长春花生物碱、依托泊苷和紫杉醇等药物。同样，ABCC1也被称为多药耐药相关蛋白1（multidrug resistance-associated protein 1，MRP1），也可以实现多种药物的外流，如蒽环类、甲氨蝶呤、长春花生物碱、喜树碱和表鬼臼毒素。

12.3.2 药物灭活

一些抗肿瘤药物需要经过代谢活化，肿瘤细胞可能通过药物活化受损而对其产生耐药性。例如，用于治疗急性髓系白血病的核苷类似物——阿糖胞苷需要经过几个磷酸化步骤才能活化。代谢途径突变或下调导致的活化缺陷可能导致对阿糖胞苷的耐药性。铂类抗癌药物与紫杉类药物联合用于晚期卵巢癌的术后治疗。然而，卵巢癌细胞可能通过谷胱甘肽和金属硫蛋白引起的代谢失活而对铂类药物产生耐药性。

12.3.3 药物靶点修饰

就结构—活性关系而言，改变后的药物靶点缺乏对药理配体的亲和力，无法引起后续的治疗反应。因此，修饰后的靶点不能再通过以前有效的药物进行药理利用。例如，近30%的前列腺癌中发生的雄激素受体基因组扩增会削弱比卡鲁胺和利血平等药物的拮抗作用。此外，与药物激活相关的信号转导途径的改变也会诱导耐药性。因此，雌激素受体信号与生长因子受体通路的复杂相互作用逆转了他莫昔芬在HER-2阳性乳腺癌细胞中的典型拮抗和抗肿瘤作用。

12.3.4 细胞死亡抑制

抗肿瘤药物引发的肿瘤细胞破坏有多种形式，包括凋亡、程序性坏死、自噬和坏死。然而，这几种细胞死亡类型在细胞破坏所需的损伤程度上存在很大差异。自噬能够提高肿瘤对化疗药物的敏感性或耐药性。尽管程序性坏死与化疗耐药性的关系仍不明确，但其诱导作用可能导致抗凋亡途径的阻断。逃避凋亡支持了癌症的发展和持续的化疗耐药性。与凋亡抑制相关的化疗耐药性主要是通过生存信号转导避免细胞死亡的结果。此外，促生存蛋白的激活、促凋亡蛋白的突变或下调也可通过逃避细胞凋亡而导致化疗抗性。此外，环孢素结合蛋白（cyclophilins）也参与抑制某些类型肿瘤细胞的凋亡途径。前列腺癌、卵巢癌和肺癌细胞中一线治疗失败主要由于获得化疗耐药性，这很可能是由肿瘤细胞无法死亡所致。

12.3.5 上皮-间质转化

上皮-间质转化除了在实体瘤转移过程中发挥关键作用外，还与化疗耐药性的产生有关。上皮-间质转化在加速癌细胞转移的同时，可能通过提供增强细胞存活的信号，促使某些细胞产生耐药性。然而，上皮-间质转化对耐药性的贡献随肿瘤转移的程度而不同。例如，在HER-2阳性乳腺癌中，β1整合素的过度表达与曲妥珠单抗相对较高的耐药性相关。此外，对上皮-间质转化至关重要的分化信号通路也可能促进耐药现象的产生。因此，由整合素αvβ1过度表达引发的上皮—间质转化过程中，转化生长因子β （transforming growth factor β，TGFβ）的上调为结肠癌细胞提供了抵御化疗诱导的细胞毒性的生存信号。

12.3.6　DNA损伤修复

DNA损伤修复在抗肿瘤药物耐药性中发挥着独特的作用，而损伤反应机制可以化解药物介导的损伤。例如，顺铂等铂类抗癌药物会导致有害的DNA交联，从而导致细胞凋亡。然而，对铂类似物的耐药性通常是同源重组和核苷酸切除修复的结果，这两种机制以解决铂诱导的细胞损伤而闻名。因此，DNA损伤性抗肿瘤药物的疗效取决于肿瘤细胞中DNA损伤反应途径的功能障碍。通过同时阻断DNA修复机制来提高肿瘤细胞的敏感性，可以提高抗癌药物的治疗效率。

12.4　生物因素在癌症化学耐药中的作用

12.4.1　表观遗传学、微小RNA和干细胞

表观遗传机制与包括癌症在内的多种疾病的发生和发展有关。由于表观遗传机制在多个基因和通路的调控中具有重要意义，表观遗传变化在癌症化疗耐药性中表现出举足轻重的作用。癌变过程中发生的两种主要表观遗传学改变形式，即组蛋白修饰和DNA甲基化，已成功用于恢复异质性多发性骨髓瘤的化疗敏感性，而DNA启动子区域的去甲基化则通过癌基因的过度表达诱导化疗耐药性。一些能够与癌症进展相互作用的药物（如DNA甲基转移酶阻断剂和组蛋白去乙酰化酶抑制剂）有助于避免耐药性的产生。

过短的微小RNA（microRNA）无法进行转录，但在调节某些基因（尤其是与耐药性相关的基因）方面发挥着独特的作用。因此，微小RNA的异常表达会引起化疗耐药性。此外，候选微小RNA受损也会削弱肿瘤对典型细胞毒性药物和新开发生物制剂的敏感性。然而，一些其他的微小RNA也与避免癌症化疗耐药性有关。

癌症干细胞主要存在于某些实体瘤和白血病中。但最新研究推断，几乎所有癌症中都同时存在干细胞和增殖细胞。然而，肿瘤干细胞仅占癌细胞的1%，难以识别和检测。这些细胞构成了癌症复发和转移的储存库。尤其重要的是，肿瘤干细胞能通过多药耐药性转运蛋白保留自身保护的特征。与正常干细胞相似，许多癌症干细胞也有ABCB1和ABCG2基因的表达。因此，以组成性多药耐药性为特征的休眠期癌症干细胞是化疗有效性的一大障碍。根据免疫学和生物学属性区分正常干细胞和肿瘤干细胞可能有助于制订根除癌症干细胞的策略，同时对正常干细胞影响最小或没有影响。

12.4.2　细胞信号通路、内质网和外泌体

研究人员已经探索了细胞内几种对癌症转化、凋亡抑制、肿瘤转移和化疗耐药性具有潜在意义的信号通路。目前的研究已将耐药性与这些信号通路中的一个或多个信号级联的异常刺激联系起来。例如，Wnt/β-catenin、Ras/Raf/MAPK、TGF-β、EGFR和Notch信号通路的失调被认为与癌症的发展有关，并导致肿瘤对细胞毒药物产生耐药性。

众所周知，内质网应激反应途径通过适应性机制促进癌细胞的存活和耐药性。在正常细胞中，三种不同的传感蛋白（包括ATF6、IRE1α和PERK）调控内质网应激反应，而在癌细胞中，由于致癌物质的刺激或肿瘤抑制基因的耗竭，该途径失调，支持细胞在极端代谢应激和高翻译速率下存活。归因于内质网应激反应的PERK信号转导也会导致化疗耐药性，但这种关联的潜在分子机制仍不清楚。

外泌体（exosomes）是一种双层小分子，由细胞外囊泡的腔膜释放，是遗传信息的载体。此外，外泌体在提高肿瘤细胞化疗后存活率方面也发挥着关键作用。外泌体通过直接或外流介导的药物转运、DNA修复及抗凋亡信号分子和ABC转运蛋白的递送，诱导化疗耐药性。此外，耐药因子也可通过外泌体长编码RNA转移。髓系白血病的化疗耐药性和治疗失败都归因于基质细胞衍生的外泌体。

12.4.3　肿瘤异质性和微环境

肿瘤异质性基于细胞类型（如免疫细胞、基质细胞）、遗传、代谢状态和时间进展。在多种原发性肿瘤（包括乳腺癌、卵巢癌、慢性淋巴细胞白血病和肾细胞癌）中，异质性癌细胞共存的现象已经得到证实。肿瘤异质性也是导致化疗耐药性和治疗失败的原因之一。由于具有不同遗传特征的克隆细胞亚群在化疗敏感性方面表现出显著差异，因此只有敏感的癌细胞部分被消灭，而耐药的细胞克隆则会存活、繁殖和生长，从而影响肿瘤对初始化疗的敏感性。此外，相同的治疗方法可能会导致遗传异质性患者产生不一致的反应。

由于肿瘤通常由异质性癌细胞组成，因此肿瘤环境由细胞外基质、正常基质细胞及可溶性物质（如生长因子和细胞因子）组成。目前的研究表明，肿瘤微环境在化疗耐药性中起着不可或缺的作用。肿瘤微环境中的细胞黏附分子、细胞因子和细胞外三磷酸腺苷等成分，有助于与癌症存活、生长和耐药性相关的信号转导机制。同样，癌症微环境的典型酸性pH、氧化应激和不同程度的缺氧也有助于化疗耐药性的形成。此外，在前列腺癌、血液系统恶性肿瘤、乳腺癌和小细胞肺癌中，一种细胞外基质蛋白——整合素已被证实可促进肿瘤的耐药性。

12.5　癌症多药耐药性

癌症多药耐药性是指癌细胞对具有不同分子结构或靶点的无关化疗药物的抗肿瘤作用产生交叉耐药性或缺乏敏感性。多药耐药性的潜在机制包括药物外流增加、细胞凋亡逃避、表观遗传学改变、基因突变、DNA损伤修复增强和外来生物转化的改变。多药耐药性被认为是治疗失败的主要原因，也是转移性癌症治疗的主要障碍。此外，大多数使用典型化疗药物或新型靶向药物的癌症相关死亡病例都归因于多药耐药性。

12.6　癌症化学耐药性的预后标记和诊断

适当监测耐药性不仅能确定化疗的有效性，还有助于排除潜在的不良反应。癌症化疗耐药性通常是在化疗药物的延长用药阶段发现的。目前，有两种实验室技术和一种临床技术可用于快速诊断癌症化疗耐药性，包括癌症生物标志物检测、新鲜肿瘤细胞培养和全身正电子发射断层扫描。这些检测都基于肿瘤细胞的代谢功能。新鲜肿瘤细胞培养可在给药前的体外条件下评估耐药性。化疗后残留或顽固疾病的正电子发射断层扫描阳性摄取可用于体内间接评估耐药性，而新兴的癌症生物标志物检测预计将具有更大的诊断潜力。

12.6.1　癌症生物标志物

癌症生物标志物又称肿瘤标志物，在预测癌症方面较早受到关注。最初，甲胎蛋白和癌胚抗原被认为是推定的肿瘤标志物。血清标志物因其方便、无创和可重复采样而被认为更具吸引力。然而，临床研究仅确定了少数生物标志物的预测作用，如前列腺特异性抗原、人绒毛膜促性腺激素、CA125和甲状腺球蛋白分别在前列腺癌、绒毛膜癌、卵巢癌和甲状腺癌中的作用。此外，抗肿瘤药物的成功治疗极大地降低了这些肿瘤标志物的水平，由此进一步确定了其诊断价值。人们对癌症标志物的病理生物学方面研究有限。最近，过表达的生长因子受体被用于开发靶向抗癌药物。然而，生长因子受体只能在个别情况下预测治疗效果。例如，乳腺癌中的HER-2、胃肠间质细胞瘤中的C-kit及慢性髓细胞性白血病中的BCR-ABL融合蛋白都表现出过表达，因此可能反映出某些抗血管生成药物的疗效。

12.6.2　新鲜肿瘤培养检测

新鲜肿瘤细胞培养技术适用于多种类型的癌症，因为它们表现出基本的细胞反应。这种检测方法包括培养新鲜分离的肿瘤细胞，然后用浓度依次变化的药物进行培养，并评估细胞存活率。化疗剂量的范围通常与治疗过程中体内的药物浓度相对应。在胸腺嘧啶核苷掺入细胞DNA后分析细胞生长和活力。细胞ATP或细胞DNA中的胸腺嘧啶摄取量没有减少，则表明细胞产生了耐药性。

12.6.3　正电子发射断层扫描

虽然这种核医学技术以前是用于检测癌症的定位，但现在其应用范围已扩展到肿瘤的代谢活性评估。癌细胞糖酵解是在服用放射性药物18-氟脱氧葡萄糖后通过动态成像测定的。细胞对放射性药物的摄取与糖酵解程度相关，在肿瘤细胞中糖酵解程度相对较高。化疗前后的扫描都是评估治疗反应所必需的。新型放射性示踪剂的不断发展表明，断层扫描成像在量化肿瘤缺氧、细胞增殖、细胞凋亡和特定生长因子受体水平方面具有潜在价值。

12.7　克服癌症耐药性的策略

尽管癌症化疗耐药性具有多面性，但随着预测临床环境中耐药性的实验条件的发展，对其潜在机制的阐明也在逐步完善。为此，可应用体外技术，如靶向诱变、耐药性丧失/获得筛选、利用同源癌症细胞系及从细胞、分子和基因组水平对化疗耐药性肿瘤进行综合分析。此外，体外细胞培养方法、患者来源的异种移植和基因工程癌症动物模型也有助于更好地理解和控制化疗耐药性。可以应用不同的策略来克服化疗耐药性现象（表12.1）。

肿瘤的遗传异质性和多克隆性为联合治疗克服癌症化疗耐药性提供了理论基础。单药化疗很可能因耐药癌细胞的选择性存活和增殖而导致治疗失败。因此，建议使用两种或两种以上抗癌药物进行联合治疗，以同时针对独立的驱动途径，从而限制耐药细胞克隆的发展和扩散。尽管这种药物组合是根据经验开发的，但已在多种癌症中取得了临床成功。然而，进一步开发和验证联合疗法需要进行昂贵而耗时的临床试验。虽然已成功使用细胞系来设计药物组合，但传代细胞系的癌细胞行为改变是其主要缺点。此外，此类鸡尾酒化疗药物的临床疗效主要取决于不同癌症的抗药性模式和患者对毒性的耐受性。

ABC转运体因其在耐药性现象中的关键作用而备受关注。因此，目前包括维拉帕米在内的几种P糖蛋白抑制剂被用作细胞毒性药物的辅助剂，以对抗外流介导的耐药

表12.1 规避癌症化疗耐药性的潜在策略

使用不同抗癌药物同时针对独立驱动途径的联合疗法

通过特异性小干扰RNA抑制耐药基因

抑制P糖蛋白介导的药物外流

"节拍化疗"和"治疗假期"

开发经典化疗药物的半合成类似物

设计基于纳米粒子的抗癌药物制剂

使用抗血管生成剂阻断血管内皮生长因子

同时使用质子泵抑制剂和抗癌药物抑制肿瘤微环境酸化

降低细胞内谷胱甘肽浓度

通过葡萄糖转运阻滞剂或糖酵解抑制剂抑制糖酵解

性。然而，使用这类P糖蛋白拮抗剂也会导致某些不良的药代动力学后果。例如，P-糖蛋白底物药物的颅内蓄积与基因MDR1a缺失的基因敲除小鼠出现的不可预测的毒性有关。此外，体外研究也表明，抗MDR1单克隆抗体可阻断P糖蛋白诱导的药物外流，进而逆转多药耐药性。通过mRNA损伤抑制耐药基因是一种创新且前景广阔的分子技术。最近，反义寡核苷酸或核酶已被引入用于在转录或翻译水平上抑制多药耐药性。通过特异性小干扰RNA抑制MDR1基因后，HL-60细胞系对依托泊苷的敏感性明显改善。尽管如此，以前关于microRNA的研究大多都使用了癌细胞系或动物模型。因此，建议进行转化研究和以人体血浆中循环microRNA为重点的研究。

此外，乳腺癌和胃肠道肿瘤中过度表达的生长因子受体已被特异性抗体（如曲妥珠单抗和西妥昔单抗）有效靶向，以增强或恢复先前难治性肿瘤对抗癌药物的敏感性。例如，对于伊立替康耐药的肿瘤患者，与西妥昔单抗联合治疗可恢复伊立替康的疗效，并可能有助于规避化疗耐药性。在肿瘤小鼠体内阻断血管内皮生长因子可恢复长春碱的疗效，即使是在亚耐受剂量下也是如此。同样，抗血管生成剂能显著提高疗效，并同时减少使用细胞毒性药物的副作用。此外，目前还在分析使用苏拉明进行辅助治疗以逆转成纤维细胞生长因子诱导的肿瘤耐药性。

实体瘤的酸性微环境为对抗化疗耐药性提供了另一个靶点。因此，抑制酸分泌的药物可能会增强共用的抗肿瘤药物的细胞毒性作用。体外和体内证据已经证明了这种方法的可行性，在黑色素瘤细胞中联合使用质子泵抑制剂兰索拉唑可与紫杉醇产生协同效应。

"节拍化疗"（metronomic chemotherapy）涉及以相当低的剂量重复施用细胞毒性药物，这对于避免产生耐药性非常有益，但需要通过长期研究进一步证实。"治疗假期"（treatment holiday）提供了另一种规避抗癌药物耐药性的策略，其中停止化疗有助于排除选择性耐药的肿瘤细胞。某些典型化疗药物的半合成类似物，如长春花生物碱衍生物，也显示出对耐药肿瘤相对较高的抗肿瘤效力，但这种技术在某些情况下会增加毒性。纳米颗粒显著的瘤内扩散和蓄积趋势可增强抗癌药物的细胞毒性作用，从而降低化疗耐药性的可能性。

　　某些癌细胞会优先利用葡萄糖来满足其能量需求，葡萄糖匮乏会促使这些所谓的葡萄糖成瘾细胞死亡。因此，同时使用葡萄糖转运阻滞剂或糖酵解抑制剂和典型的抗癌药物可能会导致癌细胞死亡。例如，在缺氧条件下抑制糖酵解会增强淋巴瘤和结肠癌细胞的死亡，从而减轻耐药性。癌症祖细胞常表现出耐药性，并长期存在，从而导致原发或转移的癌症恶化。因此，尽管很复杂，但消除这一小部分癌症祖细胞可能有助于减少抗癌药物耐药性的发生。抗药性的规避也归因于谷胱甘肽的产生和细胞内水平的降低。体外和体内研究都表明，细胞内谷胱甘肽水平的降低与几种抗肿瘤药物细胞毒性的提高有关。最后，癌症化疗耐药性现象可用于一些有用的目的，如通过向癌症患者转移表达 MDR1 基因的载体，诱导化学保护和选择再生干细胞。

12.8　结论与推荐

　　简而言之，由于癌细胞总能找到方法来抵抗目前的治疗，因此逃避化疗耐药性似乎是一场永无止境的战斗。然而，癌症化疗耐药性的内在机制需要全面阐明，以确定针对传统细胞毒性药物难治性癌症的新型疗法。此外，应适当清除癌症祖细胞，以防止其对化疗耐药性和癌症复发的潜在贡献。癌症化疗耐药性的有利方面还可以通过临床研究加以利用，即向癌症患者体内输送表达 MDR1 基因的载体，以选择再生干细胞或提供化学保护。

（李弈雪　肖　玲　周　辉　译）

第13章　癌症患者的心理支持

Shazia Khalid，Imran Abbas，and Saira Javed

13.1　概述

癌症是一类复杂的慢性疾病，伴随着众多且强烈的医学和社会心理挑战。从筛查到诊断、治疗、康复或姑息治疗，整个过程充满了痛苦，还要适应不断变化的环境，这些都会影响患者及其护理者和其他家庭成员的生活质量。同样值得注意的是，癌症相关的压力不仅限于患者和家庭，还会对医疗从业人员的心理和人际关系产生连锁的影响。因此，不仅仅是癌症患者优先需要获得心理支持和护理，家庭成员特别是护理者和肿瘤医疗工作者同样可能从中获益。

有关癌症发病率和患病率的统计数据令人十分担忧。根据世界卫生组织的数据，每一分钟，全球就有6个人被诊断出患有某种类型的癌症。仅在2020年，全球约有1000万人因癌症去世，其中肺癌、乳腺癌、胃肠道癌、皮肤癌和前列腺癌是最常见的类型，而癌症的发病率预计到2030年将上升到2100万。另一方面，与肿瘤学相关的医学领域取得了显著进步，出现了早期疾病检测、预后改善及出现了基于循证治疗的方案，这些使得癌症患者获得更长的生存期。因此，目前全球约有3亿的癌症幸存者。这些事实让医疗从业者和患者认识到解决癌症患者、癌症幸存者、晚期癌症患者及其护理人员在整个过程中所面临的心理挑战的重要性。

在肿瘤学领域，心理支持与护理被称为肿瘤心理学。自20世纪70年代以来，该领域持续发展，形成了一种将心理学与肿瘤学相结合的模式。肿瘤心理学的核心目标是识别癌症治疗过程中涉及的心理因素，并提供基于循证医学的干预和治疗方法，旨在为患者及其家庭成员提供必要的心理支持。该领域主要关注两个问题：①患者、家属和护理人员对癌症的心理反应；②心理、行为、生物和社会因素是如何影响生存率、疗效、疾病检测及风险发生的。因此，针对这两个问题，心理学家都需要提供一系列专门的心理支持服务。表13.1概述了肿瘤学领域中，为提升患者、护理人员及肿瘤科医疗人员的生活质量，可能需要心理学家介入的目标领域。

多项研究均强调了社会心理因素在癌症心理影响的整个过程中扮演着关键角色。例如，可能影响肿瘤性疾病发生的因素包括生活压力、创伤性事件、缺乏社会支持、特定性格特征、应对疾病技能的功能性失调、压抑情感、负面情绪反应、社会关系问题及神

表 13.1 癌症心理支持和干预的潜在目标领域

	领域	亚类
患者	身体功能和医学	疼痛、疲劳、治疗管理（如坚持治疗）、总体健康状况的改善（如营养、锻炼）
	心理困扰	情绪问题、焦虑、抑郁、否认、愤怒、自杀、羞耻、内疚、对死亡和复发的恐惧、生活质量
	个人和社会适应	适应变化、生活意义、宗教和精神担忧、生活方式变化、关系改善、财务管理、生活质量
护理人员/家人	心理和生理	护理人员负担、压力、睡眠障碍、健康问题、体力消耗
	社会经济	社交互动减少、经济负担、工作压力
肿瘤科医务人员	职业	工作压力、工作倦怠、工作负担、资源缺乏
	家庭和婚姻关系	家庭与工作的平衡、情绪障碍、关系紧张

经系统疾病。被诊断为癌症并需接受治疗的患者，其心理受影响程度可能最为严重。在心理层面，患者可能会经历情感挑战、对未来的认知和期望发生改变、被排斥感、污名化、边缘化及出现人际交往问题；而在生理层面，它可能导致身体的变化、脱发及患者开始感知自己的身体变化。这些问题在癌症诊断及治疗中的任何阶段都有可能发生。肿瘤患者心理健康挑战的其他诱发因素还包括疾病的性质、生育问题、身体及精神上原本就存在的疾病等。

13.2 心理反应与心理健康：癌症患者和幸存者的干预措施

13.2.1 概述

心理反应被视为癌症的次要并发症。被确诊为肿瘤或疑似患有肿瘤的人可能会突然遭遇一系列强烈的情绪波动，包括否认、愤怒、恐惧、不确定感，以及可能引发心理障碍的情绪状态，如焦虑、对死亡的恐惧、创伤后应激反应和抑郁，这些统称为心理困扰。据估计，约50%的癌症患者在疾病的不同阶段会经历心理困扰，这对他们的生活质量和社会功能产生负面影响，导致疾病预后不良、治疗依从性降低，并可能加剧疼痛感。然而，并非所有的患者均会因心理困扰而发展出严重的心理健康问题。有些人会利用逆境来改变生活方式，寻找到新的生活意义，并对生活充满感激。事实上，研究表明，至少60%的癌症患者在诊断后和或治疗期间展现出中到高度的积极变化。这些变化与患者更好地适应新环境、更强的希望感、更高的生活质量、更佳的治疗依从性及改善预后密切有关。

因此，我们需要解决的问题是，为什么同样的经历在某些个体会引发消极的后果，而在其他个体则可能促成积极的转变？在20世纪80年代末，Lazarus和Folkman提出了一个压力与应对的交易模型（Transactional Model of Stress and Coping），该模型在解析与肿瘤相关问题的创伤经历的独特反应方面显示了价值。该模型指出，决定创伤是否导致心理失控或积极变化的因素是个体对压力源和应对资源的认知评估，而非压力源本身。根据该模型，压力源可以被感知为有害的（"这是灾难性的"）、威胁性的（"它会摧毁我的未来和社会关系"）或具有挑战性的（"这意味着我必须改变我的健康习惯"），初步评估取决于个体的性格特征（乐观、充满希望、神经质等），次级评估取决于个体对社会和财务资源的看法及应对方式。例如，若患者将癌症诊断评估为有害或威胁，并认为自己缺乏应对所需的资源，他们更可能做出不适应的反应，产生心理困扰；反之，如果患者将压力源视为挑战，并具备适应性应对技能，则可能产生积极的变化（图13.1）。

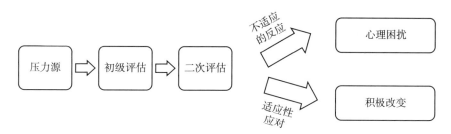

图13.1 压力与应对的交易模型

心理困扰和障碍：经历癌症的患者往往会伴随心理困扰和强烈的恐惧感。在肿瘤学界，美国国立综合癌症网络（National Comprehensive Cancer Network，NCCN）对心理困扰的定义是"一种由心理、社会和（或）精神因素引起的多重不愉快情绪体验，这种体验可能会干扰患者有效应对癌症、癌症带来的身体症状及癌症治疗的能力"。研究显示，女性、单身人士、受教育水平较低者、失业者及年轻或年长的癌症患者更容易遭受高水平的心理困扰，且晚期患者和住院患者的心理受困扰程度通常高于早期患者和门诊患者。尽管如此，癌症类型与心理困扰之间的具体联系尚不明确。

此外，近期的研究和临床实践表明，心理困扰使30% ～ 35%的肿瘤患者面临精神或心理合并症的风险。Li等提出了一种心理困扰发展为精神疾病的途径（图13.2）。癌症患者经常能观察到的精神或心理障碍包括适应障碍、抑郁症、焦虑症和创伤后应激障碍。

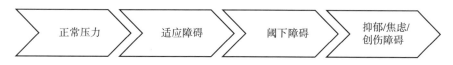

图13.2 心理困扰发展为精神疾病的途径

13.2.1.1 适应障碍

适应障碍是指个体对压力的"短暂且通常具有自限性的反应"，约19.4%的肿瘤患者会发生适应障碍。其特征是介于正常心理困扰和病理性精神障碍（如焦虑和抑郁）之间的一种情绪和行为症状。根据第5版《精神障碍诊断与统计手册》（DSM-V），适应障碍的诊断标准是：对创伤经历（如癌症）的情绪反应与正常的困扰症状不相符、显著影响社会和职业功能、发生在压力源出现后的3个月内，并且不符合其他精神障碍的标准。

13.2.1.2 抑郁障碍

抑郁是癌症经历中常见的反应之一。一些研究显示高达58%的癌症患者与抑郁相关；而另一些研究显示癌症患者中抑郁发生率为11%，这取决于癌症的类型和预后。抑郁会加剧疼痛感，加重疲劳症状，降低患者的治疗依从性及长期治疗意愿。当癌症患者出现社交回避、感到无价值感或内疚感、孤独感、愉悦感缺乏、情绪低落、自尊心下降及自杀念头等特征时提示重度抑郁，若这症状持续至少2年，则可被诊断为重度抑郁。另外，约22%的癌症患者有亚临床抑郁障碍，即抑郁症状较少且持续至少2周。与重度抑郁癌症患者相比，亚临床抑郁障碍癌症患者更适合接受心理支持治疗。

13.2.1.3　焦虑障碍

癌症患者的焦虑患病率为10%～34%，涵盖了广泛性焦虑障碍、恐惧症、惊恐障碍及社交焦虑等多种形式。与肿瘤相关的焦虑问题包括过度担忧、财务担忧、惊恐发作、睡眠模式紊乱、恶心和呕吐等，这些都显著影响癌症患者的生活质量。根据第5版《精神障碍诊断与统计手册》（DSM-V），不同焦虑障碍的典型特征是"对感知到的危险的高度关注及试图避免或逃避这些威胁的行为"。无论患者面临何种决策，焦虑症状可以在疾病发生和治疗的各个阶段出现。在某些情况下，如果焦虑处置不当，可能会导致严重后果，甚至危及患者生命。

13.2.1.4　癌症复发恐惧和死亡焦虑

对癌症在同一部位或其他部位复发的恐惧在癌症患者及其护理人员中很常见。据估计，73%的受访者通常有一定程度的癌症复发恐惧（fear of cancer recurrence，FCR），约49%的受访者有中至高度的FCR。与其他群体相比，癌症患者对死亡的恐惧更高，这种恐惧还可能伴有自杀倾向。

13.2.1.5　创伤后应激障碍

创伤后应激障碍（post-taumatic stress disorder，PTSD）的显著特征包括侵入性和反复出现的关于创伤事件的痛苦记忆、令人恐惧的梦境和"闪回"现象，这些症状在创伤经历后至少持续30天。该疾病发病率为10%～20%。PTSD似乎对特定群体（如少数族裔）的影响更大。此外，性别和受教育水平被确定为PTSD发病的风险因素，并且时常伴随或导致抑郁、焦虑和物质使用障碍（即精神作用性药物滥用失常）。例如，研究发现女性比男性更容易患上PTSD。

筛查：癌症困扰被认为是肿瘤学中的第六种症状。因此，早期发现和管理在癌症护理中起着至关重要的作用，这需要简单、心理测量学可靠且有效的测量工具。困扰测温计（distress thermometer，DT）是一种单项评分工具，以10分制为基础，从"完全没有困扰"到"极度困扰"。根据性别、年龄和量表的使用时间不同，临界值也有所不同。另一个工具是NCCN问题清单（2019年），包含39个项目，用于识别癌症困扰的来源。需要强调的是，在评估癌症与困扰症状之间的关系时，存在误诊或过度诊断的风险，前者是指未能识别抑郁而仅视为癌症的正常症状，而后者是指将正常症状视为抑郁的一部分，与癌症相关联。通常建议在确诊时及后续每次复诊时利用量表测量困扰程度。

同样，用于测量癌症患者和幸存者未满足需求的工具也受到了广泛关注。这些工具可帮助心理学家和医务人员了解患者的身体、医疗和情感需求，并相应地设计心理支持方案。Wang等对自十大主要全球搜索引擎问世以来至2016年间发表的所有相关文章进行了荟萃分析，得出的结论是：支持性护理需求测量表和姑息治疗问题和需求问卷是评估晚期癌症患者护理需求中最常用的工具。此外，还存在多种量表可用于评估癌症患者的抑郁、焦虑、创伤后应激障碍（PTSD）和癌症复发恐惧（FCR）。一些广泛使用的工具包括贝克抑郁量表（BDI）、流行病学研究中心抑郁量表（CES-D）、一般健康问卷-28（GHQ-28）、癌症心理社会筛查（PSSCAN）、PTSD清单和抑郁、焦虑和压力量表（CES-D）等。

13.2.1.6　逆境成长

由于创伤性疾病而发生的积极转变，通常被称为"逆境成长""创伤后成长"或"发现益处"。Tedeschi和Calhoun指出，诸如癌症这类威胁生命的疾病会带来巨大的压力，这种压力足以撼动个人的信仰及其对生命意义的深层理解。有学者提出，促使个体成长的并非事件本身，而是他们所经历的内心挣扎。这一过程使患者开始批判性地审视自己在世界中的角色、整体的世界观及他们认为重要的事物。在这一系列深思熟虑和反思之后，个体形成了一套新的信仰体系，这一体系与新现实、新环境相适应，从而使他们的生活变得丰富，并与他们的价值观保持一致。研究显示，经历过这些变化的个体往往展现出重新寻找生活的意义和目标的强烈愿望，他们会明显倾向于优先考虑人际关系、高度的连贯感、个人力量、精神成长和存在感的提升，同时也会采纳与健康相关的积极行为。

Menger等对1996年以后发表的28项定性和混合方法的研究进行了全面的综述。这些研究大多在美国、英国、澳大利亚和伊朗进行，涵盖了乳腺癌、头颈癌、血液学、骨癌等癌症的患者和幸存者。据研究者报道说，创伤经历促使他们优先考虑并建立建设性关系，审视他们的健康相关行为和生活方式，使他们自我效能感更强，并最终发生精神上的变化。早些时候，Shand等对1990—2012年发表的119篇文章进行了系统回顾和荟萃分析，他们的研究结果显示，创伤后成长与对事件的积极重新评估、乐观、社会支持及宗教和精神应对之间显著关联。几项研究试图调查癌症患者和幸存者积极变化的决定因素。例如，临床决定因素强调癌症患者在诊断后不同时间段内的创伤后成长轨迹。一般来说，患者在诊断后18～24个月的成长趋势呈上升趋势，此后趋于平稳，而少数研究得出了肿瘤患者成长的曲线关系。另外，关注人口统计学决定因素的研究发现，年轻、已婚、受教育程度较高的癌症患者有显著的积极变化，而积极变化的重要心理社会预测因素包括"主动适应"应对、乐观、增强社会支持和更高的情感表达。

筛查：可以通过各种措施评估肿瘤学领域中的积极变化，这将有助于肿瘤心理学家识别患者的具体需求。创伤后成长量表（posttraumatic growth inventory，PTGI）是一种可靠且有效的评估工具，能衡量个体在5个关键维度的积极变化，包括："新的生活可能性""人际联络""生命觉知""内在力量"和"心灵成长"。它由21个项目组成，每个项目都有5点评分量表。得分越高表明个体有着更好的积极变化和创伤后成长。其他可以使用的量表包括Miller希望量表（Miller hope scale，MHS）、乐观量表、生命意义量表（meaning in life scale，ML）等。

干预措施：鉴于疾病的复杂性，有几种循证干预措施和心理疗法可为癌症患者提供心理支持。大量文献表明，特定的心理干预模块在缓解癌症痛苦、抑郁和焦虑方面有着显著的疗效，同时能够改善健康相关行为和治疗的依从性、提升生活质量和幸福感、优化疼痛管理及改善神经免疫反应。在某些情况下，这些干预措施甚至能够延缓疾病的进展，并降低死亡风险。研究还表明，癌症患者的心理需求若未得到满足，会增加医疗服务负担，并在此过程中增加医疗成本。因此，干预措施必须解决癌症患者生活中各方面的心理影响。

　　因此，心理治疗师和精神科医师在提供治疗服务之前，应该接受适当且全面的培训。整体的方法包括了解患者关于治疗方法和治疗偏好的想法、理解患者对住院的恐惧、了解患者的生活状况和负担等。在某些情况下，学习精神分析和心理发展阶段有助于肿瘤心理学家向癌症患者传授可持续的应对技巧。精神分析学知识使心理学家能够理解：个体经历的记忆、欲望及其独特的防御机制，如何在应激情况下形塑出具有个人特质的反应模式。

　　Hutchison 等提出了基于社区方法的癌症心理社会干预分层模型（图13.3）。每一层级代表了对癌症患者、幸存者和晚期癌症患者进行筛查和干预的指南。

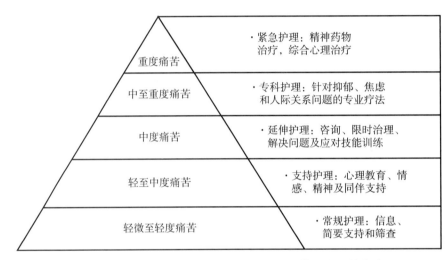

图13.3　癌症心理社会干预分层模型：一种基于社区的方法

13.2.2　循证干预措施

　　从广义上讲，循证干预措施分为两类：传统方法和现代方法。传统方法强调癌症痛苦管理，包括认知行为疗法（cognitive behavior therapy，CBT）、支持性表达疗法、基于正念的减压疗法（mindfnlness-based stress reduction，MBSR）、渐进式放松技术、药物治疗方法等。现代方法如自我管理干预、意义创造疗法及接受与承诺疗法（acceptance and commitment therapy，ACT），不仅可以提高患者处理负面情绪的能力，还可以帮助患者适应新环境、改善他们的生活质量。这些干预措施大多由受过训练的心理学家、精神科医师或医务人员在医院、诊所，或通过电子服务，在个人、团体或家庭会议中进行。最常用的干预措施描述如下。

13.2.2.1　认知行为治疗

　　认知行为治疗（cognitive behavior therapy，CBT）被认为是治疗抑郁症和焦虑障碍最有效的方法之一，效果适中，可维持12～18个月，与药物治疗一样有效。进一步的研究表明，与仅接受药物治疗的患者相比，接受CBT治疗的患者复发风险降低50%。CBT还对癌症患者疲劳、睡眠障碍及身体症状有较好的治疗效果。

　　CBT涵盖了多种干预手段，包括压力管理、应对技能、问题解决技巧等。该疗法的核心在于帮助患者面对那些可导致功能失调性癌症、抑郁症和焦虑的非理性思维和失序行为。例如，那些固守"如果我能控制我的生活，我就会安全"或"世界总是可预测的"等僵化且功能失调信念的人，在面对癌症时更容易感到崩溃，并可能产生无助和绝望的情绪。因此，CBT治疗师的职责是协助患者识别这些错误的认知并学习建设性的行为和认知策略来应对癌症。虽然CBT涉及的步骤对于有无癌症合并症的精神焦虑和抑郁患者都是相同的，但癌症患者的CBT可根据疾病的类型和分期进行灵活调整，治疗目标也可以进行个性化设定，治疗的持续时间也会根据患者的身体状况进行调整。

典型的抑郁症认知行为疗法（CBT）涵盖3个关键步骤：①行为激活（因为抑郁症会限制患者的行动意愿，所以患者需接受培训，去参与令人产生愉悦的活动）；②改变自动消极思维（教会患者识别伴随消极情绪出现的抑郁思维，并训练他们解决问题或有效沟通的能力）；③改变潜在的非理性核心信念。在2011年，Brothers及其同事将CBT的元素与"生物行为干预（biobehavioral intervention，BBI）"相结合，用以缓解癌症患者的抑郁症状。生物行为干预包括放松患者肌肉、培养其与肿瘤科工作人员沟通的技能、心理教育培训、了解改变的障碍及保持健康生活方式。这一综合项目有12～20个疗程，已被证明能有效减轻重度抑郁的症状，并提升癌症患者的生活质量。

同样，用于管理焦虑的CBT计划是分阶段实施的，但与抑郁症的CBT不同，其核心差异在于无须处理非理性信念。在第一阶段，患者需学会分析先前的激活事件是否属于过度担忧。随后的第二阶段，患者接受肌肉放松技术的培训，用以控制日常的焦虑症状。第三阶段，患者学习识别和处理焦虑行为的应对技巧，并在咨询过程中通过意向预演和家庭作业练习这些技巧，完成适应性反应模式的构建。Greer等开发出一个包含5～7个疗程的短期CBT计划，可作为晚期癌症患者焦虑的干预策略。该计划包括4个部分：①向患者提供有关焦虑特征和CBT的知识，并设定治疗目标；②患者接受放松疗法训练；③患者学习并运用解决问题或情绪调节的技巧来应对与癌症相关的恐惧；④患者学习制订活动计划并完成相应的任务，以实现功能性独立。一项随机对照试验的研究表明，接受短期CBT计划的患者焦虑度比对照组减少了35%。

近期，研究机构在评估在线认知行为疗法的作用，这些技术既可扩大人群可及性，又有助于减少癌症项目所面临的需要心理支持的患者人数极多这一压力。一个名为"击败忧郁症"的独立平台，提供了一种计算机化的认知行为疗法，它包括8个在线课程，模拟了患者进行心理咨询的情景。

13.2.2.2　自我管理干预

随着癌症护理模式的出现，护理的重点从说教式干预转变为从业者和患者之间的伙伴关系。新的模型和策略不断发展，以增强癌症患者及其家属面对肿瘤的能力。自我管理（self-management，SM）计划，作为癌症护理过程的一部分，早在其功能意义被接受之前，就已经有将近40年的科学研究历史。这些计划鼓励患者及其家属积极参与，以改善身心健康。因此，大量针对肿瘤患者的随机对照试验研究已经证实自我管理在提升生活质量、情绪调节、心理健康和治疗方案依从性方面的有效性。自我管理培训已被证明对不同年龄组、不同癌症类型和癌症分期的患者均具有实用性。作为一项预防措施，自我管理计划的另一个优势是它具有巨大潜力。

自我管理，亦称作"心理教育"或"认知行为干预"，是一个涵盖广泛且具有高度包容性的概念。正如Brown等所述，在肿瘤患者的康复过程中，自我管理（SM）的患者会有意识并积极地参与恢复、休养和康复的过程，旨在减轻治疗带来的影响，从而促进生存、健康和福祉。

因此，SM背后的核心理念在于通过赋予患者和家属权力，使其在疾病管理和改变生活环境方面具有自我效能，从而将视角从"疾病"转变为"健康"。SM模型最早由Corbin和Strauss提出，该模型明确了与癌症生存或临终关怀相关的3项主要任务：医疗管理、日常生活角色管理和情绪管理。这些任务通过5项技能得以实现，包括解决问题、制定决策、利用资源、与医疗提供者建立伙伴关系和采取行动。鉴于其目标的灵活性和多样性，目前存在多项经验有效的SM计划。

McCorkel等回顾了不同SM模型对癌症治疗不同阶段的疗效。例如，他们发现PRO-SELF疼痛控制计划（PRO-SELF pain control program，PSCP）、标准护理干预方案（standing nursing intervention protocol，SNIP）、护士辅助症状管理（nurse assisted symptom management，NASM）等计划促使患者实现对放化疗期间的致残症状的自我管理。这些计划专门由经过培训的护士来执行。Braden等制定了一项SM程序，旨在解决乳腺癌女性患者在治疗过程中产生的情感、心理和生存问题。这项名为自助干预协议（Self-Help intervention protocol，SHIP）的计划已被证实可增加患者对癌症的了解、促进患者更好地适应癌症和有助于患者进行自我护理。另外，有证据表明，癌症幸存者在完成主要治疗后也可能受益于SM培训。心理教育项目已被证明能有效帮助患者应对疲劳、提高患者精力和改善与癌症相关的痛苦，并促进患者养成参与体育锻炼和活动的习惯，以及新生活情境下的功能需求。一些研究还建议在肿瘤术后心理症状管理中加入基于互联网的SM项目。例如，一项基于互联网的干预项目Project Onward在减少癌症患者的情绪失调和抑郁症状方面具有良好效果。这些干预措施虽然仅限于有条件联网并且识字的患者，但也可以为处于工作时间或居住在乡村地区的患者提供机会。同样，对于晚期癌症护理，特定的自我管理模块提供了应对情绪障碍、舒缓严重症状引发的痛苦、矫正负性认知和化解灵性困扰。一项名为ENABLE的计划就是为居住在农村地区的晚期癌症患者量身定制的，该计划旨在通过姑息治疗护理来提高患者生活质量并改善人际关系。最近，SM的普遍趋势是将癌症幸存者作为教练和促进者纳入计划，并被证实该模式能显著提升干预成效。

13.2.2.3 意义构建疗法

当一个人被确诊癌症后，最直接的情绪反应包括对生活失去希望和意义，以及对复发的严重恐惧和对死亡的焦虑等。一方面，绝望和无意义感与患者失去生存欲望、出现自杀意念和对安乐死的需求有关，尤其是在绝症患者中。另一方面，在逆境中保持高度希望和意义感，则与对症状严重程度的高耐受性、生活质量的改善、心理健康及适应疾病和相关挑战有关。最近，一项定性分析探讨了119例年龄在41～88岁的口腔消化道癌症幸存者去寻找和构建生命意义的过程。结果表明，43%～73%的参与者经历了在逆境中寻找意义的过程，53%的人认为癌症改变了他们的世界观，43%的人表示希望了解患癌的原因。

癌症患者寻找意义和希望的心理驱动力，被认为是减轻癌症等创伤伴随压力的核心动力机制。研究表明，癌症患者经历痛苦和获得成长的可能性可能同时发生，如果他们在痛苦中找到有价值的意义，这将使他们获得个人成长和幸福；但是，如果患者陷入功能失调性的沉思中，可能会遭受痛苦和绝望。在意义建构和创伤领域工作的其他心理学家也试图理解其中涉及的过程。例如，根据意义疗法或意义构建心理治疗的创始人Frankl的说法，痛苦不仅创造了寻找生命意义的需求，还为寻找生活意义提供了手段，以便于个人珍爱并珍惜剩下的生命，实现从感觉无价值到有价值的变化。因此，Frank提出了通过心理治疗来修正意义的重要性，应将意义视为一种状态而非一种特征。同样，Park和Folkman的模型列举了意义构建过程中的连续步骤，从对事件的积极重新评估开始，到寻找事件发生的原因，再到列出事件如何改变了生活，最后讨论从体验中获得的意义。

在过去的数十年里，一些针对癌症患者、幸存者以及绝症患者的意义干预措施已经得到实证评估，其有效性也得到了相应的证实。例如，由Breitbart等开发的意义中心心理治疗（meaning-centered psychotherapy，MCP）是一种适用于癌症患者治愈和姑息治疗的简短干预措施，可由心理学家、精神病学家甚至心理学学者以个人或团体形式实施。MCP每周进行7～8个疗程，它扩展了维克多·弗兰克尔的意义探索理论，指导患者找到对他们来说最有价值和最有意义的事物，并协助他们与这些意义的来源建立联系。随机对照试验（RCT）研究表明，MCP能有效提升晚期癌症患者及Ⅲ/Ⅳ期实体肿瘤患者的人生意义感、希望感、生存幸福感和生活质量，同时减少抑郁和焦虑。同样，癌症管理和有意义的生活（CALM）疗法也是一种基于证据的短期干预措施，尤其对转移性癌症患者有效。CALM通常分为6个疗程，每个疗程45～60分钟，持续3～6个月。该干预措施涉及4个方面：①"症状管理和医患协同"；②"自我重构与人际调适"；③"意义和目的感"；④"未来期许和死亡认识"。不同的试验研究提供了大量的实证证据来证实CALM疗法能缓解死亡的焦虑、抑郁及改善生活中的存在意义和精神意义。它也是由训练有素的专业人员所提供。与MCP一样，CALM也可以缓解与死亡相关的恐惧。

13.2.2.4　接纳承诺疗法

另一种干预策略是Steve在1982年提出的接纳承诺疗法（acceptance and commitment therapy，ACT），该疗法在当代专门为肿瘤患者设计的心理学方法中迅速占据一席之地。ACT不仅提供了一个缓解痛苦的框架，还提供了激活积极心理健康的机制。已有足够的实证支持该干预措施可用于癌症患者的对抗性成长。ACT与提高患者生活质量、促进患者创造生命意义、有助于患者进行有价值的生活及改善患者人际关系紧密相关。下面提到的一些最新的研究，它们为肿瘤心理学中的ACT提供了证据支持。

Zhao及其同事的研究尤为引人注目，他们对25项研究进行了综合分析，这些研究包括8项非随机和17项随机对照试验，旨在评估接受ACT对癌症患者心理和身体健康的影响。研究结果显示ACT在提升心理灵活性、增强希望感、改善生活质量和降低心理困扰的效果显著。进一步分析还表明，ACT对年轻人、东半球国家和疗程较长的患者更加有效。另一个似乎受益于ACT的心理变量是对癌症复发的恐惧。例如，对91例1～3期乳腺癌幸存女性患者进行了随机对照试验。与常规护理和生存计划相比，每周2小时的ACT疗程持续1.5个月，可显著减少对复发的恐惧。即使在6个月的时间跨度后，结果依然保持稳定。此外，ACT还显示出对晚期癌症患者的情绪具有调节作用。

ACT以关系框架理论（relationship field theory，RFT）为基础，该理论从行为主义的角度支持语言和发展。ACT认为苦难、悲伤、疼痛是人类不可避免的经历，而与之相关的痛苦和情绪问题则是对此类经历的健康反应。该理论断言，无论现实多么痛苦和折磨，它都是人类不可避免的体验。因此，ACT的目标不是避免功能失调的感觉和现实，或改变对它们的看法，而是实现心理灵活性。心理灵活性被描述为"无论不愉快的想法、情绪和身体感觉如何，都能与当下保持联系，同时根据情况和个人价值观来选择自己的行为"。换言之，ACT帮助患者有意识地活在当下，重新评估生活的意义，并制订一套服务于长期目标的反应方案，而不是根据他们痛苦的情绪和想法做出反应。例如，癌症诊断可能促使一个心理灵活的人接纳焦虑和压力的情绪，有意识地重新评估生活中对他/她有价值的事物，并做出相应的回应。

接纳承诺疗法（ACT），亦称为六边形模型，包含6个组成部分，可分为三大类：①注重当下与情绪容纳（引导来访者专注于当前有意义的活动，而非沉溺于思考过去或未来复发的恐惧；患者承认焦虑、悲伤等负面情绪，并从中获得力量）。②认知解离和观察性自我（来访者学会区分内心体验与真相，例如，将"医师可能误诊了"重新表述为"我有一个想法，医师可能误诊了"，或将"我崩溃了"替换为"我正产生一个想法，我崩溃了"）。③价值导向和承诺行动（患者审视生活的意义和价值观，并选择行动，例如，"为了成为一名好父母，我将照顾好自己"）。

ACT的一个显著优势在于其跨诊断的适用性，即该疗法可应用于多种癌症类型及疾病发展的不同阶段，无须根据病因或诊断需求进行调整。ACT的另一个优势是，经过专业培训的心理学家、心理健康顾问和社会工作者可在肿瘤心理学环境中以个人或团体形式实施该疗法。然而，针对肿瘤患者，ACT存在一定的局限性。大多数随机对照试验在患者特征上缺乏一致性，通常纳入的样本量较小且难以进一步分组。因此，建议未来关于这方面的研究应纳入更大、异质性更低的样本，以进一步佐证ACT在这一人群中的适用性。

13.2.2.5　正念干预

正念干预（mindfulness-based interventions，MBI）越来越被应用于缓解癌症痛苦、抑郁、焦虑、失眠、疲劳、死亡焦虑和化疗相关的疼痛。这些干预措施植根于佛教哲学，旨在让患者掌握一项能帮助他们以接纳和非评判的态度生活并专注当下的技能。参与者接受培训，了解他们的精神能量被用于反思过去或沉溺于未来时，他们便难以活在当下，并导致抑郁或焦虑。正念减压疗法（mindfulness-based stress reduction，MBSR）和正念认知疗法（mindfulness-based cognitive therapy，MBCT）是较为广泛使用的干预措施，已被证明在肿瘤心理学中有效。干预措施通常为期8周，包括冥想、瑜伽和身体锻炼。

多项荟萃分析研究试图通过控制炎症和其他生物反应过程，确定MBI在癌症患者情绪问题方面的有效性。例如，Haller等在一项包含1709例乳腺癌患者的10项随机对照试验（RCT）的荟萃分析中，发现MBI可以显著减轻患者的抑郁、焦虑、疲劳和睡眠问题。但是，6个月后的效果较为一般。

13.2.2.6　药物治疗

传统上，药物治疗被用于缓解中度至重度的心理困扰。临床实践表明，在肿瘤学领域使用抗抑郁药物来治疗焦虑症、抑郁症、压力、适应障碍或其他任何可能导致或模仿焦虑、抑郁症状的药物具有其益处和需求。对于抑郁症的治疗，只有少数抗抑郁药物（如米安色林和氟西汀）在肿瘤学领域进行了测试。研究显示，抑郁和焦虑可能与细胞因子或免疫系统有关，因为有证据表明，例如，抗抑郁药物如何帮助预防或减轻干扰素α治疗后的抑郁症状。

抗抑郁药物可以减轻失眠、食欲减退等化疗相关的症状，它还起到镇痛药的作用，可用于治疗抑郁症。此外，前列腺素负责调节细胞组织生理学的每个组成部分，而抗抑郁药物能够影响前列腺素的水平。最近的研究表明，抗抑郁药物具备理想抗癌药物的特性，能够通过抑制前列腺素的产生来阻止疾病发病的病理过程。抗抑郁药物能够改善睡眠模式、食欲问题和精力，并具有自主镇痛作用，能够增强麻醉效果。此外，抗抑郁药物通过其免疫刺激和抗菌作用，有助于治疗放化疗后的感染。

13.3　照顾者负担和疲劳：照顾者的干预措施

癌症患者的护理涉及癌症护理中的各种责任。护理人员可能是父母、配偶、兄弟姐妹、子女或其他家庭成员，他们不仅需要照顾患者的身体和情感需求，陪同患者就医，确保患者正确地遵循治疗方案，还要承担家庭责任，并且经常要兼顾工作；护理人员与患者的年龄、性别、经济状况、健康问题及疾病的严重程度可能会加剧这种情况。护理人员通常未经培训就从事上述活动，而这些活动又增加了护理人员因家中有癌症患者而承受的情感负担。总的来说，这些经历被称为护理人员负担，会导致护理人员产生疲劳和降低其生活质量。

护理人员负担指的是"护理人员在提供护理过程中所感到的压力"。根据 Xia 等的研究，护理人员的心理需求往往被忽视，他们自身成为"隐形患者"。例如，有研究表明护理人员中发生焦虑、抑郁及睡眠障碍的水平显著增高。Li 等报道了癌症护理人员中抑郁的发生率为12%～59%，焦虑的发生率为30%～50%。此外，与患者自身相比，在护理人员中观察到的心理反应更为明显。其他研究发现，护理工作也对家庭财务资源和护理人员的身体健康带来压力。一项针对212例癌症患者护理人员生活质量的研究结果显示护理负担使他们的生活质量降低了将近30%，尤其是那些要照顾行动能力持续下降的患者的护理人员。然而，护理人员的教育水平有助于他们维持更好的生活质量。Yabroff 和 Kim 估算了家庭成员在不同癌症患者护理活动中花费的时间。基于对 600 多名护理人员的调查结果显示他们平均每天花费约 8 小时，而25%的人每天在癌症护理上花费超 16 小时。这些研究强调了为癌症护理人员提供心理支持的必要性。

（1）筛查：随着对癌症护理人员情感困扰的认识加深，评估照护负担正逐渐成为肿瘤学中精神支持的重点。在此领域中，著名的量表之一是家庭护理人员需求评估 – 癌症（needs assessment of family caregivers-cancer，NAFC-C）量表。NAFC-C 量表包含 27 个条目，每个条目采用 5 点 Likert 量表评分。该量表评估两个维度，即"需求的重要性"和"过去 4 周内需求满足的满意度"。

（2）干预措施：Treanor 对 2019—2020 年进行的 15 项关于癌症护理人员心理社会干预的研究进行了系统回顾。他们的分析表明，心理教育干预有助于改善护理人员的生活质量和减轻他们的痛苦。Freudenberger 对 22 项随机对照研究（RCT）进行了荟萃分析，这些研究评估了不同干预措施对癌症照护者的有效性。他们的研究结果明确出配对干预

（包括患者和照护者）、个体干预和团体干预的成功率。此外，他们发现，对于焦虑的护理人员，音乐疗法似乎有助于缓解他们的症状；而对于抑郁的护理人员，配对干预有助于改善他们的生活质量和减轻他们的症状。另一项对29项关于癌症护理人员家庭干预的RCT研究的荟萃分析获得了小到中等程度的获益。结果表明，在减轻焦虑和护理人员负担方面，干预效果不显著，而在应对家庭及婚姻关系方面具有中等的干预效果。然而，另一项对36项采用认知行为心理疗法的干预研究的荟萃分析显示，干预对控制护理人员的情绪障碍没有显著影响。因此，癌症照护被认为是一种复杂的体验，需要一个整体模型来了解癌症患者护理人员的需求。另一个担忧是，这些干预措施有效性的持续时间。

近期，护理人员干预措施趋向于解决诸如痛苦和焦虑等负面症状，同时关注自我效能和应对机制等成长导向的变量。在一项针对112例胃肠道癌症患者护理人员的研究中，Nouzari及其同事发现护理人员在面对挑战性环境时发生了显著的积极变化。因此，不同的干预计划旨在为癌症护理人员提供心理支持，帮助他们成长并有效应对挑战。此外，这些干预措施会根据疾病的不同阶段及护理人员与癌症患者或幸存者的关系而有所差异。

家庭成员无疑会受到患者的巨大影响，因为一个家庭成员的疾病会在情感和精神上影响到每个家庭成员和整个家庭。每个家庭成员都会感到恐慌，并在其中一名成员患上严重疾病的情况下，家庭的相互依赖会得到加强。家庭很难接受一个亲近的人在痛苦中挣扎，因此在初次诊断后，家庭会接受治疗干预，以发展家庭成员在不同方面的合作，如在饮食制度、药物治疗或与患者疾病或死亡相关的可能残疾。患者与家人重新建立联系，重新认识伴侣或父母的需求，与孩子的需求建立健康关系，总体上在学习如何重新生活并对生活抱有积极的态度。

13.4　压力和倦怠：针对肿瘤科医师和工作人员的干预措施

Lazarus和Folkman指出："心理压力是个体与环境之间的一种特殊互动关系，当个体评估环境需求超出自身资源负荷并威胁其身心健康时产生的身心反应。"压力被定义为"一种感到无法承受或无法应对精神或情感上的压力的感觉"。Freudenberger在19世纪70年代初期提出了"职业倦怠"这一概念，并将其描述为一种由长期工作压力引发的工作相关压力综合征。相较于同情疲劳和道德困扰，职场压力和职业倦怠是在组织心理学领域研究得最广泛的问题。

肿瘤医院的专业人员在推荐、诊断和提供复杂治疗的过程中，常处于高压的工作环境。尽管与肿瘤学领域相关的工作回报较丰厚且具有重大意义，但它也是医学领域中要求极高、压力巨大的专业之一。倦怠问题非常重要，因为它是肿瘤专业人员中普遍存在的最常见的痛苦表现之一。例如，观察显示，28%～36%的外科肿瘤医师，以及35%～38%的内科和放射肿瘤医师存在工作倦怠的情况。此外，研究指出至少1/3的医师在某个时刻会经历倦怠，这不仅影响他们自身的福祉，还可能对他们所提供的护理质量产生负面影响。工作相关压力与专业人员不良健康状况之间已被证实存在相关性，而不良健康状况可能导致专业人员的注意力分散和缺勤，从而降低他们的工作效率。工作压力与不良健康状况之间的这种相关性强调了为专业人员创造无压力工作环境的重要性。

Christina 提出了一个三维倦怠模型，涵盖情绪耗竭（EE）、去人性化（DP）和个人成就感缺失（PA）。其中，情绪耗竭指的是"情感资源的枯竭"，去人性化被定义为"对他人表现出的负面、愤世嫉俗或过度冷漠的态度"，而个人成就感缺失则意味着"工作中的胜任感和效率下降"。Maslach 指出，这 3 种反应类型会降低社会和职业功能，并对员工的心理健康产生影响。

表 13.2 总结了倦怠的症状和危险因素。

（1）筛查：马斯拉赫倦怠量表（MBI）是基于马斯拉赫提出的倦怠三大核心维度构建的：情绪耗竭（Emotional exhaustion，EE）、去人性化（depersonalization，DA）和个人成就感（personal accomplishmant，PA）缺乏。该量表最初作为研究工具被开发出来，并迅速获得广泛应用。MBI 不仅被研究人员用作临床工具，在荷兰，它还被用作诊断工具，并通过了临床验证。目前，存在多种 MBI 的改编版本，这些版本可作为筛查工具来诊断不同群体和环境中出现的倦怠现象。例如，人类服务调查（MBI-HSS）、一般调查（MBI-GS）、医疗人员人类服务调查［MBI-HSS（MP）］、教育者调查（MBI-ES）和学生一般调查［MBI-GS（S）］都是这些改编版本中的例子。MBI-HSS（MP）和 MBI-HSS 使用 9 项情绪耗竭量表来评估过度疲劳和耗竭的程度，5 项去人性化量表来衡量对患者护理、治疗和服务的非个人化反应，以及 8 项个人成就感量表来评价胜任感。所有项目都是根据频率评分的，评分范围从 0（从不）到 6（每天）。MBI-HSS 是诊断临床医师倦怠最常用且经过验证的工具，与它的简化版本 MBI 相比，MBI-HSS 的准确性更高（Lim WY）。

（2）干预措施：Schaufeli 和 Enzmann 将职业压力管理干预措施分类如下。

①初级干预措施旨在预防倦怠的发生。

②次级干预措施旨在帮助高风险倦怠的工作人员。

③三级干预措施旨在为已经遭受倦怠的工作人员提供帮助，并减少不良影响。

（3）个人策略：为减少倦怠发生，目前已提出多种个体化应对策略。这些策略包括制订应对临终关怀和死亡的方法、实现个人生活与职业角色之间的动态平衡、安排娱乐和兴趣爱好时间、进行精神实践和个人反思、保持积极心态、明确职业目标并提高职业

表 13.2　倦怠症状和危险因素总结

倦怠症状*	身体：疲劳、身体和情感疲惫、头痛、胃肠道疾病、失眠、体重减轻、高血压和心肌梗死
	社会心理：焦虑、抑郁、无聊沮丧、士气低落、易怒、酗酒和吸毒也可能是心理倦怠、婚姻不和、人际关系问题的表现
	职业：情绪疲惫、人格解体、工作调动、工作表现不佳、医患关系恶化、护理人员数量及护理质量下降
倦怠危险因素**	个人：年龄（年轻）、性别（女性）、存在有问题的关系、性格因素（情绪失调）、精神担忧
	组织机构：缺乏决策控制、缺乏支持或与同事的冲突、公平性、道德问题、因与患者和垂死患者一起工作而产生的情绪困扰、工作量大所致的疲惫、缺乏奖励（奖金或表扬）、个人时间不足、与行政存在冲突

注：* Vashon 和 Butow，**Yates 和 Samuel。

适应性、识别并管理特定领域的压力源、明确并反思个人优先级、以及投入科研时间。Mackereth等为肿瘤和姑息治疗领域的专业人员提出了一个3C模型，其中C代表临床监督、工作人员咨询和补充疗法。

①临床监督：可以提供时间、空间和支持性关系，帮助从业者反思他们的实践和专业发展。当组织将其视为强制性时，它可以作为初级干预措施使用，而不应作为三级干预措施提供。

②工作人员咨询：建议在某些情况下将工作人员转介进行咨询作为三级干预措施，但态度的逐渐变化使得接受咨询成为应对职业和个人压力源的有用方法。

③补充疗法：如芳香疗法、针灸、按摩、椅子按摩和反射疗法，可以为工作人员提供更可接受的生理和心理干预。

通过解决职业倦怠并在工作场所培养社会支持，以及像安排员工静修等措施，可以帮助提高应对技能，减轻其倦怠感，确保肿瘤护理人员的心理社会健康，并有助于员工留任。此外，员工静修也被发现能增进团队合作和领导技能。结构化日记作为一种心理社会健康工具，已被证明是有效的。Adams 和 Putrino 为癌症患者及肿瘤健康专业人员举办了表达性写作工作坊，并报告了参与者的积极反馈。West 等在分析了包含715名医师的15项随机试验和包含2914名医师的37项队列研究后，发现预防和减少医师倦怠需要结合个人和组织层面的策略。个人层面的策略旨在解决与工作不匹配的问题，如工作量、经济利益、歧视等，并鼓励与组织和同事进行讨论；而组织层面的策略则包括管理层识别不匹配问题，并让个人参与解决问题。Kleiner 和 Wallace 研究了时间压力作为肿瘤科医师倦怠的预测因素，以及其与工作家庭冲突的关系，并建议通过缓解工作场所的时间压力来改善肿瘤科医师的心理健康状况。除了高工作量和主观时间压力外，还应考虑其他改善肿瘤科医师心理健康的干预措施。建议今后进一步研究如何增加肿瘤科医师获取个人时间的灵活性。

近期，出现了一种基于正念、有效缓解压力的干预手段，尽管有时会引起不安、情绪波动和疼痛感，但它能够提升放松感、加强自我护理能力、改善工作和家庭关系。基于正念的解压手段对健康专业人员的工作压力具有正面效应。这一技术源自佛教传统，目前被广泛应用于缓解多种心理和身体问题，包括倦怠和情绪调节。Epstein 所定义的正念临床医师，是在日常工作中以非评判性态度关注自己的身体和心理过程，并以清晰和洞察力来指导行为的人。

为了解决职业倦怠的根本原因，我们必须改变与之相关的文化与污名化解构。可以通过解决倦怠、抑郁以及医师自杀问题来实现，并且应从医学教育阶段就开始。医学领域普遍存在的倦怠和抑郁压力以外的负担，是肿瘤科医师所面临的独特压力。沟通技能培训（CST）能够提升肿瘤专业人员与患者的沟通能力，这对患者和医疗保健专业人员的福祉具有积极的影响。对CST项目及其有效性的评估显示，不同的CST课程在提升医疗保健专业人员（HCP）的沟通技能方面是有效的，但目前尚无法确定这些效果是否能够长期维持，或者是否需要对课程进行巩固。此外，目前没有证据表明CST项目对减少HCP的倦怠有直接影响。即便如此，CST课程显著提升了HCP的自我效能感，他们认为所学到的技能非常重要。

同理心是医患关系的基石，在医患沟通中具有重要作用。丰富的同理心与正念不仅能提升医师的幸福感，还能提高护理患者的效率。在同样重视医师需求的体系中，同理心是能够被传授和培养。它是医疗品质的关键因素，富有同理心的沟通方式更能够改善患者的治疗成效。研究表明，同理心可以防止倦怠和抑郁。倦怠不仅对工作品质、工作承诺及患者的健康产生不良影响，还可能导致治疗结局变差。为了防止倦怠的负面效应，除了理解职业倦怠的成因外，了解其保护性因素也很重要。积极的情绪，比如同理心，能够降低倦怠感并提升工作满意度。针对伊朗肿瘤护理人员的研究显示，经验丰富的肿瘤病房护士展现出更高的同理心评分，正式编制护士则拥有更高的同理心评分和更低的职业倦怠水平。研究结果揭示了预防倦怠和提升同理心的干预措施的重要性，这将有助于优化以患者为中心的沟通并改善治疗结果。

人们对导致压力和倦怠的根本原因的认识度、接受度的提高，促使研究人员寻求有创新性的解决方案和策略。这反过来，又使得个人和组织能够采纳这些有创新性的策略，去提升员工的福祉，进而对患者产生积极影响。我们建议干预措施应同时涵盖个人、机构这两个层面，并在个人培训与服务责任之间取得平衡。个人预防培训应从医师职业生涯的早期开始，以培养能够降低职业倦怠风险并提升工作表现。

13.5 结论

癌症对个人、家庭及从业者的影响巨大。本章内容试图让从业者和心理健康工作者能准确理解癌症相关的压力轨迹和循证干预策略，以便更好地支持癌症患者。然而，必须注意的是，干预计划需要纳入影响心理支持效果的文化需求和障碍。

儿童和青少年癌症护理将成为另一个焦点领域。据估计，全球每年约有40万名儿童和青少年被诊断为癌症。深入的研究揭示了在低至中等收入国家，这一年龄段的存活率不足30%，而在发达国家的存活率却更高，超过80%。这一差异催生了一个专门领域——"儿童肿瘤心理学"，它不仅关注儿童患者的情感需求和心理社会护理，还为父母及相关癌症护理人员提供专门的干预方案。

（张 璐 译）

癌症患者的营养评估

第14章

Muhammad Naveed Sheas, Syeda Ramsha Ali, Waseem Safdar, Muhammad Rizwan Tariq, Saeed Ahmed, Naveed Ahmad, Amna Hameed, and Asma Saleem Qazi

14.1 引言

　　癌症是一种异质性的疾病，严重影响患者的身心健康、生活质量和预期寿命。癌症会显著增加患者营养不良的风险。研究显示，癌症患者营养不良的发生率为51%，其中9%的患者存在严重的营养不良。尽管有大量关于营养不良风险的研究，但对癌症患者的营养状况评估和营养干预是医疗保健计划中经常被忽视的部分。这也导致了严重的后果和患者的不良预后。

　　营养不良的严重程度取决于癌症的类型、疾病发展阶段和累及部位及治疗方案。癌症引起的营养不良最常见的表现形式包括肌肉萎缩、体重减轻、身体虚弱及肌肉量减少。导致癌症营养不良的因素十分复杂，主要由于恶病质导致的食物摄入减少、代谢紊乱及能量和蛋白质需求的增加。这些因素共同作用，降低了患者对治疗（如手术、化疗、放疗和靶向药物）的反应能力和耐受性，最终可能导致不良的临床结果，如住院时间延长、出现副作用和不良反应、化疗毒副作用、术后并发症、免疫系统受损从而延迟伤口愈合、增加感染风险及死亡率。

　　综上所述，有必要及时识别癌症患者在诊断后的营养状态变化，以便尽早发现营养不良，并启动营养干预，从而提高治愈率和生存率。然而，在临床实践中，肿瘤医师往往忽视对癌症患者营养不良风险的筛查。因此，迫切需要将营养评估纳入标准临床护理流程，以帮助肿瘤医师及时评估患者的营养风险，并由营养师制订和实施个体化的干预计划。

14.2 癌症对营养状况的影响

　　癌症对新诊断或正在接受治疗的患者的营养状况产生了严重的影响。生理功能降低、营养不良、体重增加/减轻、疲劳和心理障碍，都是癌症治疗的常见副作用。癌症患者对营养不良的高度易感性，部分可以归因于癌症引发的分解代谢加速和食欲缺乏，从而导致肌肉量流失和体重下降。从表面上看，这一解释似乎简单明了，但实际上癌症营养不良是多种相互关联的机制和途径共同导致的结果。此外，有超过100种不同的癌症分别以不同的方式影响代谢途径和营养状态。为更深入理解这一过程，我们需要观察癌症及其治疗对身体代谢的影响。

14.2.1　癌症诱发的代谢障碍

营养不良最普遍的指标是体重减轻和恶病质。营养摄入减少、代谢效率低下及能量需求增加，都可能导致癌症患者的非预期体重减轻（表 14.1）。食物摄入减少通常是由于肿瘤改变了食欲信号而引起的厌食症。肿瘤通过干扰激素代谢（如生长素和瘦素），从而导致食欲和饮食摄入量的下降。此外，患者的身体状况可能也使摄入某些类型食物变得困难。癌症还会引起代谢变化，包括肌肉蛋白质的水解增加、营养代谢（碳水化合物、蛋白质和脂质的代谢）改变及炎症反应的减弱。

表 14.1　体重减轻的病因及影响因素

体重减轻的病因	影响因素
肿瘤	<ul><li>厌食症</li><li>激素（瘦素和胃饥饿素）代谢异常</li><li>胃肠道完整性受损（穿孔、梗阻等）</li><li>疾病引起的焦虑和抑郁</li><li>水、电解质紊乱</li><li>吸收不良</li><li>消化不良</li></ul>
代谢受损	<ul><li>改变静息能量消耗（REE）</li><li>蛋白质水解增加</li><li>葡萄糖生成增加以满足高葡萄糖需求</li><li>脂肪代谢受损</li><li>炎性细胞因子增加</li></ul>
治疗	取决于治疗类型（手术、放疗、化疗）：<ul><li>吞咽困难</li><li>便秘、恶心、腹泻等胃肠道并发症</li><li>黏膜炎</li><li>感染引起的副作用</li></ul>

14.2.1.1　分解代谢和炎性细胞因子

癌症会使机体处于分解代谢状态，造成肌肉蛋白质合成和降解的失衡。研究发现，炎性细胞因子如白介素 -6（interleukin-6，IL-6）和肿瘤坏死因子（tumor necrosis factor，TNF）的升高在癌症患者的营养代谢中发挥了重要作用。IL-6 和 TNF 作为炎性细胞因子，已被证实通过泛素蛋白酶体通路直接影响骨骼肌和脂肪组织的代谢。炎症调节过程的受损是癌症患者的重要特征之一。在泛素–蛋白酶体途径和自噬的调控下，蛋白质的合成和降解受到影响。多项动物实验发现，与肌肉萎缩相关的分解代谢应激会导致蛋白酶体途径的上调。激素和细胞因子通过泛素–蛋白酶体途径和自噬调控着蛋白质的合成与降解。在多种动物肿瘤模型中已证实，分解代谢应激引起的蛋白酶体途径上调与肌肉萎缩密切相关。肌肉中的肌原纤维成分主要通过泛素化途径降解，许多激素和细胞因子通过泛素–蛋白酶体途径和自噬来影响蛋白质的合成和降解。多项动物肿瘤模型的研究证实，分解代谢应激与蛋白酶体途径的激活相关，且这种途径与肌肉萎缩相关联，这也导致了肌肉力量的下降。肿瘤坏死因子 α（TNF-α）被认为通过一种独立于泛素–蛋白酶体系统的途径激活核因子κB（Nuclear transcription factor κB，NF-κB），能够诱导蛋白质降解。在恶病质状态下，失控的炎症反应可导致更高的静息代谢率，从而增加对蛋白质和能量来源的需求。因此，IL-6也被认为在代谢方面具有重要的生物学功能。有研究表明，IL-6水平升高与骨骼肌和脂肪量减少，以及肿瘤负荷增加有关。IL-6促进癌症患者急性期反应物（如C反应蛋白）的升高，且与肌肉萎缩密切相关。

14.2.1.2　碳水化合物代谢障碍

癌症患者常出现碳水化合物代谢障碍。癌细胞持续需求葡萄糖供应以便其不受控制地生长，这主要通过肝脏的糖异生来提供。癌细胞不断摄取葡萄糖并产生乳酸，乳酸进入肝脏糖异生过程，大量肝脏产生的葡萄糖又被肿瘤细胞摄取。癌细胞对葡萄糖的大量消耗也是癌症患者存在高水平能量需求的原因。此外，较高的胰岛素样生长因子-1（Insulin like growth factor-1，IGF-1）水平可能是癌症诱导肌肉萎缩的结果，并可能导致胰岛素抵抗。

14.2.1.3　脂肪代谢受损

研究表明，癌症患者的脂肪代谢同样受到影响。癌症相关的恶病质是由代谢变化导致脂肪组织损失的主要原因。甘油三酯常在脂肪细胞的细胞质中异常积聚，癌症相关恶病质患者的游离脂肪酸和甘油三酯中的甘油含量较高。有研究发现，体重减轻的癌症患者普遍表现出更高水平的脂肪分解（由于激素、促炎细胞因子和脂质动员因子）和脂肪氧化。

恶病质是上述情况（如厌食和代谢异常）的结果，其特征是体重快速减轻、脂肪和肌肉合成减少及分解代谢增加。即使患者增加食量，癌症引起的恶病质仍会导致更为显著的体重减轻、肌肉萎缩及功能缺陷。换句话说，癌症恶病质往往是不可逆的。淋巴瘤、白血病、乳腺癌和软组织肉瘤的体重减轻发生率较低，而胰腺癌和胃癌的体重减轻发生率最高，约85%的患者会出现恶病质。肌肉减少或肌肉质量的缓慢损失亦与恶病质密切相关，这同样对癌症患者的预后产生重大影响。此外，肌肉萎缩还与身体功能障碍、化疗毒性增加及手术后住院时间延长有关。

14.2.2　癌症治疗引起的代谢变化

目前的研究表明，常用的治疗方法包括手术、放疗、化疗和免疫疗法对患者的营养状况产生了显著的负面影响。癌症治疗方案通常是根据患者癌症的类型、部位和分期量身定制的。然而，多数癌症患者最终都需接受手术治疗。研究显示，手术前的营养不良与较低的生存率相关，因此在手术前控制营养不良显得尤为重要。特别是头颈癌、胃癌和肠癌患者，更容易出现营养不良的情况。此外，手术本身不仅会引起营养相关的影响，还可能产生副作用，从而极大地干扰患者的胃肠功能。化疗药物的使用同样会给患者带来毒副作用，这会使患者感到虚弱并导致食欲减退。表14.2概述了不同类型癌症治疗所引发的营养并发症和副作用。

14.3　营养评估的必要性

研究表明，大多数癌症患者就诊时就面临营养不良的风险或已经出现营养不良。如果不进行治疗，癌症相关的营养不良可能导致严重后果。一项研究显示，约20%的癌症患者死于营养不良，而非癌症本身。在1972—2017年进行的一项针对3779例Ⅲ期和Ⅳ期结直肠癌患者的研究发现，与体重正常的患者相比，体重过轻的患者总体存活率明

表14.2　不同类型癌症治疗所引发的营养并发症和副作用

治疗类型	部位	营养影响（副作用）
手术	口咽切除术 食管切除术 胃切除术 肠切除术（空肠、回肠）	咀嚼和吞咽困难、早饱、反流、吸收不良、维生素B_{12}和维生素D缺乏、倾倒综合征、低血糖、消化不良、吸收不良
放疗	口咽区 下颈部 腹部/骨盆区域	厌食、疲劳、口干、吞咽困难、味觉和嗅觉改变、黏膜炎、放射性骨坏死、吞咽痛、牙关紧闭症、食管炎、吞咽困难、食管反流、恶心、呕吐急性/慢性肠损伤、腹泻、消化不良、吸收不良、腹胀、腹部绞痛、胀气、恶心、呕吐、乳糖不耐受、疲劳、结肠炎、狭窄、溃疡、瘘管、血尿
化疗	靶向快速分裂的癌细胞 影响胃肠道	恶心、早饱、厌食、嗅觉改变、呕吐、便秘或腹泻、口干症、骨髓抑制性黏膜炎、食管炎、口腔炎和感染
免疫治疗	免疫细胞	发热、恶心、呕吐、厌食、乏力

显较低。如上所述，癌症引起的营养不良是由多种因素造成的，包括肿瘤导致的代谢改变和治疗方法的影响。一项2019年的欧洲癌症报告的数据显示，约50%的胃肠癌患者、超过45%的头颈癌患者和超过40%的肺癌患者处于营养不良状态。

癌症治疗的副作用不可避免地增加了患者营养不良的风险，并对治疗效果产生了负面影响。例如，在埃塞俄比亚的一项研究中，281例接受化疗的患者中有58.2%显示出营养不良。此外，高达80%的接受头部、颈部或食管放射治疗的患者会出现黏膜炎，从而导致了食物摄入量减少和体重减轻。而在接受盆腔区域放疗的患者中，同样有多达80%表现出胃肠道症状。

尽管营养评估和干预在癌症治疗中至关重要，但营养评估和营养干预在癌症中的重要性仍被患者和临床医务工作者低估。根据临床数据，在欧洲，每3例癌症患者中仅有1例接受了营养支持。然而，近年来的研究凸显了癌症引起的营养不良的风险及其影响。人们呼吁全球采取行动，将营养治疗与肿瘤治疗相结合，以提高治愈率和生存率。

世界卫生组织的报告指出，规范化的营养支持治疗有助于癌症患者更好地应对治疗并战胜疾病。在荷兰的一项研究中，接受营养干预的癌症患者比未干预者的生存时间平均延长了约6个月。尽管如此，营养疗法在全球肿瘤学实践中的应用仍不一致，其中一个可能的原因是缺乏统一的癌症营养标准和指南。最近，匈牙利对营养疗法的应用进行了法律监管，2017年发布的最新欧洲癌症患者营养指南为医师提供了参考。此外，针对成人疾病患者的基于欧洲肠外肠内营养学会（European Society for Clinical Nutrition and Metabolism，ESPEN）的营养维持原则，以及营养与营养学学会针对恶性肿瘤患者在升级护理和日常生活中的健康管理提供的指导，均强调了营养对治疗反应、耐受性和疗效预测的重要性。这些信息有助于医师紧跟先进癌症支持治疗策略的发展。

最后，营养不良也与更高的医疗费用相关，因为营养不良患者通常需要更长的住院时间。多项研究已证实，营养疗法具有成本经济效益。因此，针对癌症患者个体需求的营养支持不仅是改善预后的有效策略，也是减轻经济负担的重要途径。因此，迫切需要更好的营养筛查和评估方法，以便尽早预防、发现和管理营养不良。全面的营养状况评估应成为癌症治疗和护理计划的重要组成部分。医师或营养师应对评估结果进行深入分析，以识别营养风险和问题，并设计个性化的干预措施来应对这些挑战。

14.4　营养评估

营养评估是指通过收集个人营养相关数据并分析的过程。营养评估的主要目标是确定营养状况、营养相关并发症的风险，并及早发现饮食模式和营养健康的变化。营养评估需要对癌症患者进行全面、深入的评估，以全面了解个体的营养状况。营养评估的过程由人体测量、临床评估、实验室评估、生化标志物评估和饮食评估等多个部分组成，以下部分将详细讨论这些内容。

14.4.1　人体测量

人体测量可以用于分析各年龄段个体的正常生长和发育状况。这是一种无创性技术，旨在评估个人的营养状况，有助于识别营养不良和营养过剩。该方法包括对所有身体成分、体型及身体比例进行定量测量。尽管它在癌症患者中的使用是存在争议的，因为它的结果可能受到多种因素的影响，如水肿，这可能导致体重增加，但体重仍然是营养状态评估中的重要组成部分。通常用于癌症营养状况评估的人体测量方法包括体重、身高、身体质量指数、皮褶厚度、上臂肌围和小腿围（特别是针对老年人）。

14.4.1.1　体重指数（身体质量指数）和体重减轻百分比

体重评估的常用方法是身体质量指数（body moss index，BMI），见表14.3，BMI可以通过以下公式进行计算：

$$BMI＝体重÷身高的平方（体重单位：kg；身高单位：m）$$

表14.3　体重状态分类和对应的BMI

体重状态分类	BMI（kg/m^2）
体重不足	＜18.5
正常	18.5～24.9
超重（肥胖前期）	25.0～29.9
Ⅰ级肥胖	30.0～34.9
Ⅱ级肥胖	35.0～39.9
Ⅲ级肥胖	＞40.0

BMI的最终营养不良评分定义为＜23kg/m^2，BMI＜21kg/m^{2}表示可能营养不良的风险，而BMI＜19kg/m^{2}表示营养不良的风险较高。营养不良的临界值为＜18.5kg/m^2。通过测量体重和身高来了解BMI，并结合体重减轻百分比是辨别营养状况和转移严重程度的有效方法。一项研究通过比较癌症患者的BMI和体重丢失率并得出结论，生存率随着BMI的增加而增加，并随着体重减轻百分比的增加而减少。这表明，增加体重的营养干预计划可能有助于增加癌症患者的生存机会。

3～6个月的体重丢失率超过10%是营养不良的关键指标，而体重丢失率在5%～10%也同样具有临床意义，需要持续观察，特别是伴有功能丧失时。

14.4.1.2　皮褶厚度

另一种用于身体脂肪评估的非侵入性方法是皮褶厚度（skinfold thickness，SFT），皮肤由两层皮下脂肪组成，几乎50%的身体脂肪在皮下。皮下脂肪在多个部位进行测量，包括二头肌、三头肌、肩胛下和髂上区域，最佳评估部位是三头肌区，因为三头肌区的水肿风险低。通常使用皮脂卡尺测量皮褶厚度。国家健康和营养检查调查 I 和 II 给出了皮褶厚度的标准测量值；然而，测量值可能因体型而异，并可能随着年龄的增长而增加。

表14.4显示了三头肌皮褶厚度、肌肉臂围和上臂肌围的标准最小值。

表14.4　三头肌皮褶厚度、肌肉臂围和上臂肌围的标准最小值

性别	三头肌皮褶厚度（mm）	肌肉臂围（mm）	上臂肌围（mm）
男性	12.5	29.3	25.3
女性	16.5	28.5	23.2

14.4.1.3　中臂肌围/小腿围

去脂体重是通过中臂肌围（mid-arm muscle circumference，MAMC）计算的，可反映肌肉质量和热量的充足性。它是通过在左上臂标记的中点处用玻璃纤维柔性胶带测量的。SFT和MAC可以用来计算真实肌肉质量，因为总周长由两层皮褶组成。计算MAMC的公式如下。

$$中臂肌围＝肌肉臂围-（3.14×皮褶厚度）$$

蛋白质缺乏和负氮平衡可由肌肉萎缩导致的肌肉质量下降来指示。亚洲肌少症工作组（AWGS）关于肌少症患者年龄和性别的参考表14.5，可供比较。肌肉减少症可以通过小腿围的变化来检测。国际运动人体测量学促进协会建议，测量小腿周长时受试者的膝盖应弯曲90°，受试人应坐着或右足可以放在高点以允许弯曲，测量时应放松小腿肌肉，以预测肌肉减少症的最佳小腿围临界值。

表14.5　AWGS关于肌少症的诊断标准及分组

	男性			女性		
	II级	I级	AWGS肌少症	II级	I级	AWGS肌少症
肌少症的骨骼肌指数（kg/m²）参考值	6.87	7.77	7.0	5.46	6.12	5.4
小腿围最佳临界值（cm）	34.1	36.8	34.3	32.8	33.6	32.8

14.4.2　临床评估

通过临床检查，可以发现营养不良和整体营养健康的具体状况。具有明显营养不良特征的个体可以通过临床评估来确定；相反，那些亚临床或临界营养不良的人可能会被忽略。病史和体检是临床评估的两个基本组成部分。

14.4.2.1 病史

病史揭示了导致器官衰竭、慢性疾病、胃肠功能和吸收能力改变、代谢需求增加和身体活动水平的问题。此外，还可以评估当前使用药物对营养不良的影响。它还包括调查患者因化疗或放疗等原因导致的并发症。

14.4.2.2 体格检查

体格检查需要对肌肉萎缩、低体脂、慢性肝病、营养缺乏信号和身体耐力的身体迹象和症状进行彻底检查。

慢性蛋白质能量营养不良（protein-energy malnutrition，PEM）可以通过体检确定。

—肌肉：肌肉萎缩常见于身体的几个部位，包括面部（颞肌）、手臂（三角肌）和腿部（小腿近端的四头肌）。

—脂肪：松弛的皮褶和临床观察到很少或没有的皮下脂肪表明脂肪减少。

—脂肪和肌肉：臀部和脸颊凹陷，以及明显的骨骼轮廓和凸起，都表明脂肪和肌肉减少。

—皮肤：皮肤脆弱、干燥、易剥落，有脱水或水肿的迹象。

—特定营养素：临床上，还可以观察到特定营养素、维生素和微量元素缺乏。

表14.6概述了一些常见的营养缺乏症及其体征和症状。

表14.6 常见的营养缺乏症及其体征和症状

身体症状	营养素缺乏	疾病
头发脆弱，皮肤脱色	蛋白质	恶性营养不良症
干燥鳞状皮肤	必需脂肪酸	
皮肤易损	维生素C 维生素K	

视物模糊
  角膜瘢痕
  结膜上的比托斑/白斑
	维生素A	角膜软化症，干眼症

手腕肿胀，膝盖受伤，骨痛，肌肉无力、肌肉痉挛、感觉异常	维生素D	儿童佝偻病，手足口病、近端肌无力、低钙血症
步态不协调、交错失明	维生素E	共济失调，视网膜病变
足、腿、手和手臂麻木、刺痛	维生素B_1	周围神经病变
舌萎缩，舌外观光滑、有光泽、干燥	B族维生素	萎缩性舌炎
手臂或腿部皮肤下肿胀/水肿	维生素B_1/蛋白质	水肿
口腔溃疡、水疱、红斑；口腔灼热感	B族维生素/铁	萎缩性口炎
疲劳、嗜睡、感觉异常、身体动作难以产生协调	叶酸维生素B_{12}	贫血（巨幼细胞性和巨细胞性），周围神经病变，脊髓变性
体力差、嗜睡、皮肤苍白	铁	低色素性贫血
口周皮疹、味觉和嗅觉受损、腹泻	锌	
颈部肿大，疲劳	碘	甲状腺肿
虚弱、疲劳	铜	具有巨幼细胞特征的贫血

此外，有多种筛选工具已被开发并用于初步临床评估。这些工具能进一步帮助对患者营养状况的深入了解，并表明是否需要进行详细的营养评估。

14.4.2.3　使用筛选工具进行临床检查

有几种筛选工具可用于临床检查，每种工具都有其自身的特点。ESPEN癌症患者指南推荐并验证了这些工具。常用的筛查工具包括营养不良筛查工具（malnutrition screening tool，MST）、患者主观整体评估（patient-generated-subjective global assessment，PG-SGA）、营养风险筛查2002（NRS 2002）和简易营养评估简表。通过系统的而非主观全面营养状况评估（SGA），可将患者分为营养良好、中度营养不良或严重营养不良的分类。然而，MST和PG-SGA仍是用于癌症患者的最有效的筛查工具。PG-SGA是一种包含筛选组件的评估工具，而MST则是一种快速且易于使用的筛选工具。

14.4.2.3.1　营养不良筛查工具

营养不良筛查工具（malnutrition screening tool，MST）包括了关于食欲、食物摄入量和近期体重下降的问题。这些类别的总和得到的分数在1～5分，2分或以上表示需要采取行动。MST已在住院和门诊环境中得到了彻底验证（表14.7）。

表14.7　营养不良筛查工具（MST）

1.你是否没有尝试减肥就出现体重减轻？	
是	0分
不确定	2分
2.如果是，你减掉了多少体重（kg）？	
1～5	1分
6～10	2分
11～15	3分
＞15	4分
不确定	2分
3.你是否因食欲减退而食量减少？	
否	0分
是	1分

MST总分：

14.4.2.3.2　营养风险筛查（2002年）

这是由Espen提出的一种筛查工具，用于确定住院患者营养不良的概率。这些信息有助于识别需要营养支持以获得更好治疗效果的患者。该方法操作简单，在临床上具有一定的实用性。

它包括初步筛选，如BMI、体重减轻史、营养摄入情况和疾病阶段。如果初步筛查的任何一项呈阳性，则进行最终筛查。最终筛查根据营养状况受损的严重程度、疾病严重程度和年龄来评分（评分范围为0～3分）。最终筛查满分为7分，得分≥3分意味着患者处于"营养风险"状态。一项研究表明，就公认的预后因素（癌症类型、症状和表现状态）而言，NRS 2002评分足以满足癌症患者的需求。

14.4.2.3.3 微型营养评估简表

这是一个较小和使用更快的微型营养评估版本。它最初是为了评估在疗养院或医院的老年人群的营养状况和风险而开发的。微型营养评估简表共有6个项目，用于评估BMI、压力水平、饮食摄入、活动能力、体重减轻情况和人体测量。评分范围为0～14分的，≤11分表示存在营养不良风险。它在肿瘤人群中具有相当的有效性。

14.4.2.3.4 患者主观整体评估

患者主观整体评估（PG-SGA）是专门为癌症患者创建的，并已被美国饮食协会肿瘤营养饮食实践小组确认为癌症患者营养评估的"金标准"。PG-SGA包括压力、胃肠道症状、功能能力、身体症状、体重和饮食史等因素。尽管PG-SGA易于使用，并能通过患者参与识别可治疗的营养相关症状，但其实际应用的可行性较差，因填写部分依赖于患者的文化水平，且患者可能犹豫是否填写表格内容。此外，为了避免进行体检和增加他们的工作量，临床专业人员通常避免使用这工具。表14.8显示了患者和护士/医师共同填写的PG-SGA表格。

表14.8 患者主观整体评估（PG-SGA）

PG-SGA病史问卷表

PG-SGA设计中的框1～4由患者本人来完成，其中框1和框3的积分为每项得分的累加，框2和框4的积分基于患者核查所得的最高分。

患者姓名： 年龄： 住院号： 临床医生签名记录日期：

1.体重（见工作表1） 　我现在的体重是　kg 　我的身高是　m 　1个月前我的体重是　kg 　6个月前我的体重是　kg 　最近2周内我的体重： 　□减轻（1） 　□无改变（0） 　□增加（0） 　　　　　框1评分：	2.膳食摄入（饭量） 　与我的正常饮食相比，上个月的饭量： 　□无改变（0） 　□大于平常（0） 　□小于平常（1） 我现在进食： 　□普食但少于正常饭量（1） 　□固体食物很少（2） 　□流食（3） 　□仅为营养添加剂（3） 　□各种食物都很少（4） 　□仅依赖管饲或静脉营养（0） 　　　　　框2评分：
3.症状 最近2周我存在以下问题影响我的饭量： □没有饮食问题（0） □无食欲，不想吃饭（3） □恶心（1）　　　□呕吐（3） □便秘（1）　　　□腹泻（3） □口腔溃疡（2）　□口干（1） □味觉异常或无（1）□食物气味干扰（1） □吞咽障碍（2）　□早饱（1） □疼痛；部位?（3）□疲劳（1） □其他**（1） 　**例如：情绪低落，金钱或牙齿问题 　　　　　框3评分：	4.活动和功能 上个月我的总体活动情况是： □正常，无限制（0） □与平常相比稍差，但尚能正常活动（1） □多数事情不能胜任，但卧床或坐着的时间不超过12 　小时（2） □活动很少，一天多数时间卧床或坐着（3） □卧床不起，很少下床（3） 　　　　　框4评分： _____ 框1～4的合计评分（A）：

此表格的其余部分由医师、护士、营养师或治疗师填写。

工作表1　体重丢失的评分			5.工作表2　疾病及其与营养需求的关系
1个月内体重丢失	分数	6个月内体重丢失	所有相关诊断（详细说明）：
10%或更大	4	20%或更大	原发疾病分期：Ⅰ　Ⅱ　Ⅲ　Ⅳ其他
5.0%～9.9%	3	10%～19.9%	以下情况每项积1分：
3.0%～4.9%	2	6.0%～9.9%	□肿瘤 □AIDS □肺性或心脏恶病质 □压疮、开放性伤口
2.0%～2.9%	1	2.0%～5.9%	或瘘 □创伤 □年龄≥65岁 □慢性肾功能不全
0～1.9%	0	0～1.9%	工作表2评分（B）：
	工作表1评分：		

6.工作表3　代谢应激评分

应激状态	无（0）	轻度（1）	中度（2）	高度（3）
发热	无	37.2～38.3℃	38.3～38.8℃	≥38.8℃
发热持续时间	无	＜72小时	72小时	＞72小时
糖皮质激素用量（泼尼松/天）	无	＜10mg	10～30mg	≥30mg

工作表3评分（C）：

7.工作表4　体格检查

	无消耗：0	轻度消耗：1＋	中度消耗：2＋	重度消耗：3＋
脂肪状态				
眼窝脂肪垫	0	1＋	2＋	3＋
三头肌皮褶厚度	0	1＋	2＋	3＋
全身脂肪状态评估	0	1＋	2＋	3＋
肌肉状态				
胸肌和三角肌	0	1＋	2＋	3＋
骨间肌	0	1＋	2＋	3＋
股四头肌	0	1＋	2＋	3＋
全身肌肉状态评估	0	1＋	2＋	3＋
体液状态				
踝部水肿	0	1＋	2＋	3＋
骶部水肿	0	1＋	2＋	3＋
全身水肿状态评估	0	1＋	2＋	3＋
总体消耗的主观评估	0	1	2	3

工作表4评分（D）：

PG-SGA总评分（以上A＋B＋C＋D总分）：

PG-SGA整体评估分级（A，B或C）：

工作表5　PG-SGA整体评估分级				营养支持的推荐方案
项目	A级 营养良好	B级 中度或可疑营养不良	C级 严重营养不良	根据PG-SGA总评分确定相应的营养干预措施，其中包括对患者及其家属的教育指导、针对症状的治疗手段如药物干预、恰当的营养支持
体重	无丢失或近期增加	1个月内丢失5%（或6个月10%）或不稳定或不增加	1个月内＞5%（或6个月＞10%）或不稳定或不增加	0～1分此时无须干预，常规定期进行营养状况评分
营养摄入	无不足或近期明显改善	确切的摄入减少	严重摄入不足	2～3分有营养师、护士或临床医师对患者及家属的教育指导，并针对症状和实验室检查进行恰当的药物干预
营养相关的症状	无或近期明显改善摄入充分	存在营养相关的症状（框3）	存在营养相关的症状（框3）	4～8分需要营养干预及针对症状的治疗手段
功能	无不足或近期明显改善	中度功能减退或近期加重	严重功能减退或近期明显加重	≥9分迫切需要改善症状的治疗措施和恰当的营养支持
体格检查	无消耗或慢性消耗但近期有临床改善	轻至中度皮下脂肪和肌肉消耗	明显营养不良体征如严重的皮下组织消耗、水肿	

除了上面讨论的筛查和评估工具，其他一些常用的营养筛查工具包括营养风险指数（nutrition risk index，NRI）、营养不良通用筛查工具（malnutrition universal screening tool，MUST）等。表14.9概述了这些工具评估的因素及其在癌症患者中使用的有效性。

表14.9　常用的营养筛查工具总结

筛查/评估工具	评估项目	推荐用于	肿瘤中使用的有效性
营养不良筛查工具（MST）	食欲缺乏、体重减轻、体重减轻百分比	成人	良好
迷你营养评估（MNA）简表	BMI（kg/m^2）、小腿围（cm）、食物摄入量、活动能力、压力、神经心理问题	老年人	一般
营养不良通用筛查工具（MUST）	BMI（kg/m^2）、食物摄入量、体重减轻百分比	成人	良好（对于接受放射治疗的患者） 差（对于住院患者）
营养风险筛查（2002）	初筛：BMI（kg/m^2）、营养摄入、体重减轻、疾病严重程度	高危住院患者	一般到良好
患者主观整体评估（PG-SGA）	患者：体重、食物摄入量、症状、活动和功能 临床工作者：诊断、代谢需求、体检	肿瘤患者	良好
营养风险指数	血清白蛋白水平，体重NRI = 1.519×（血清白蛋白g/dl）+41.7×（目前体重/既往体重）	成人和老年人	-

筛查癌症患者营养风险的方法应适应每个医疗机构的具体需求，同时考虑到每个工具的适用性。尽管缺乏强有力的数据表明癌症患者营养风险筛查方法的临床益处，但也没有研究证明它们无效。事实上，根据癌症类型和治疗方法，评估营养风险有一定的优势。因此，Espen建议从癌症诊断开始定期评估BMI、体重变化和营养摄入情况，并持续到临床情况稳定。

14.4.3 实验室评估

实验室检测能揭示某些营养缺乏状况，如贫血、缺铁和蛋白质缺乏。在出现临床或人体测量症状之前，生化检查能提供饮食异常的早期指标。因为这些针对营养素的检测结果具有特异性，因此必须在临床怀疑营养缺乏时才能进行适当的评估。癌症患者营养不良的可能性或严重程度的最关键的关注和预测因素是蛋白质和卡路里状况的评估。因此，癌症患者的营养概况应包括身体蛋白质状态（内脏和躯体）、身体脂肪、免疫能力和炎症标志物的测量。

14.4.3.1 身体蛋白质状态的评估

身体蛋白质可以分为结构蛋白质和非结构蛋白质。在评估营养不良的严重程度和类型（如消耗性营养不良热量缺乏与营养不良或蛋白质缺乏的对比）时，了解这两种蛋白质成分的比例是非常有用的。

14.4.3.1.1 内脏（非肌肉）蛋白质成分

内脏蛋白质包括功能性蛋白、标志性蛋白和免疫活性蛋白。炎症可能会影响通常用来评估营养状况的生化标志物。因此，血清白蛋白、血清前白蛋白和血清转铁蛋白、血清视黄醇结合蛋白都应该作为预后的评估指标。

血清白蛋白水平

在人的血清中，白蛋白是最丰富的蛋白质。它与血液中多种化合物（如胆红素、不饱和脂肪、铁、皮质醇等）结合，并且在维持血管内液体的渗透压方面发挥重要作用，从而促进组织中液体的有效循环。血清白蛋白减少可能是因为饥饿或吸收不良造成的必需氨基酸缺乏，或者是由于肝脏合成白蛋白异常所致。炎症状态，特别是细胞因子（如IL-6和TNF-α）水平的升高，被认为是导致低水平血清白蛋白的两个主要原因。白蛋白的合成减少及基础性炎症的增加也进一步促进了白蛋白的降解，并导致了白蛋白的渗漏。

参考范围：血清中的白蛋白正常范围在3.5～5.5g/dl。白蛋白浓度在2.8～3.5g/dl范围内表明结构蛋白质的减少，2.1～2.7g/dl表明白蛋白中度减少，低于2.1g/dl表明白蛋白重度减少。由于白蛋白缺乏具有特异性且半衰期长（约20天），它已经被视为营养的标志物。血清中蛋白减少的原因不仅是因为细胞因子（在疾病期间较高）或肝功能恶化导致，还可以由肾脏病变和胃肠功能紊乱导致。

血清前白蛋白水平

血清前白蛋白（pre-albumin，PA）因其在标准血清或血浆蛋白电泳中先于白蛋白迁移而得名。它的另一个名字是转甲状腺素蛋白，是一种由肝脏产生并被肾脏部分降解的甲状腺激素转运蛋白。它的半衰期约为2天，这使得它比血清白蛋白水平的检测更敏感。

参考范围：血清前白蛋白的正常水平范围为15.7～29.6mg/dl；10～15mg/dl表示

轻度减少，5～10mg/dl表示中度减少，低于5mg/dl代表前白蛋白严重减少。前白蛋白的检测已用于评估各种临床疾病的预后推测（特别是耐受性），包括胃恶性疾病。

血清转铁蛋白水平

血清转铁蛋白是一种将铁转运到血浆的β-球蛋白，半衰期为8～10天。因此，它的检测可以更好地了解结构蛋白状况的变化。总铁结合力（TIBC）估计可用于在标准实验室研究中反映血清转铁蛋白的表达水平。附带条件用于估算：

$$转铁蛋白 = 0.8 \times TIBC-43$$

血清转铁蛋白和血清前白蛋白可作为食管疾病患者营养状态的标志物。在极度缺乏健康营养的情况下，血清水平会降低，然而，在对意大利患者进一步深入调查中，发现这种标记物被视为不健康和无脂肪负荷的重要标志物。

参考范围：血清转铁蛋白的正常水平为250～300mg/dl。150～250mg/dl表示轻度减少，100～150mg/dl表示中度减少，低于100mg/dl表示重度减少。转铁蛋白水平在氮平衡的情况下是稳定的，因此在患者接受饮食支持时，检测转铁蛋白的意义有限。

血清视黄醇结合蛋白

视黄醇结合蛋白是肝脏产生一种结合视黄醇的蛋白，它可以将视黄醇从肝脏运送到目标器官。它的分子量与前白蛋白类似。视黄醇结合蛋白具有非常短的半衰期（约12小时），因此它在蛋白质缺乏时变化巨大。在任何情况下，它的稳态都是极其脆弱的，甚至可以在微不足道的压力下发生变化。缺乏维生素A和锌也可能导致低血清视黄醇结合蛋白水平。因此，视黄醇结合蛋白测量在临床实践中没有得到广泛应用。

表14.10显示了血清蛋白标志物的总结。

表14.10 血清蛋白标志物的总结

项目	白蛋白	前白蛋白	转铁蛋白	视黄醇结合蛋白
参考范围	3.30～4.80g/dl	16～35mg/dl	0.16～0.36g/dl	3～6mg/dl
分子量	65 000	54 980	76 000	21 000
半衰期	20天	2天	10天	1.5天
优势	• 易于测量且成本低 • 可靠的术后预后预测指标	• 半衰期短 • 易获取 • 其水平对饮食摄入量的变化反应迅速	• 半衰期短（与白蛋白相比） • 迅速反应蛋白质状态的差异	• 有效预测营养干预的短期效果
缺点	• 半衰期长 • 由于感染、肝衰竭、液体过载或烧伤等原因，其水平可能会下降	• 肾功能障碍时其水平可能增加 • 感染、生理压力或肝功能障碍时，其水平可能会下降	• 受铁状态的影响 • 由于感染、压力、肝病或体液状况，其水平可能会下降	• 受维生素A和锌水平的影响 • 受肾功能不全影响 • 非常敏感，即使是轻微的压力也会导致其下降

14.4.3.1.2 身体（肌肉）蛋白质成分

净肌肉质量减少的测定是肌肉减少症的癌症相关肌肉消耗的重要和可靠的预测指标。对于衰老和慢性病的研究，已经开发并验证了测量人体成分的方法。确定身体成分的"金标准"程序是双能X射线吸收法、磁共振成像（MRI）和计算机断层扫描（CT）。生物电阻抗分析（BIA）是一种可用于身体成分测量的方法。尿液中肌酐排泄的实验室评估是另一种常用方法。

24小时尿肌酐清除率

通常，测定肌酐水平可用于评估肌肉代谢比例的状态。24小时尿肌酐排出量是广泛应用的一种生化指标，它取决于决定患者的体重。肌酐的生成与一个人的肌肉量密切相关，一个人的肌肉量越多，产生的肌酐就越多。在营养不良的个体中，尿肌酐会随着体重的减轻而减少。肌酐排泄水平可以用一种称为肌酐-身高指数（creatinine height index，CHI）的指标来衡量。CHI结合了生化测量（血清中的肌酐水平）和人体测量数据（身高、体重等），可用于测定成年人是否存在持续的蛋白质-卡路里缺乏。随着体重的减轻，肌酐水平和CHI水平也会降低。CHI计算方法如下：

$$CHI = \frac{被试者24小时肌肝分泌量（mg）\times 100}{同性别同体重的健康志愿者24小时肌酐分泌量（mg）}$$

轻度肌肉质量不足定义为正常值的80%～90%，中度肌肉质量不足定义为正常值的60%～80%，重度肌肉质量不足定义为低于正常值的60%。尿液肌酐的值可能会受到肉类摄入的膳食肌酐的影响。对于患有肾病的人来说，CHI是不适用的。

24小时3-甲基组氨酸

24小时内尿液中释放多少3-甲基组氨酸（3-methylhistidine，3MH）是测定蛋白质总重量的另一种方式。3MH是一种氨基酸的代谢产物，它是肌纤维蛋白分解后的产物，而肌纤维蛋白是肌肉的重要组成部分。肌纤维蛋白降解过程中产生的3MH不会被人体回收，完全排放到尿液中。虽然生成的3MH的水平与肌肉的重量有关，但其数量并不能完全反映肌肉蛋白质的总分解程度。肌浆蛋白的降解也会影响3MH的水平。3MH的测量需要使用特定的氨基酸酶，临床测定3MH存在一定难度。

双X射线吸收法

双X射线吸收法（dual-emission X-ray absorptiometry，DXA）目前正在许多临床环境中用于诊断骨质疏松症、肥胖症和肌减少症。DXA的工作原理是将一束低能X射线穿过患者的身体，它可识别两种不同人体组成部分：软组织和骨骼。DXA的主要目的是提供对身体关键组成部分的深入分析：脂肪、肌肉和骨骼。

双能X线吸收计量法（dual energy X-ray absorptiometry，DEXA）测量的瘦体重对死亡率有独立的预测价值。根据主观评估、上臂人体测量、小腿围度和DEXA（四肢瘦脂肪量和骨矿物质密度）的测量，长期死亡率与肌肉功能损伤、残疾和合并病有关。

14.4.3.1.2.1 CT扫描

CT扫描可以为身体成分分析和肌肉损失检测提供有价值的见解。

肿瘤患者可以通过CT报告诊断恶病质和肌肉减少症；CT因其易操作性而成为了评估肌肉萎缩程度的有价值方法。尽管如此，在临床肿瘤学环境中，仍需要进行身体成分分析，以真正发挥CT的作用。

在研究中，CT的实施基于诊断或生理分析。通过先进的CT扫描，可以分析第三腰椎水平的横截面肌肉面积。该肌肉的面积乘以长度，然后除以平方米，得出的指标被视为评价骨骼肌的指标（cm^2/m^2）。这项方法被用来诊断肌肉无力。

14.4.3.1.2.2　生物电阻抗分析

在过去 10 年中，生物电阻抗分析（bioelectrical impedance analysis，BIA）技术被广泛用于人体成分分析。Kyle 和他的同事描述该方法基于阻抗的生物电与原理，即电阻和电抗的矢量和。

将身高的平方值除以一个电阻值得到的结果与体内的含水部分（即瘦体重加上身体总水分）成正比。而不含水的身体部分（脂肪量）可以通过从总体重中减去瘦体重来获得。因此，BIA 能够清晰地估算身体脂肪百分比、瘦体重百分比及体内的总蛋白质和水分含量。在癌症患者的预后评估中，许多研究指出 BIA 衍生的相位角评估营养状况的准确性。在另一项针对晚期结直肠癌患者的研究表明，相位角评估营养状况是一个强有力的生存预测因素。

14.4.3.2　体脂评估

对于发病率和死亡率的预后，体脂肪量是一个重要的生物标志物。此外，为了评估治疗干预的疗效，对身体成分的变化的评估提供了客观的理解。通过测量阻抗可以确定身体脂肪量。电解质基介质的导电特性可用于确定身体的总体电导率，电导率是由脂肪量和非脂肪量的电气特性决定的。由于瘦体重（即去掉脂肪后的身体成分）含有更多的水分和电解质，因此其电导率更高。因此，越瘦意味着对电流的阻力越小。身体成分分析仪的工作原理是通过将电极连接到手和脚，使适度的电流通过身体。然后使用测得的电阻计算身体脂肪百分比。这种方法仅适用于液体和电解质分布没有显著变化的个体，即没有出现水肿和脱水的患者，因为水肿和脱水会改变电阻值。

14.4.3.3　脂质

血清总胆固醇是营养筛查中常用的营养不良指标。研究发现，血清胆固醇与死亡率之间存在 U 形关系，即低水平胆固醇会增加死亡风险。为了评估脂肪营养，胆固醇和甘油三酯的浓度通常是在禁食 12 小时后的血样中测得。胆固醇水平高于 220 ～ 240mg/dl 表明脂质代谢受损。脂质代谢异常可能与个体对膳食脂肪和（或）碳水化合物的代谢能力有关。甘油三酯量高于 150mg/dl 则意味着脂质代谢不足。对于癌症患者，这种方法在营养评估中使用较少；然而，由于癌症影响脂质代谢，这依然是一个良好的营养风险指标，可以通过生化评估揭示出来。

14.4.3.4　免疫功能/免疫能力的评估

癌症治疗，如放疗和化疗对免疫系统造成不利影响。这种影响因患者摄入营养不足、消化和吸收能力降低而加剧，从而不可避免的导致营养不良。营养不良反过来又使免疫系统进一步削弱，这会对癌症患者产生严重影响。

因此，通常会测试癌症患者的免疫耐受性。淋巴细胞计数和皮肤测试常用于评估健康状态。总淋巴细胞计数通过全血细胞计数得出，正常值超过 $1.5 \times 10^9/L$。总淋巴细胞计数在蛋白质–能量营养不良（PEM）进展时会逐渐降低。在存在大溃疡或对重大压力反应时，情况也可能加重。患者对抗原的反应用于评估延迟性皮肤过敏。链激酶/链道酶、腮腺炎病毒抗原、念珠菌抗原和纯化蛋白衍生物是广泛使用的抗原。直接皮肤测试的定义是注射抗原后 24 ～ 48 小时，注射部位出现 5mm 或以上的皮肤反应。在 PEM 状态下，往往缺乏皮肤反应（如红肿），硬结范围小于 5mm，表明存在免疫能力或蛋白质-能量失调。在使用这些指标时，需要注意的是，此类免疫学指标的改变对营养状态的动态变化敏感度有限。

14.4.3.5　炎症标志物的测量

癌症相关的恶病质受多种信号物质相互作用的影响，而不是单一细胞因子的作用。正如之前所述，TNF-α 和 IL-6 在癌症患者的营养代谢中起着至关重要的作用。

14.4.3.5.1　C 反应蛋白

炎症的副作用可能导致 C 反应蛋白（C-reactive protein，CRP）水平上升多达数倍。急性期蛋白如 CRP 通常在急性或慢性炎症同时升高，而血清蛋白水平（如前白蛋白或白蛋白）则可能下降。不推荐在营养测试中常规检测 CRP，这是因为 CRP 具有不确定性，并且临床上可能无法识别是否存在炎症状态。IL-6 通过信号转导和转录激活因子 3（Signal Transducers and Activators of Transcription 3，STAT3）上调恶性肿瘤患者的 CRP 等急性期反应物，并与肌肉消耗有关。

14.4.3.5.2　TNF-α

肿瘤坏死因子-α（tumor necrosis foctor-α，TNF-α）水平因疾病而升高。研究发现，营养不良患者的 IL-6 和 TNF-α 水平升高（分别为 16.7pg/ml 和 28.0pg/ml）。根据 PG-SGA 标准，TNF-α > 8.72pg/ml 与营养不良风险的增加有关，但与围手术期并发症无关。其他免疫介质如白细胞介素-1（IL-1）、TNF 和白细胞介素-2（IL-2）会影响食欲和饮食变化，并对骨骼肌产生直接影响。

14.4.3.5.3　IGF-1

胰岛素样生长因子-1（insmlin-like growth factor-1，IGF-1）是一种常规生长因子，其循环形式由肝脏分泌，曾被称为生长介素 C。其分泌受垂体生长激素的刺激。IGF-1 具有很短的血清半衰期（约 24 小时），并且与血浆蛋白（特别是 IGFBP3）高度结合。禁食会使血浆 IGF-1 水平降低，而补充足够营养会提高 IGF-1 的水平。能量摄入（而非蛋白质）与血浆 IGF-1 浓度之间存在联系。对于髋部骨折后正在康复的老年患者，IGF-1 水平与蛋白质-能量营养不良的标志密切相关，但该标志会受到炎症的影响。在某些手术患者中，炎症对 IGF-1 水平产生显著影响。在肝病、肾衰竭和严重创伤（如烧伤）中，IGF-1 水平会受到影响。IGF-1 与白蛋白和转铁蛋白结合，有助于评估营养恢复过程中的蛋白质和能量状态。测量 IGF-1 血清浓度的缺点在于，它受多种其他因素的影响，包括急性期反应。近年来，游离 IGF-1 的关注度增加，可能成为优质的营养评估标志物。但除非有良好的既往报告，否则不推荐在癌症患者中进行游离 IGF-1 的检测。

14.4.3.6　营养素水平的生化评估

实验室通过测量液体或组织中的营养素水平、含原子颗粒（如铁血红蛋白）或功能性标志物，或特定分子代谢产物来确定特定营养素的状态（如含硫胺素的化合物、硫胺素转酮醇酶的活性，或因酶缺陷而产生的代谢物的累积）。在营养缺乏症的晚期，通常会出现特定营养素缺乏的迹象。临床医师需要将这些信息联系起来，检查是否存在与潜在疾病和其他临床评估结果相关或潜在的营养缺乏迹象。研究表明，在化疗期间，维生素 K、维生素 B_1、维生素 B_2、烟酸、叶酸和胸腺嘧啶的缺乏是相当普遍的。

14.4.4　膳食评估

在评估营养状况时，获取营养史的价值不容低估。除非了解患者食用的食物类型和数量，否则营养师无法准确诊断营养问题。在诊断之前，不仅需要了解食物摄入模式，还需要了解摄入的适当性及与病情及其治疗相关的摄入变化。饮食评估通常侧重于评估和说明患者的饮食摄入，包括食物类型和数量、饮食摄入模式的变化和食物不耐受。膳食评估方法包括以下内容。

14.4.4.1　24小时回顾法

在医师的指导下，患者应回忆并记录入院后24小时内所摄入的所有食物和饮料。这种方法有其优点，如成本低、管理时间短且对患者影响较小。然而，它也存在一些缺点，如患者可能会遗漏或少报食物及饮料的摄入，而且记录的准确性可能受到患者记忆能力的限制。

14.4.4.2　饮食日记

患者在指定的时间记录他的饮食计划。记录应涵盖两个工作日和周末，并且应保存3～5天。由于信息并不完全依赖于患者的记忆，这样的方法可能会更准确和有效。然而，这一方法的两个主要障碍是记录饮食报告和改变饮食习惯。为了使这一方法有效，患者必须承诺准确地完成饮食计划。

在饮食评估中需考虑的重要因素：在手术或放疗后，癌症患者可能会遭遇生理功能障碍，这些问题会导致食欲缺乏，并影响营养吸收，如口腔黏膜损伤、腹泻、呕吐、疼痛、便秘或吸收不良。这些影响也可能是由于癌症引起的代谢变化，导致了食物不耐受及咀嚼和吞咽功能的障碍。营养不良的风险因素非常重要，因此应在疾病的每个阶段监测患者的营养状态。因为癌症是一种慢性疾病，治疗相关性厌食症也是营养筛查和评估中需解决的另一个重要因素。

14.5　结论

癌症患者的营养状况是决定患者生活质量、治疗反应和总体生存机会的重要决定因素。有大量证据证实营养护理对治疗结果的积极影响；然而，营养筛查和评估的重要性在肿瘤学实践中仍然常常被忽视。通过深入的营养评估了解患者的营养状况是为患者提供有效护理的关键因素。有必要将营养筛查实践作为癌症管理和治疗计划的强制性组成部分，以便可以在疾病的每个阶段监测患者的营养状态，并可以及时检测和解决营养风险。目前尚无针对癌症患者营养状况改善的特定方案，因此，为每个患者提供个性化的营养干预方案显得尤为重要。

总之，在缺乏标准化和规范的营养评估的情况下，避免癌症患者营养不良风险的唯一可行的干预策略是采用多步骤营养评估，评估营养影响的各个方面，包括人体测量、临床评估、实验室评估和综合膳食评估。

（唐伟强　曾若兰　周　辉　译）